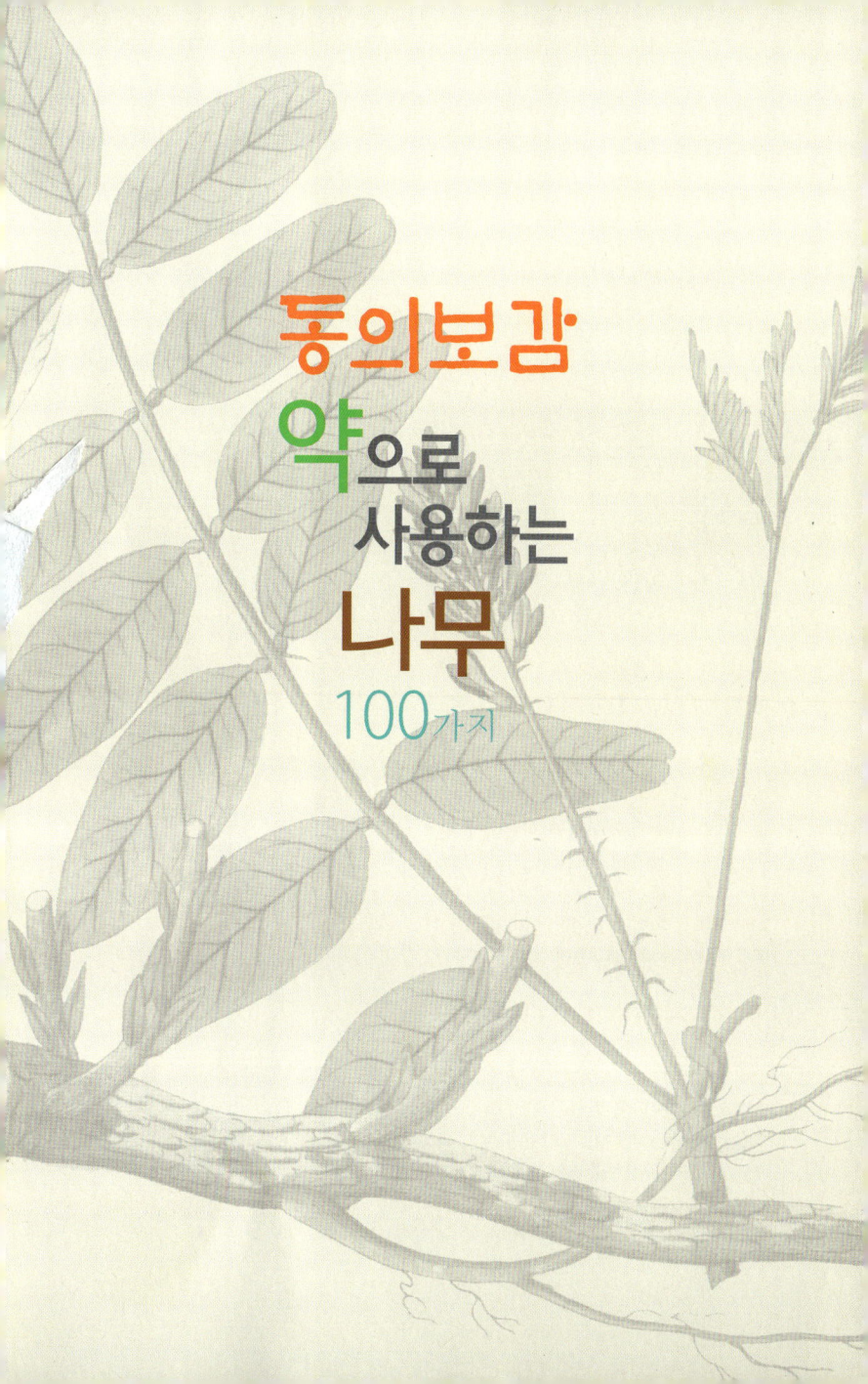

동의보감
약으로 사용하는
나무
100가지

동의보감
약으로 사용하는 나무 100가지

초판인쇄 | 2018년 5월 23일
초판발행 | 2018년 5월 28일

지 은 이 | 성환길
펴 낸 이 | 고명흠
펴 낸 곳 | 푸른행복

출판등록 | 2010년 1월 22일 제312-2010-000007호
주   소 | 경기도 고양시 덕양구 통일로 140(동산동)
         삼송테크노밸리 B동 329호
전   화 | (02)3216-8401 / FAX (02)3216-8404
E-MAIL | munyei21@hanmail.net
홈페이지 | www.munyei.com

ISBN 979-11-5637-087-1 (13510)

* 이 책의 내용을 저작권자의 허락없이 복제, 복사, 인용, 무단전재하는 행위는 법으로 금지되어 있습니다.
* 잘못된 책은 바꾸어 드리겠습니다.
* 이 도서의 국립중앙도서관 출판예정도서목록(CIP)은 서지정보유통지원시스템 홈페이지(http://seoji.nl.go.kr)와 국가자료공동목록시스템(http://www.nl.go.kr/kolisnet)에서 이용하실 수 있습니다.
(CIP제어번호: CIP2018013821)

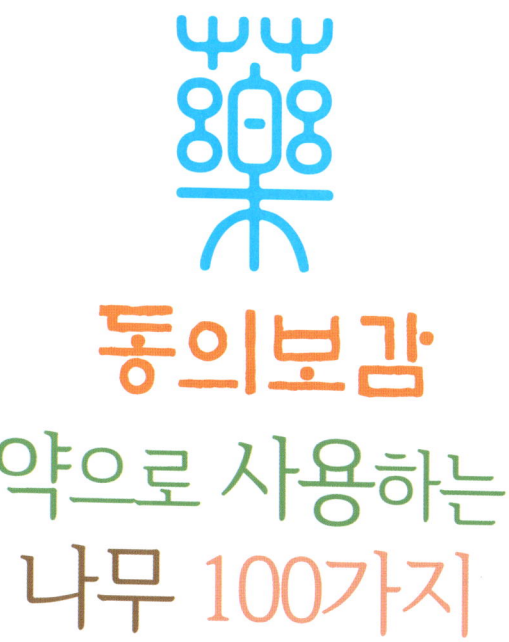

동의보감
약으로 사용하는 나무 100가지

약학박사 **성환길** 지음

푸른행복

| 일러두기 |

1. 이 책에는 대부분 우리나라 자생종으로 주변에서 흔히 볼 수 있고 구하기 쉬운 약이 되는 나무들을 다양한 사진과 함께 가나다순으로 실었다.
2. 약이 되는 나무의 식물명, 학명, 과명, 생약명, 이명, 사용부위, 채취 시기, 맛과 약성, 적용병증, 용법 등을 한눈에 볼 수 있도록 요약·정리하였다.
3. 약초 성분은 새로운 성분과 중요한 성분들을 주로 실었으며, 중요하지 않은 성분은 제외한 것도 있다.
4. 약용법에서 생약의 무게는 건조 후의 무게로서 g으로 표시하였다. 생것으로 사용하는 것은 별도로 표기하였으며, 액량의 단위는 mL로 표기하였다.
5. 약이 되는 나무의 식물명 앞에 명시된 주된 약효는 색을 넣어 표기하였다.
6. 약용부위 채취 시 참고할 수 있도록 약용부위와 꽃, 잎, 열매, 종자, 수형, 수피, 뿌리 등의 사진을 다양하게 실었다.
7. 용법은 내복 또는 외용으로 표시하였다. 내복의 경우에는 먹는 방법과 달이는 방법, 복용량, 복용시간 등을 명시하였으며, 외용의 경우에는 바르는 방법, 세척 방법 등을 명시하였다.
8. 약이 되는 나무의 기능성 및 효능에 관한 특허 자료를 수록하였다.
9. 약이 되는 나무와 혼동하기 쉬운 비슷한 나무를 선별하여 부위별 비교사진을 배치함으로써 올바로 파악하고 이해할 수 있도록 구성하였다.

| **머리말** |

 우리는 민간약, 민간요법, 약용식물, 한방약, 한방요법, 생약, 현대의약품, 현대치료법, 현대의술 등 각각의 방법으로 건강 향상을 위해 질병의 예방 및 치료에 이바지하고 있다. 허준 선생의 《동의보감(東醫寶鑑)》 출간을 필두로 천연의약품과 생약, 그리고 현대의약품 개발의 급진전으로 오늘날 인간의 수명은 놀라울 만큼 연장되어 100세 시대로 돌입했다는 것은 주지의 사실이다. 하지만 현대의약과 현대의술의 발달·발전에도 불구하고 아직도 치료하지 못하는 일부 불치병과 난치병이 있다.

 인류가 처음 탄생했을 때는 질병의 예방과 치료에 대한 약물이 전혀 없었기 때문에 풀과 나무[草根木皮]를 경험적으로 사용한 것이 유일한 예방과 치료 방법이었다. 오늘날에는 많은 신(新)의약품이 개발되어 질병 치료에 큰 발전을 가져왔지만, 지금까지도 민간약, 민간요법, 한방요법 등 질병의 예방과 치료에 사용된 풀과 나무는 점차 약용식물 또는 약초로 불리며 현대과학을 뒷받침하여 생약으로까지 개발·발전하게 되었다.

 이 책 《동의보감 약으로 사용하는 나무 100가지》는 실제 임상에서 가장 활용도가 높고 우리 주변에서 흔히 볼 수 있으며 채취하거나 구하기 쉬운 약이 되는 나무 100종을 선정하여 약용식물명, 주요 약효, 학명, 과명, 생약명, 이명, 사용부위, 채취 시기, 맛과 약성, 적용병증, 용법 등을 한눈에 볼 수 있도록 구성하고, 생태적 특성, 약초성분, 나무의 약효 등을 상세히 설명한 약용식물 백과이다. 가정에서 직접 채취하여 이용할 수 있도록 약용법에 용법·용량과 달이는 방법 등을 쉽게 설명하였을 뿐 아니라, 해당 나무의 근래에 개발된 기능성 및 효능에 관한 특허 자료도 수록하였다. 또 약이 되는 나무와 혼동하기 쉬운 유사식물을 선별하여 채취하거나 이용 시 혼동하여 실수하는 일이 없도록 수형, 나무줄기, 잎, 꽃, 꽃봉오리, 나무껍질(수피), 뿌리껍질(근피), 열매, 종자 등의 약용부위를 유사식물과 비교하여 올바로 파악할 수 있도록 구성하였다.

 끝으로, 이 책이 출간되기까지 물심양면으로 도와주신 푸른행복 출판사 대표님을 비롯한 편집부 직원 여러분께 깊은 감사를 드린다. 그리고 항상 곁에서 원고와 사진 정리 등 관련된 많은 부분을 내조해준 아내 김옥연 약사와 함께 《동의보감 약으로 사용하는 나무 100가지》의 출간 기쁨을 나누고자 한다.

2018년 5월
저자 성환길 씀

차례

동의보감 약으로 사용하는 나무 100가지

- 일러두기 / 4
- 머리말 / 5

 ㄱ

- 가래나무 · 10
- 가시나무 · 14
- 가시오갈피 · 17
- 가죽나무 · 21
- 갈매나무 · 24
- 감나무 · 27
- 개나리 · 31
- 개다래 · 34
- 개비자나무 · 38
- 개암나무 · 41
- 개오동 · 43
- 겨우살이 · 47
- 고욤나무 · 50
- 골담초 · 53
- 구기자나무 · 57
- 귤 · 61
- 꾸지뽕나무 · 65

 ㄴ

- 노간주나무 · 69
- 노박덩굴 · 72
- 녹나무 · 76
- 누리장나무 · 80
- 느티나무 · 83
- 능소화 · 86

 ㄷ

- 다래 · 89
- 담쟁이덩굴 · 92
- 대추나무 · 95
- 댕댕이덩굴 · 99
- 돌배나무 · 102
- 두릅나무 · 105
- 두충나무 · 108
- 딱총나무 · 112
- 땃두릅나무 · 115
- 뜰보리수 · 118

ㅁ

- 마가목 ・121
- 마삭줄 ・124
- 매실나무 ・127
- 멀구슬나무 ・131
- 멀꿀 ・135
- 멍석딸기 ・138
- 명자나무 ・141
- 모감주나무 ・144
- 모과나무 ・147
- 모란 ・150
- 목련 ・153
- 묏대추나무 ・156
- 물푸레나무 ・160

ㅂ

- 박태기나무 ・163
- 배롱나무 ・167
- 벽오동 ・171
- 보리수나무 ・174
- 복분자딸기 ・176
- 붉나무 ・180
- 비수리 ・184
- 비자나무 ・187
- 비파나무 ・190
- 뽕나무 ・194

ㅅ

- 산사나무 ・198
- 산수유 ・201
- 산초나무 ・204
- 상산 ・208
- 생강나무 ・211
- 생열귀나무 ・214
- 석류나무 ・217
- 소나무 ・221
- 소태나무 ・225
- 송악 ・228

수양버들 ·231
순비기나무 ·234

ㅇ

- 아까시나무 ·238
- 예덕나무 ·241
- 오갈피나무 ·244
- 오미자 ·248
- 옻나무 ·251
- 월계수 ·254
- 으름덩굴 ·257
- 은행나무 ·261
- 음나무 ·265
- 인동덩굴 ·269

ㅈ

- 자귀나무 ·273
- 잣나무 ·276
- 주목 ·279
- 쥐똥나무 ·282
- 찔레꽃 ·284

ㅊ

- 참느릅나무 ·287
- 천선과나무 ·290
- 청미래덩굴 ·293
- 치자나무 ·296
- 칠엽수 ·300
- 칡 ·303

ㅌ

- 탱자나무 ·306

ㅎ

- 함박꽃나무 ·310
- 해당화 ·313
- 헛개나무 ·316
- 호랑가시나무 ·320
- 화살나무 ·323
- 황벽나무 ·326
- 황칠나무 ·329
- 회양목 ·333
- 회화나무 ·336
- 후박나무 ·340

- 한방·생약 용어 해설 / 343
- 참고문헌 / 348

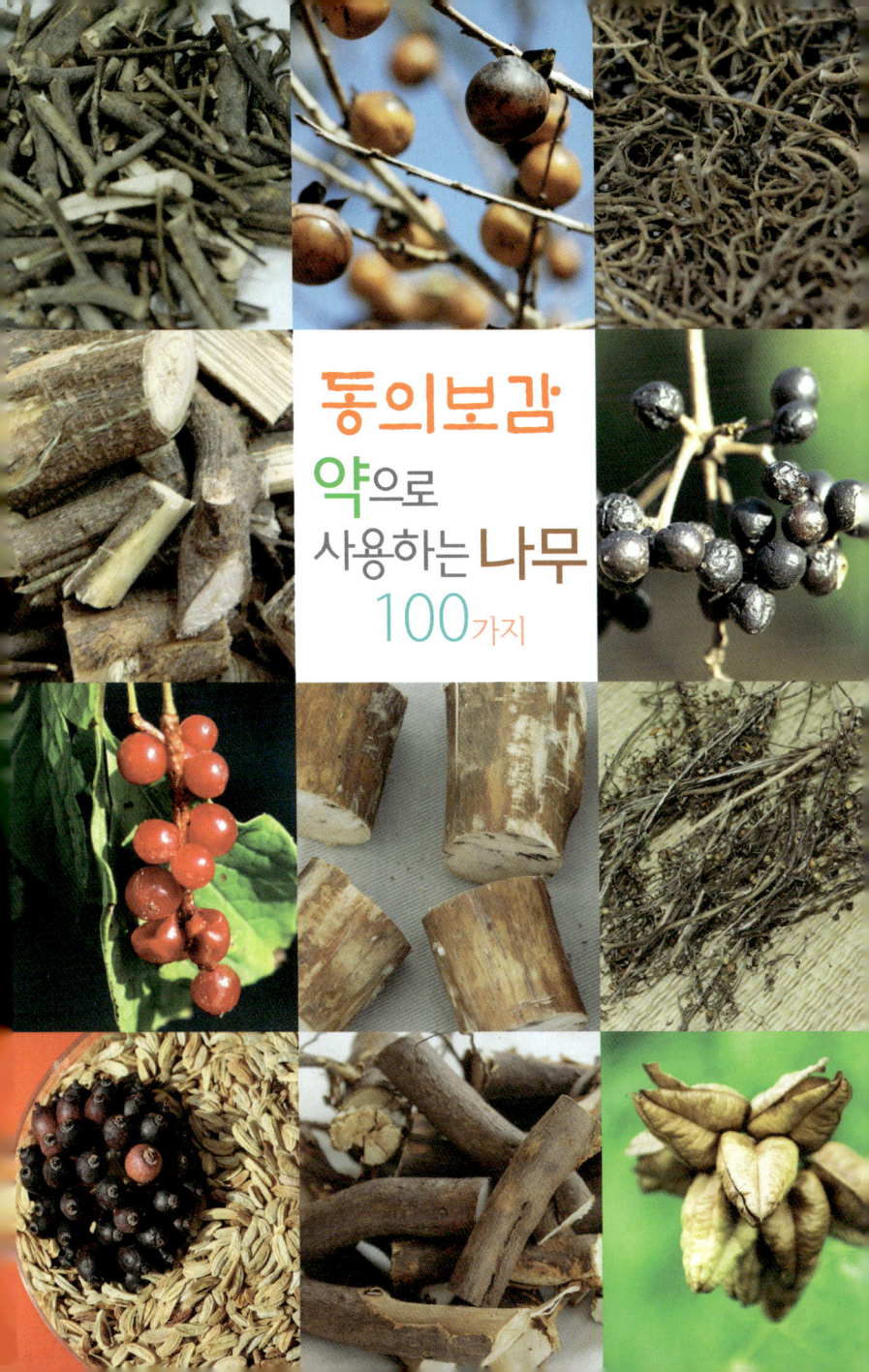
동의보감
약으로
사용하는 나무
100가지

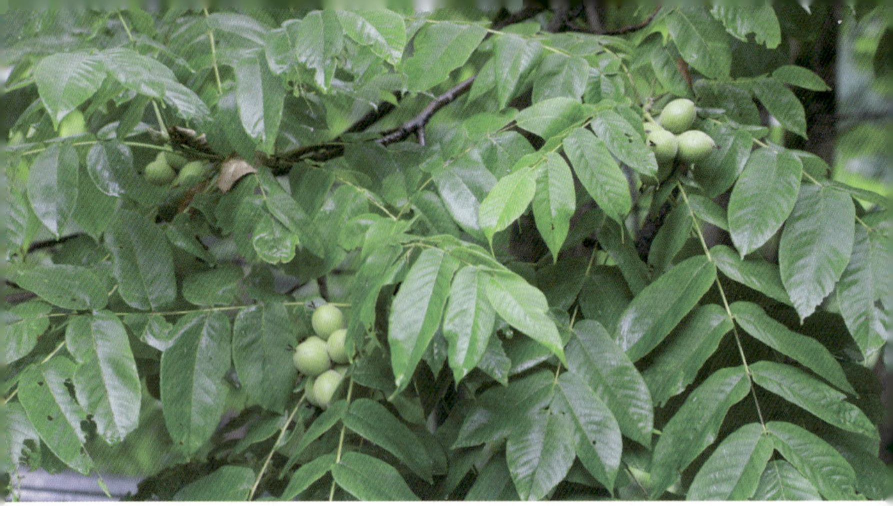

위염, 십이지장 궤양, 복통, 안질환을 치료하는

가래나무

- **학명** | *Juglans mandshurica* Maxim.
- **과명** | 가래나뭇과(Juglandaceae)
- **생약명** | 핵도추과(核桃楸果), 핵도추피(核桃楸皮)
- **이명** | 가래추나무, 산추나무, 산추자나무, 핵도추(核桃楸), 호도추(胡桃楸)
- **사용부위** | 열매 또는 열매껍질, 나무껍질
- **채취 시기** | 열매(덜 익은 열매) 또는 열매껍질 – 9~10월, 나무껍질 – 봄과 가을
- **맛과 약성** | 열매·열매껍질 – 맛은 쓰고 약성은 차다. 나무껍질 – 맛은 쓰고 약성은 약간 차다.
- **적용병증** | 위염, 십이지장 궤양, 명목(明目), 적목(赤目), 수렴(收斂), 항암
- **용법** | 내복, 외용

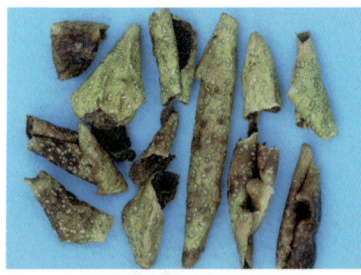

▲ 가래나무 열매껍질(약재)

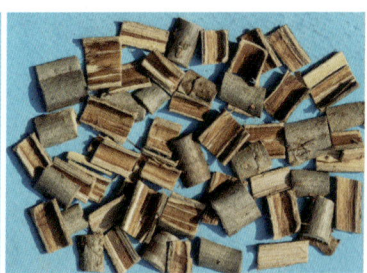

▲ 가래나무 나무껍질(약재)

각 부위별 생김새

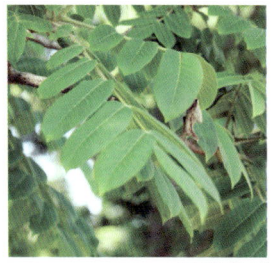
▲ 가래나무 잎

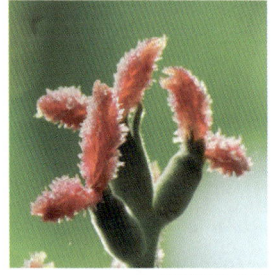
▲ 가래나무 암꽃

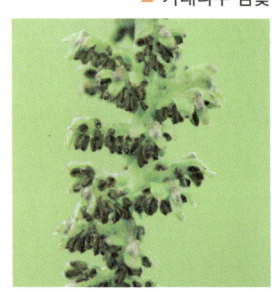
▲ 가래나무 수꽃

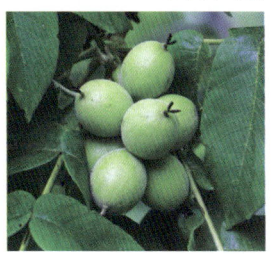
▲ 가래나무 열매

생태적 특성 중·북부 이북에 분포하고 남부 지방에는 드물게 자라는 낙엽활엽교목으로, 높이는 20m 전후이고 나무껍질은 암갈색이며 가지에는 부드러운 샘털이 있다. 잎은 홀수깃꼴겹잎으로 어긋나고 잔잎은 7~17개로 장타원형에 끝이 뾰족하며 잔톱니가 있고 윗면에는 털이 없으나 아래의 잎맥 위에는 갈색 털이 빽빽이 나 있다. 꽃은 4월에 녹황색으로 피고 암술머리는 붉게 2개로 갈라지며, 열매의 핵과는 9~10월에 익는다.

약초 성분 열매에는 유지, 단백질, 당류, 비타민 C 등이 함유되어 있다. 나무껍질에는 배당체류, 다닌(tannin) 등이 함유되어 있다.

가래나무 약효 덜 익은 열매를 약용하는데 생약명은 핵도추과(核桃楸果)라고 하며 맛이 쓰고 약성이 차며 수렴작용을 하고 위염, 복통, 위·십이지장 궤양을 치료한다. 경련성 복통의 치료에는 덜 익은 열매 300g을 짓찧어서 소주 3L에 5~6시간 침출하여 찌꺼기를 거른 후, 성인은 매회 30~50mL씩 마신다. 가지 껍질과 나무껍질의 생약명은 핵도추피(核桃楸皮)라고

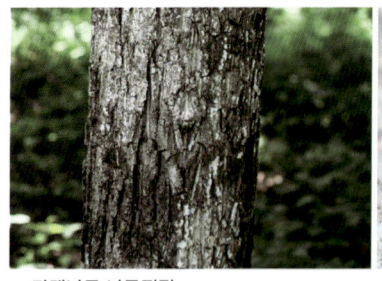

▲ 가래나무 나무껍질   ▲ 가래나무 익은 열매

하여 청열, 해독, 이질, 명목, 백대하, 적목 등을 치료한다. 특히 뿌리껍질 추출물은 항암 효과가 있다.

약용법

덜 익은 열매 1일량 30~50g에 물 900mL를 붓고 반량으로 달여서 매 식후에 복용한다. 외용할 때는 달인 액으로 환부를 씻는다. 나무껍질 1일량 20~30g에 물 900mL를 붓고 반량으로 달여서 매 식후에 복용한다. 외용할 때는 달인 액으로 눈을 씻는다.

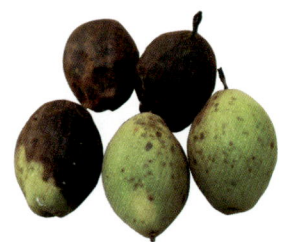

▲ 가래나무 열매(채취품)

가래나무의 기능성 및 효능에 관한 특허 자료

▶ **가래나무 열매 청피(靑皮) 추출물 천연 염모제 조성물**

본 발명은 가래나무 열매 청피(靑皮) 추출물 천연 염모제 조성물 관한 것으로, 더욱 상세하게는 염료, 기제 및 정제수를 포함하는 염모제용 조성물에 있어서, 상기 염모제용 조성물이 가래나무 열매 청피(靑皮) 추출물 30내지 50 중량%를 포함하는 가래나무 열매 청피(靑皮) 추출물 천연 염모제 조성물 관한 것이다. 상기 염모제용 조성물은 가래나무 열매 청피(靑皮) 추출물 이외에 호두나무 열매 청피(靑皮) 추출물, 유근피나무껍질 추출물, 녹차 추출물, 측백나무 잎 추출물, 솔잎 추출물, 서목태(쥐눈이콩) 추출물, 헤나(Henna) 또는 동백유 같은 추출물을 더욱 포함하여 염모제를 제조한다. 이러한 염모제를 이용하여 염색하는 경우 두피나 안점막 자극이 없고, 모발 생성을 촉진시킬 뿐만 아니라 손상된 모발을 빠르게 회복시킬 뿐만 아니라 탄력과 영양을 주어 윤기를 장시간 지속시킨다.
- 공개번호 : 10-2015-0045275, 출원인 : 배형진

▶ **가래나무 추출물을 유효성분으로 함유하는 피부 주름 개선용 조성물**
본 발명은 가래나무 추출물을 유효성분으로 함유하는 피부 주름 개선용 화장료 조성물에 관한 것으로, 더욱 상세하게는 가래나무 잎 추출물은 HS68 세포에서 H2 O2 자극에 대한 세포 보호 효과, ROS(Reactive Oxygen Species) 생성 억제효과, 콜라겐 분해 효소인 MMP-1(Matrix Metalloproteinases-1)의 활성 억제효과 및 콜라겐 생합성을 증가시키는 COL1A1(pro-collagen type 1)의 발현 증가 효과를 가지므로 피부 주름 개선용, 피부 노화방지용, 피부보호용 및 색조 화장료 조성물에 유용하게 사용될 수 있다.
- 공개번호 : 10-2013-0043438, 출원인 : 경희대학교 산학협력단

【혼동하기 쉬운 나무 비교】

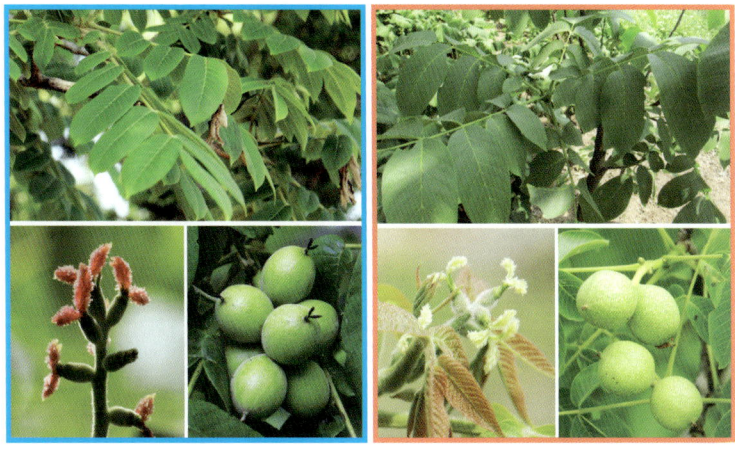

가래나무   호두나무

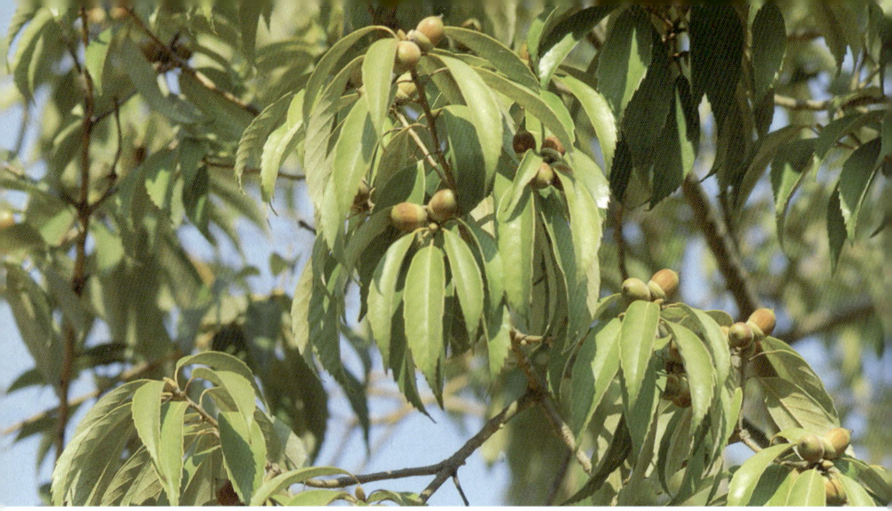

신경통, 관절통, 부종을 치료하는

가시나무

- **학명** | *Quercus myrsinifolia* Blume
- **과명** | 참나뭇과(Fagaceae)
- **생약명** | 면자(麵子), 면자피엽(麵子皮葉)
- **이명** | 정가시나무, 참가시나무, 면저(麵櫧), 철저(鐵櫧), 국저(麴櫧), 청고(靑栲), 저자(櫧子), 주자(株子), 혈저(血櫧)
- **사용부위** | 열매, 나무껍질, 잎

- **채취 시기** | 열매 – 10월(열매가 익었을 때), 나무껍질 · 잎 – 봄 · 여름
- **맛과 약성** | 열매 – 맛이 쓰고 짜며 약성은 평범하고 무독하다. 나무껍질 · 잎 – 맛이 약간 쓰고 약성은 평범하다.
- **적용병증** | 청혈, 지갈, 지혈, 수렴, 진통, 이뇨, 해독
- **용법** | 내복, 외용

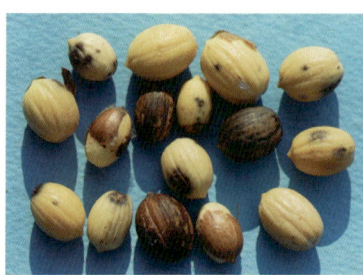

▲ 가시나무 씨(약재 전형)

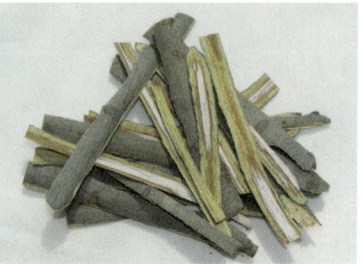

▲ 가시나무 나무껍질(약재 전형)

각 부위별 생김새

생태적 특성 남부 지방 및 제주도의 산야에 자생하거나 재배하는 상록활엽교목으로 높이는 15m 내외이며 나무껍질은 회흑색이다. 잎은 긴 타원상 피침형에 어긋나고 끝은 뾰족하며 가장자리에는 잔톱니가 나 있다. 꽃은 암수한그루로 잎겨드랑이에서 4~5월에 백색으로 피며 열매는 견과(堅果)로 난상 장원형에 10월경 익는다.

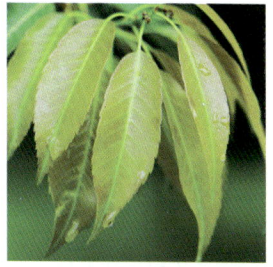
▲ 가시나무 잎

약초 성분 갈로타닌(gallotannin), 바닐린(vanillin), 디-만니톨(D-mannitol), 퀘르세틴(quercetin), 3-프리에델라논(3-friedelanone), 베타-시토스테롤(β-sitosterol) 등이 함유되어 있다.

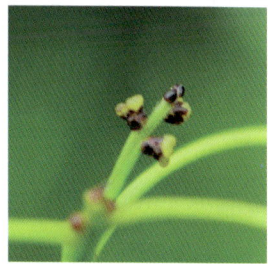
▲ 가시나무 암꽃

가시나무 약효 씨를 약용하는데 생약명은 면자(麵子)라 하며 맛이 쓰고 짜며 약성이 평범하고 독성은 없다. 면자는 청혈, 지갈(止渴), 지혈, 종독(腫毒), 수렴(收斂), 해독, 이뇨, 진통에 효능이 있고 신경통, 관절통을 치료한다. 나무껍질과 잎의 생약명은 면자피엽(麵子皮葉)이라 하여 산모의 지혈제로 쓰고, 어린잎은 종양을 치료하는 데 쓴다.

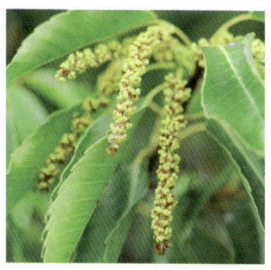
▲ 가시나무 수꽃

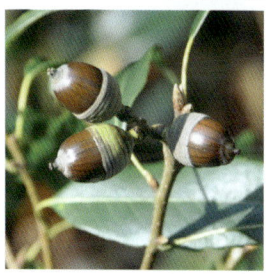
▲ 가시나무 열매

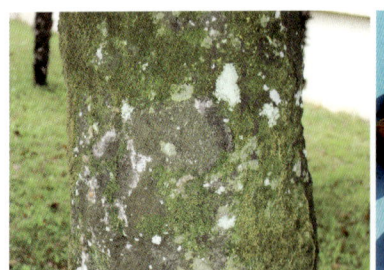
▲ 가시나무 나무껍질

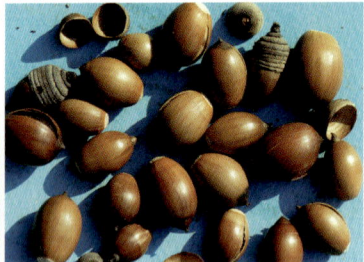
▲ 가시나무 열매(채취품)

약용법 씨 1일량 10~20g에 물 900mL를 붓고 반량으로 달여서 매 식후에 복용한다. 나무껍질과 잎 1일량 20~30g에 물 900mL를 붓고 반량으로 달여서 매 식후에 복용한다. 외용할 때는 종기와 종양 등에 생잎을 짓찧어서 붙인다.

【혼동하기 쉬운 나무 비교】

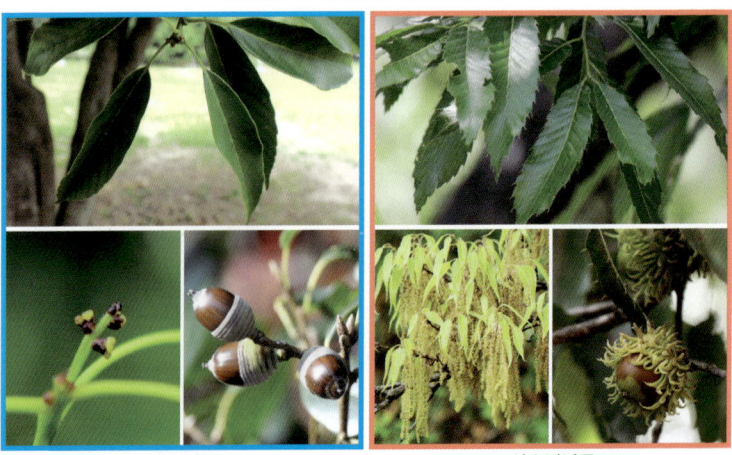

가시나무 　　　　　　　　　상수리나무

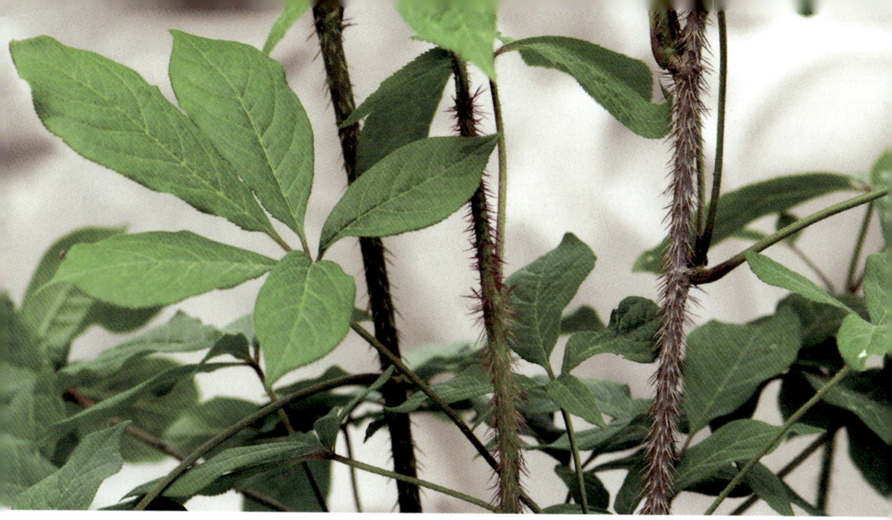

고혈압, 신경통, 관절염을 치료하는
가시오갈피

- **학명** | *Eleutherococcus senticosus* (Rupr. & Maxim.) Maxim.
- **과명** | 두릅나뭇과(Araliaceae)
- **생약명** | 자오가(刺五加), 오가엽(五加葉), 오가피(五加皮), 오가과(五加果)
- **이명** | 가시오갈피나무, 민가시오갈피, 왕가시오갈피, 왕가시오갈피나무, 자화봉, 자노아자, 자괴봉, 자침

- **사용부위** | 뿌리껍질, 나무껍질, 열매, 잎
- **채취 시기** | 뿌리껍질-가을 이후, 나무껍질-봄~초여름, 열매-가을(10월), 잎-여름
- **맛과 약성** | 맛이 맵고 약성은 따뜻하다.
- **적용병증** | 진통, 항염, 자양강장, 항당뇨병, 강심, 어혈, 강장, 고혈압, 항암
- **용법** | 내복, 외용

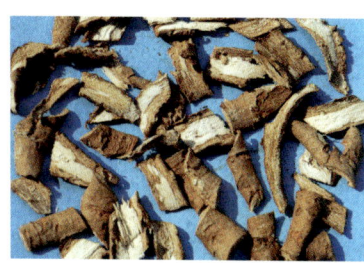
▲ 가시오갈피 뿌리껍질(약재)

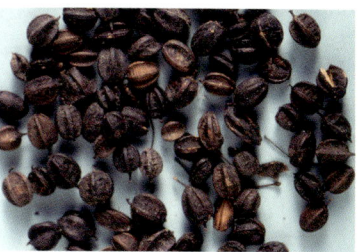
▲ 가시오갈피 씨(약재 전형)

각 부위별 생김새

생태적 특성
낙엽활엽관목으로 높이는 2~3m 정도로 자라고 가지는 적게 갈라지며 전체에 가늘고 긴 가시가 밀생하며 회갈색이다. 잎은 손꼴겹잎에 어긋나고 잔잎은 3~5개이고 타원상 도란형 또는 긴 타원형이며 가장자리에는 뾰족한 겹톱니가 있다. 잎자루는 길이가 대개 6~8cm 내외이며 가시가 많다. 꽃은 산형꽃차례로 가지 끝에 1개씩 달리거나 밑부분에서 갈라지며 7월에 자황색으로 피고 열매는 둥글고 10월에 익는다.

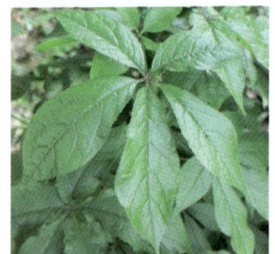
▲ 가시오갈피 잎

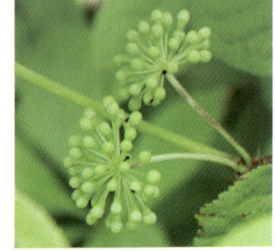
▲ 가시오갈피 꽃봉오리

약초 성분
다종(多種)의 배당체가 함유되어 있는데, 그 중에는 시린진(syringin), 다우코스테롤(daucosterol), 세사민(sesamin), 다당류 등이 있다. 그 밖에 강심배당체, 사포닌(saponin), 베타-시토스테롤(β-sitosterol), 글루코사이드(glucoside), 정유, 4-메틸 살리실알데하이드(4-methyl salicylaldehyde), 타닌(tannin), 팔미트산(palmitic acid), 리놀렌산(linolenic acid), 비타민 A·B, 사비닌(savinin) 등이 함유되어 있고 시린가레시놀(syringaresinol), 아칸토사이드(acantoside) B·D, 엘레우테로사이드(eleutheroside) E·I·K·L·M·B_1, 안토사

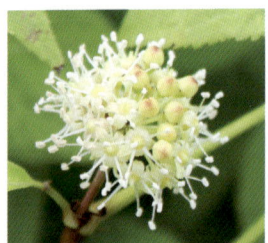
▲ 가시오갈피 꽃

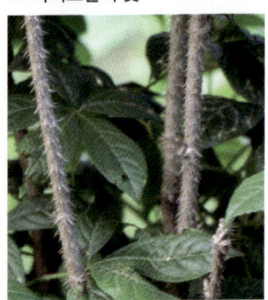
▲ 가시오갈피 나무껍질

이드(antoside), 캠페리트린(kaempferitrin), 캠페롤-7-람노사이드(kaempferol-7-rhamnoside), 이소쿼르시트린(isoquercitrin), 클로로겐산(chlorogenic acid), 코니페린(coniferin), 코니페릴 알코올(coniferyl alcohol), 카페인산(caffeic acid) 등이 함유되어 있다.

가시오갈피 약효 나무껍질 및 뿌리껍질을 약용하는데 생약명은 오가피(五加皮) 또는 자오가(刺五加)라고 하며 맛이 맵고 약성이 따뜻하다. 가시오갈피의 주된 효과는 강장작용이며 인삼이나 오갈피나무보다 더 큰 효과가 있다고 알려졌다. 그리고 심근경색을 예방하고 혈당강하작용으로 당뇨병의 혈당을 조절하며 면역증강작용으로 질병에 대한 저항력을 높인다. 그 외 항염, 해열, 진통, 보간, 보신, 어혈, 강정, 항암, 강심, 진경, 진정에 효능이 있고 중풍, 고혈압, 신경통, 관절염 등을 치료한다. 열매의 생약명은 오가과(五加果)라고 하여 피로회복과 자양강장을 위해 차(茶)로 끓여 마신다. 잎의 생약명은 오가엽(五加葉)이라고 하여 종기, 타박상, 종통(腫痛) 등을 치료한다.

약용법 나무껍질 및 뿌리껍질 1일량 20~30g에 물 900mL를 붓고 반량으로 달여서 매 식후에 복용한다. 잎은 외용하는데, 생것 적당량을 짓찧어서 환부에 붙인다.

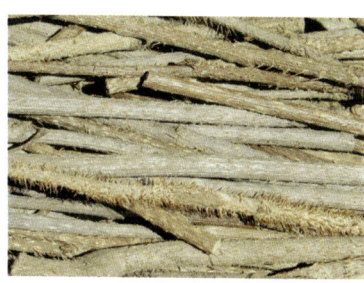
▲ 가시오갈피 줄기(채취품)

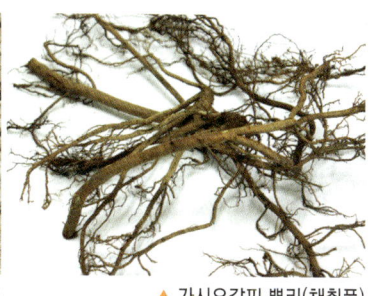
▲ 가시오갈피 뿌리(채취품)

가시오갈피의 기능성 및 효능에 관한 특허 자료

▶ 가시오갈피 추출물을 함유하는 당뇨병의 예방 및 치료용 조성물

본 발명은 가시오갈피 추출물을 함유하는 당뇨병의 예방 및 치료용 조성물에 관한 것으로, 본 발명의 가시오갈피 추출물은 고지방식이 유도 고혈당 마우스에서 혈당상승 억제 활성, 인슐린 저항성 개선 활성 및 경구 당부하 실험에서 혈중 포도당 및 혈중 인슐린 농도를 떨어뜨리는 활성을 나타내므로, 당뇨병의 예방 및 치료용 의약품 및 건강기능식품으로 사용할 수 있다.

- 공개번호 : 10-2005-0080810, 출원인 : (주)한국토종약초연구소

▶ 면역활성을 갖는 가시오갈피 다당체 추출물 및 그 제조방법

본 발명은 다당체 가시오갈피 추출물의 제조방법에 관한 것으로, 더욱 상세하게는, 가시오갈피를 열수추출한 다음, 상기 열수추출물에 메탄올을 첨가하여 메탄올-불용성 잔사를 수득하고, 이를 증류수로 용해시킨 다음 에탄올을 첨가하여 침전물을 수득하고, 상기 침전물로 조다당 획분을 제조한 다음 염화나트륨을 이용하여 활성획분을 수득하는 것을 특징으로 하는 가시오갈피 다당체 추출물의 제조방법 및 상기 추출물을 함유하는 의약조성물에 관한 것이다. 본 발명에 따른 가시오갈피 다당체 추출물은 점막 면역 증강 효과, 조혈세포의 증식 활성 효과, 종양전이 활성 억제효과 및 알레르기 면역 반응 억제 효과를 나타내어, 상기 가시오갈피 다당체 추출물이 함유된 의약조성물을 제공하는 효과도 있다.

- 공개번호 : 10-2006-0122604, 출원인 : 건국대학교 산학협력단

▶ 가시오갈피 뿌리 추출물을 유효성분으로 함유하는 피부암 또는 두경부암 예방 및 치료제

본 발명은 가시오갈피 뿌리 추출물을 유효성분으로 함유하는 피부암 또는 두경부암 예방 및 치료제에 관한 것으로, 보다 구체적으로는 용매로 물을 사용하여 추출한 가시오갈피 뿌리 추출물을 유효성분으로 함유하는 피부암 또는 두경부암 예방 및 치료제에 관한 것이다. 본 발명의 가시오갈피 뿌리 추출물은 암세포주의 증식 및 성장을 억제하는 능력이 뛰어나므로 피부암 및 두경부암 등을 치료하기 위한 항암제로 유용하게 사용될 수 있다.

- 공개번호 : 10-2005-0022945, 출원인 : 장수군

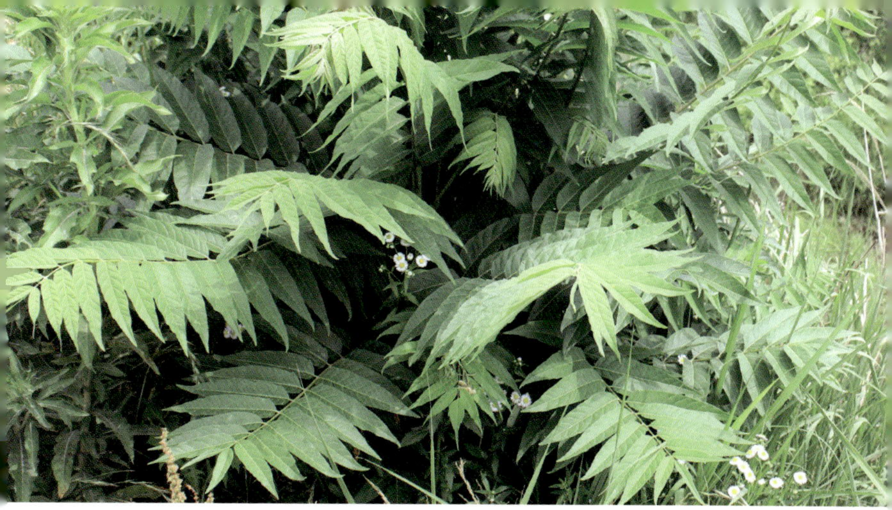

습진, 피부 가려움증을 치료하는

가죽나무

- **학명** | *Ailanthus altissima* (Mill.) Swingle
- **과명** | 소태나뭇과(Simaroubaceae)
- **생약명** | 저근백피(樗根白皮), 저엽(樗葉), 저목엽(樗木葉), 봉안초(鳳眼草), 취춘피(臭椿皮)
- **이명** | 가중나무, 개죽나무, 까중나무, 취춘(臭椿), 봉안초(鳳眼草)
- **사용부위** | 뿌리껍질과 나무껍질, 열매, 잎
- **채취 시기** | 뿌리껍질 – 봄·겨울, 나무껍질 – 봄, 열매 – 가을, 잎 – 봄·여름
- **맛과 약성** | 뿌리껍질·나무껍질 – 맛이 쓰고 떫으며 약성은 차고 독성이 조금 있다. 열매 – 맛이 쓰고 떫으며 약성은 차다. 잎 – 맛이 쓰고 약성은 따뜻하며 독성이 조금 있다.
- **적용병증** | 지혈, 습진, 항균, 항트리코모나스, 이질, 지사, 항알레르기
- **용법** | 내복

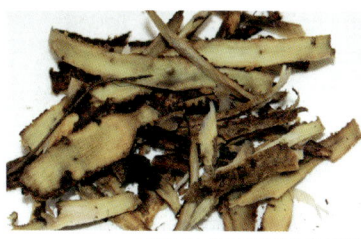

▲ 가죽나무 뿌리껍질(약재 전형)

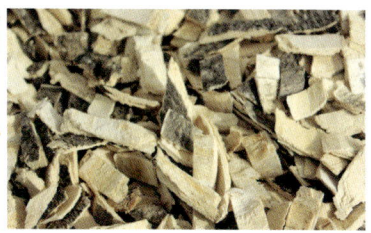

▲ 가죽나무 나무껍질(약재)

각 부위별 생김새

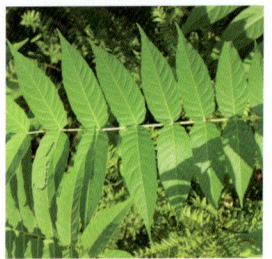
▲ 가죽나무 잎

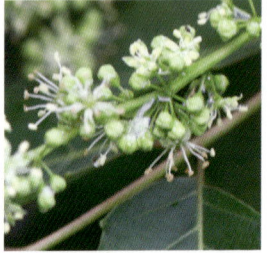
▲ 가죽나무 꽃

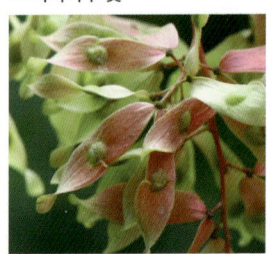
▲ 가죽나무 열매

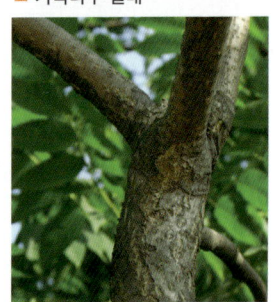
▲ 가죽나무 나무껍질

생태적 특성 전국 각지에 분포하는 낙엽활엽교목으로 높이는 20m 전후로 자라고 나무껍질은 회갈색이며, 잔가지는 황갈색 또는 적갈색으로 털이 있으나 없어지기도 한다. 잎은 홀수깃꼴겹잎에 어긋나고 잔잎은 13~25개이고 피침상 난형에 끝은 날카롭고 거친 톱니가 있다. 꽃은 원뿔꽃차례로 가지 끝에 달리며 길이가 10~30cm로 6월에 백록색으로 핀다. 꽃받침은 짧고 5개로 갈라지며, 꽃잎은 5개에 수술이 10개 있고, 암술대가 5개 갈라져 있다. 열매는 익과(翼果)로 장타원형에 연한 적갈색이며 9~10월에 익는다.

약초 성분 뿌리껍질에 멜소신(mersosin), 타닌(tannin), 플로바펜(phlobaphene) 등이 함유되어 있고, 나무껍질에는 아일란톤(ailanthone), 콰시인(quassin), 아마로라이드(amarolide), 아세틸아마로라이드(acetyl-amarolide), 네오콰시인(neoquassin) 등이 함유되어 있다. 열매에는 아일란톤(ailanthone), 아일란토라이드(ailantholide), 차파리논(chaparrinone), 콰시인(quassin) 등이 함유되어 있고, 잎에는 퀘르시트린, 비타민 C가 함유되어 있다.

가죽나무 약효

뿌리껍질과 나무껍질을 약용하는데 생약명은 취춘피(臭椿皮) 또는 저근백피(樗根白皮)라고 하며 맛이 쓰고 떫으며 약성은 차고 약간의 독성이 있어서 복용법에 주의를 요한다. 청열, 지혈, 살충, 조습의 효능이 있고 만성 하리, 장풍혈변, 유정, 대하, 소변백탁, 구충병을 치료한다. 열매의 생약명은 봉안초(鳳眼草)라고 하며, 세균과 질트리코모나스에 대한 항균작용을 하고 이질, 장풍에 따른 혈변, 혈뇨, 자궁이상 출혈, 백대하를 치료한다. 잎의 생약명은 저엽(樗葉)이라 하며 습진, 피부 가려움증을 치료한다. 가죽나무의 추출물은 천식 또는 알레르기 질환을 예방하거나 치료하는 데 사용할 수 있다.

약용법

뿌리껍질과 **나무껍질** 1일량 20~30g에 물 900mL를 반량으로 달여서 매 식후에 또는 아침저녁 식후에 복용한다. 독성이 약간 있기 때문에 용법과 용량에 주의하고 장기간 복용하지 않는다. 술을 만들어 마실 때는 괜찮다. **열매** 1일량 10~30g에 물을 붓고 900mL를 붓고 반량으로 달여서 매 식후에 복용한다. **잎** 1일량 10~20g에 물 900mL를 붓고 반량으로 달여서 매 식후에 복용한다.

가죽나무의 기능성 및 효능에 관한 특허 자료

▶ **가죽나무 추출물을 포함하는 천식 및 알레르기 질환의 예방 또는 치료용 조성물**

본 발명은 천식 또는 알레르기 질환의 예방 또는 치료용 조성물에 관한 것이다. 천식 질환의 예방 및 치료용 약학조성물 및 건강보조식품에 유용하게 사용될 수 있다.

- 공개번호 : 10-2006-0130830, 출원인 : 영남대학교 산학협력단

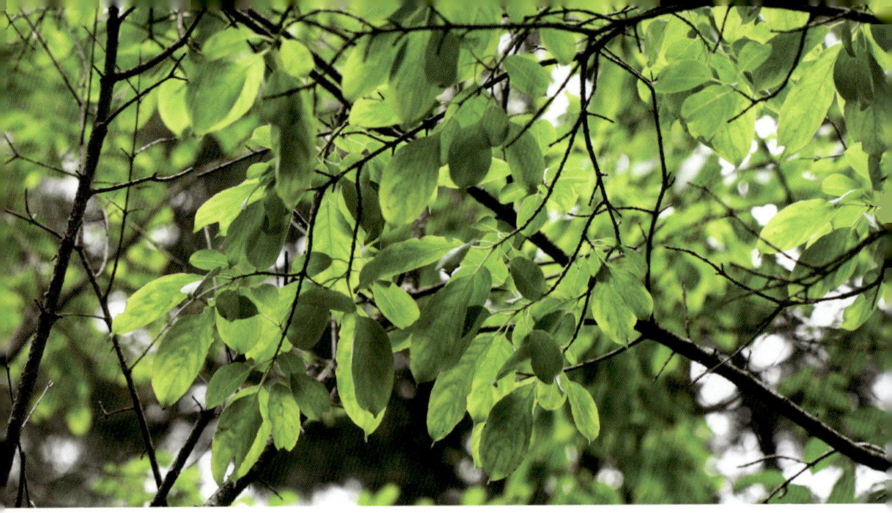

만성 위염, 골다공증, 치통을 치료하는
갈매나무

- **학명** | *Rhamnus davurica* Pall.
- **과명** | 갈매나뭇과(Rhamnaceae)
- **생약명** | 서리(鼠李) 또는 서이, 서리근(鼠李根), 서리피(鼠李皮)
- **이명** | 참갈매나무, 서이자(鼠李子), 취이자(臭李子), 노관안(老鸛眼), 동록(凍綠)
- **사용부위** | 열매, 뿌리, 나무껍질

- **채취 시기** | 열매-가을, 뿌리-봄·가을·겨울, 나무껍질-봄·겨울
- **맛과 약성** | 열매-맛이 쓰고 달며 약성은 시원하다. 뿌리·나무껍질-맛은 쓰고 약성은 약간 차고 무독하다.
- **적용병증** | 청열, 만성 위염, 살충, 이뇨, 부종, 진통, 가려움증, 뼈질환, 치통
- **용법** | 내복, 외용

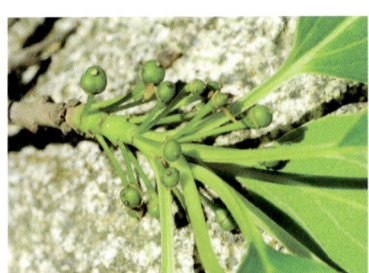
▲ 갈매나무 덜 익은 열매

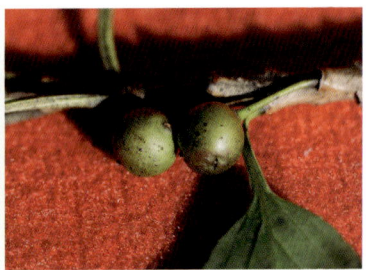
▲ 갈매나무 열매(채취품)

생태적 특성 전국에 분포하는 낙엽활엽관목으로 높이는 5m 전후이며 가지 끝이 가시로 변한다. 잎은 타원상 도란형 또는 긴 타원형에 서로 마주나고 가장자리에는 둔한 잔톱니가 있다. 꽃은 암수딴그루로 5~6월에 황록색으로 핀다. 열매는 둥글고 9~10월에 흑색으로 익으며 1~2개의 씨가 들어 있고 씨의 뒷면에는 홈이 져 있다.

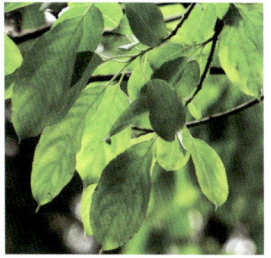
▲ 갈매나무 잎

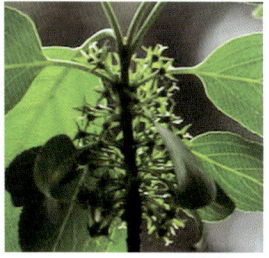
▲ 갈매나무 꽃

약초성분 열매에는 에모딘(emodin), 크리소파놀(chrysophanol), 안트라놀(anthranol), 캠페롤(kaempferol) 등이 함유되어 있으며, 씨에는 여러 종의 람노디아스타아제(rhamnodiastase)가 함유되어 있다. 또한 뿌리와 나무껍질에는 에모딘(emodin), 알로에-에모딘(aloe-emodin), 크리소파놀(chrysopfanol)과 여러 종의 안트라퀴논(anthraquinone)류가 함유되어 있다.

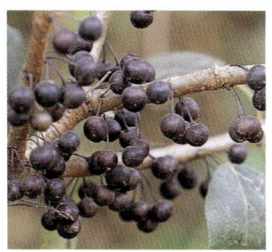
▲ 갈매나무 익은 열매

갈매나무 약효 열매를 약용하는데 생약명은 서리(鼠李)라고 하며 맛이 쓰고 달며 약성이 시원하여 청열, 살충, 개선에 효능이 있고 만성 위염, 치통을 치료한다. 또한 씨는 이뇨, 부종, 수종을 치료한다. 뿌리의 생약명은 서리근(鼠李根)이라고 하

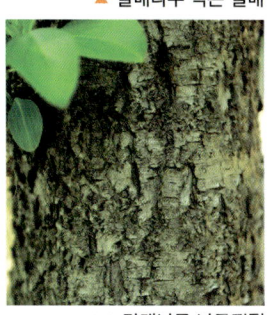
▲ 갈매나무 나무껍질

여 삶은 농즙을 입에 머금어 충치와 풍치를 치료한다. 나무껍질의 생약명은 서리피(鼠李皮)라 하여 열독과 한열을 다스린다. 갈매나무 추출물은 골다공증과 같이 뼈골절 관련 골질환의 예방 및 치료에 효과가 있다.

약용법

열매 또는 씨 1일량 20~30g에 물 900mL를 붓고 반량이 되게 달여서 매 식후 또는 아침저녁 식후에 복용한다. 외용할 때는 서리를 짓찧어서 환부에 도포한다. 뿌리 1일량 10~20g에 물 900mL를 붓고 반량으로 달여서 한 모금을 입에 머금었다가 뱉어 낸다. 나무껍질 1일량 20~30g에 물 900mL를 붓고 반량으로 달여서 매 식후에 복용한다.

갈매나무의 기능성 및 효능에 관한 특허 자료

▶ **갈매나무 추출물을 유효성분으로 하는 골 질환 예방 및 치료용 조성물**

본 발명은 갈매나무 추출물을 유효성분으로 하는 골 질환 예방 및 치료용 조성물에 관한 것이다. 본 발명에 의한 조성물은 파골세포의 형성을 감소시켜 골 흡수를 억제하며, 골다공증과 같이 뼈 골절과 관련된 골 질환 예방 및 치료 효능을 가질 수 있다.

- 공개번호 : 10-2012-0068607,
출원인 : 대한민국(농촌진흥청장)·연세대학교 산학협력단

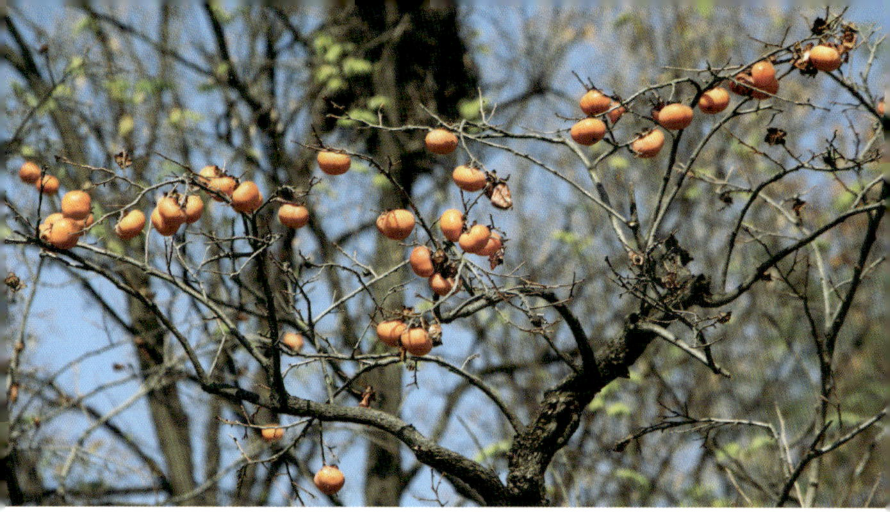

고혈압, 딸꾹질, 화상, 염증을 치료하는
감나무

- **학명** | *Diospyros kaki* Thunb.
- **과명** | 감나뭇과(Ebenaceae)
- **생약명** | 시목(柿木), 시자(柿子), 시체(柿蒂), 시근(柿根), 시목피(柿木皮), 시엽(柿葉), 과체(果蒂), 시화(柿花)
- **이명** | 돌감나무, 산감나무, 똘감나무
- **사용부위** | 열매, 열매꼭지(감꼭지), 뿌리, 나무껍질, 잎
- **채취 시기** | 열매-가을, 열매꼭지(감꼭지)-가을, 뿌리-9~10월, 나무껍질-연중 수시, 잎-5~7월
- **맛과 약성** | 열매·열매꼭지(감꼭지)-맛이 쓰고 떫으며 약성은 평범하다. 뿌리-맛이 떫고 약성은 평범하며 무독하다. 나무껍질-맛이 떫고 약성은 평범하다. 잎-맛이 쓰고 약성은 차며 무독하다.
- **적용병증** | 설사, 지혈, 딸꾹질, 구토, 청열, 해수, 수렴, 고혈압, 야뇨증, 치창
- **용법** | 내복

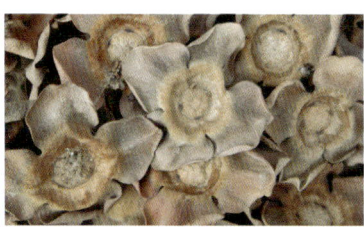
▲ 감나무 열매꼭지(약재 전형)

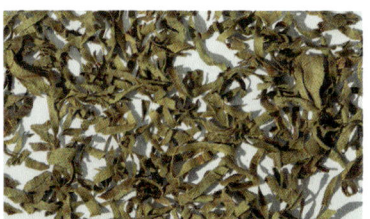
▲ 감나무 잎(약재)

각 부위별 생김새

생태적 특성 중·남부 지방에 분포하는 낙엽활엽교목으로 높이는 15m 전후로 자라고 가지는 암갈색으로 약간의 털이 있다. 잎은 어긋나고 타원형 혹은 도란형에 길이 7~17cm, 너비 4~10cm로 밑이 둥글고 끝이 뾰족하며 톱니가 없고 혁질(革質)이다. 꽃은 취산꽃차례로 5~6월에 황색이고 잎겨드랑이에서 핀다. 꽃받침의 하부는 통상이고 4개로 갈라지며 안쪽에 털이 있다. 꽃부리는 종 모양으로 4개로 갈라진다. 양성화 또는 단성화로 수술이 수꽃에는 16개, 양성화에는 8~16개, 암꽃에는 퇴화된 8개가 있다. 열매는 난구형으로 9~10월경에 황적색으로 익는다.

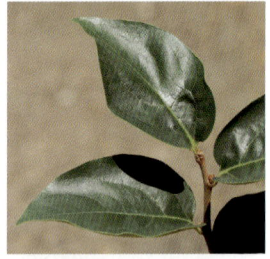
▲ 감나무 잎

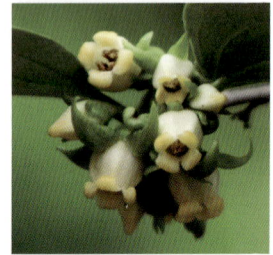
▲ 감나무 꽃

약초 성분 열매에는 타닌(tannin), 포도당, 서당, 과당 등이 함유되어 있다. 열매꼭지(감꼭지)에는 하이드록시트릭터페닉산(hydroxytriterpenic acid), 베툴린산(betulinic acid), 올레아놀릭산(oleanolic acid), 우르솔산(ursolic acid), 타닌(tannin), 포도당, 과당, 헤미셀룰로오스(hemicellulose) 등이 함유되어 있다. 뿌리에는 강심 배당체, 안트라퀴논(anthraquinone) 배당체, 사포닌(saponin), 타닌(tannin), 플럼바긴(plumbagin),

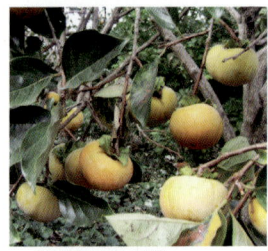
▲ 감나무 익은 열매

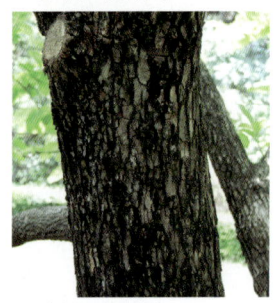
▲ 감나무 나무껍질

디오스피롤(diospyrol), 디오스피린(diospyrin), 네오디오스피린(neodiospyrin) 등이 함유되어 있다. 잎에는 플라보노이드(flavonoid) 배당체, 타닌(tannin), 페놀(phenol)류, 올레아놀릭산(oleanolic acid), 베툴린산(betulinic acid), 우르솔산(ursolic acid) 등이 함유되어 있으며, 플라보노이드(flavonoid) 배당체에는 아스트라갈린(astragalin), 미리시트린(myricitrin), 비타민 C, 카로틴(carotene), 수지, 환원당, 정유 등이 함유되어 있다.

감나무 약효

열매를 약용하는데 생약명은 시자(柿子)라고 하여 청열, 지갈(止渴), 지사, 건위, 지혈, 피로 해소에 효능이 있고 궤양, 염증, 습진, 구창(口瘡), 주독 등을 치료한다. 감꼭지의 생약명은 시체(柿蒂)라 하며 맛이 쓰고 떫으며 약성은 평범하고 딸꾹질을 진정시키며 구토를 멎게 하는 약효가 있다. 이러한 효능은 감꼭지의 성분 중에 올레아놀릭산(oleanolic acid), 베툴린산(betulinic acid), 헤미셀룰로오스(hemicellulose)가 위에서 응고되어 물리적 자극을 주기 때문이라고 보고 있다. 뿌리의 생약명은 시근(柿根)이라고 하여 양혈(凉血), 지혈의 효능이 있고 혈붕(血崩), 혈리(血痢), 치창(痔瘡)을 치료한다. 나무껍질의 생약명은 시목피(柿木皮)라 하여 출혈 및 화상을 치료한다. 잎의 생약명은 시엽(柿葉)이라고 하여 고혈압, 천식, 폐기종 등을 치료한다. 감 추출물은 타닌을 유효 성분으로 면역 질환 치료용으로 사용되며 아토피, 천식, 비염, 스트레스에 따른 염증 반응의 치료에 효과적이다.

약용법

열매 1일량 익은 감을 식후에 1개씩 먹거나 50~100g에 물 900mL를 붓고 반량으로 달여서 매 식후에 복용한다. **감꼭지** 1일량 20~30g에 물 900mL를 붓고 반량으로 달여서 매 식후에 복용한다. **뿌리** 1일량 100~150g에 물 900mL를 붓고 반량으로 달여서 매 식후에 복용한다. **나무껍질** 1일량 30~50g에 물 900mL를 붓고 반량으로 달여서 매 식후에 복용한다. 잎 1일량 20~30g에 물 900mL를 붓고 반량으로 달여서 매 식후에 복용한다.

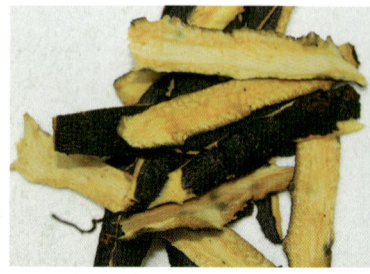
▲ 감나무 뿌리껍질(약재 전형)

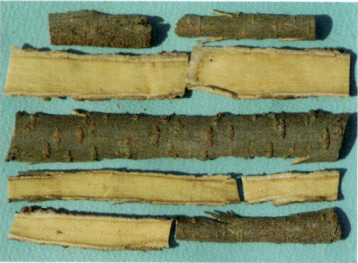
▲ 감나무 나무껍질(약재 전형)

감나무의 기능성 및 효능에 관한 특허 자료

▶ **감 추출물 또는 타닌(tannin)을 유효성분으로 함유하는 면역관련 질환 치료용 조성물**

본 발명은 타닌을 유효성분으로 함유하는 감 추출물 또는 타닌을 유효성분으로 함유하는 면역관련 질환 치료용 약학조성물에 관한 것으로서, 면역관련 질환 치료용 약학조성물 및 건강식품에 관한 것이다. 본 발명에 따르면 타닌을 유효성분으로 함유하는 감 추출물 또는 타닌은 아토피 유발 동물 모델에서 면역관련 세포증가 억제효과를 나타내고 아토피, 천식, 비염 등과 같은 산화 스트레스에 의한 염증반응의 치료에 유용하다.

― 공개번호 : 10-2009-0084159, 출원인 : 경북대학교 산학협력단

▶ **감 추출물을 유효성분으로 함유하는 염증성 질환의 예방 및 치료용 조성물**

본 발명은 감 추출물 또는 시체 추출물을 유효성분으로 함유하는 조성물에 관한 것으로, 염증성 질환의 치료 및 예방의 유용한 약학조성물 또는 건강기능식품으로서 사용할 수 있다.

― 공개번호 : 10-2012-0031695, 출원인 : 재단법인 한국한방산업진흥원

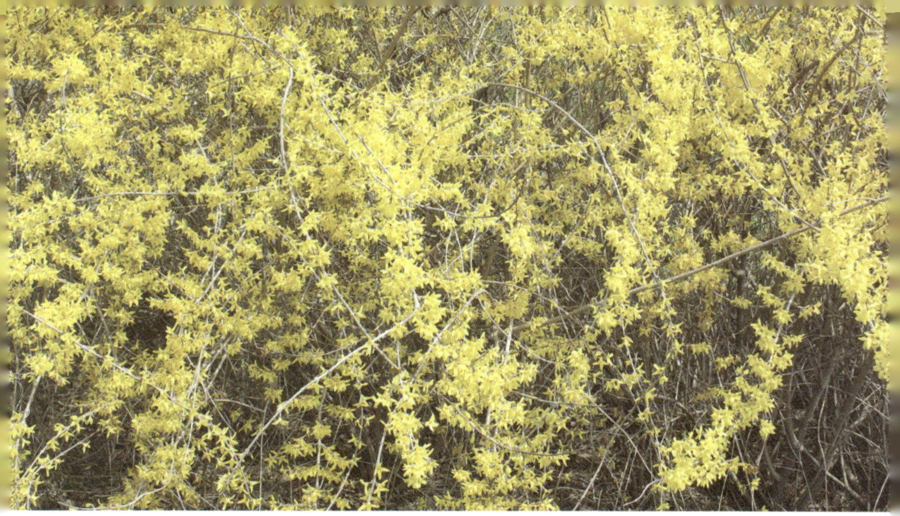

심장 질환, 피부 발진, 여드름을 치료하는
개나리

- **학명** | *Forsythia koreana* (Rehder) Nakai
- **과명** | 물푸레나뭇과(Oleaceae)
- **생약명** | 연교(連翹), 연교경엽(連翹莖葉)
- **이명** | 가을개나리, 개나리나무, 신리화, 어사리, 서리개나리, 개나리꽃나무, 한련자(旱蓮子), 대교자(大翹子), 신화화, 황수단(皇壽丹)
- **사용부위** | 열매, 줄기와 잎

- **채취 시기** | 열매-9월, 줄기와 잎-봄·여름
- **맛과 약성** | 맛이 쓰고 약성은 시원하다.
- **적용병증** | 해열, 해독, 종기, 항균, 단독, 옹종, 종독, 항암, 심장 질환, 피부 노화 억제, 여드름
- **용법** | 내복, 외용

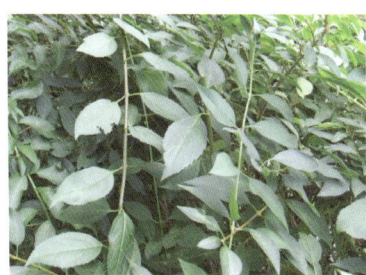
▲ 개나리 잎과 줄기

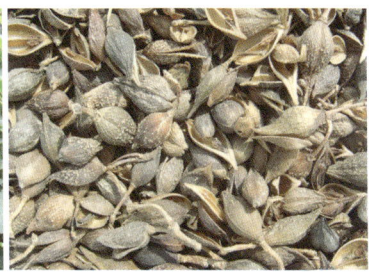
▲ 개나리 열매(약재 전형)

각 부위별 생김새

생태적 특성 전국 각지에 분포하는 낙엽활엽관목으로 높이가 3m 전후로 자라며 가지가 옆으로 뻗어 나가고 덩굴처럼 옆으로 처진다. 잎은 어긋나고 난상 피침형 또는 난상 타원형으로 끝이 뾰족하며 밑부분은 넓은 쐐기형 또는 원형이다. 잎의 가장자리에는 불규칙한 톱니가 있고, 반혁질에 잎자루는 1~2cm 정도이다. 꽃은 3~4월에 잎보다 먼저 황색으로 피고 길이는 약 2.5cm, 타원형으로 꽃받침 조각은 4개로 갈라진다. 씨방은 난원형에 암술머리는 2개로 갈라지며 수술은 2개, 암술은 1개이다. 열매는 좁은 달걀형에 약간 평평하고 2개로 갈라지며 9월에 드물게 익는다.

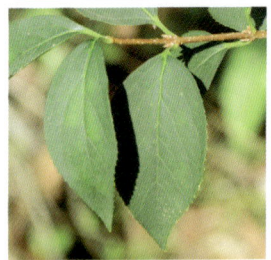
▲ 개나리 잎

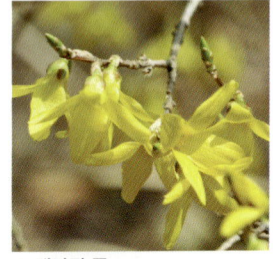
▲ 개나리 꽃

약초 성분 열매에는 포르시톨(forsythol), 플라보놀(flavonol) 배당체, 악티게닌(arctigenin), 악틴(arctiin), 스테롤(sterol) 화합물, 사포닌(saponin), 마타이레시노사이드(matairesinoside) 등이 함유되어 있고, 열매껍질에는 올레아놀릭산(oleanolic acid)이 함유되어 있다. 익지 않은 푸른 열매에는 필리게닌(phylligenin), 피노레시놀(pinore-sinol), 비세폭시리그난(bisepoxylignan) 등이 함유되

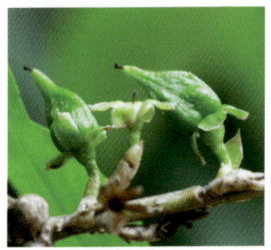
▲ 개나리 열매

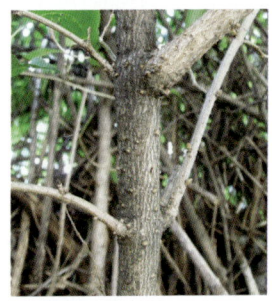
▲ 개나리 나무껍질

어 있고, 잎에는 포르시틴(forsythin), 루틴(rutin) 등이 함유되어 있다.

개나리 약효 열매를 약용하는데 생약명은 연교(連翹)라 하며 맛이 쓰고 약성은 시원하다. 항세균, 항바이러스, 항알레르기, 강심, 이뇨, 진토작용이 있으며 해열, 해독, 소염, 배농에 효능이 있고, 종기, 단독, 피부 발진, 옹종(癰腫), 종독(腫毒), 염증성 질환 등을 치료한다. 줄기와 잎의 생약명은 연교경엽(連翹莖葉)이라 하여 모세혈관을 튼튼히 해주는 강장제로 심폐의 적열(積熱)을 치료하고 고혈압, 뇌출혈, 각종 출혈 예방을 돕는다. 그 외 항암, 골다공증, 피부 노화 억제 치료에도 좋다.

약용법 열매 1일량 30~50g에 물 900mL를 붓고 반량으로 달여서 매 식후에 복용하고 외용할 때는 달인 액으로 환부를 씻는다. 줄기와 잎은 1일량 20~30g에 물 900mL를 붓고 반량으로 달여서 매 식후에 복용한다.

개나리의 기능성 및 효능에 관한 특허 자료

▶ 개나리 열매로부터 마타이레시놀 및 악티게닌의 분리 및 정제 방법

본 발명은 개나리 열매(연교)로부터 마타이레시놀 및 악티게닌의 분리 및 정제 방법에 관한 것으로, 본 발명의 분리 및 정제 방법은 연교로부터 식물성 여성호르몬 유사성분인 마타이레시놀 및 악티게닌을 대량생산할 수 있을 뿐만 아니라 향후 이들 성분을 암, 심장병 및 골다공증 치료제 및 피부노화억제용 화장품 신소재로서 널리 사용할 수 있다.

- 공개번호 : 10-2006-0103040, 출원인 : (주)대평 · 최상원

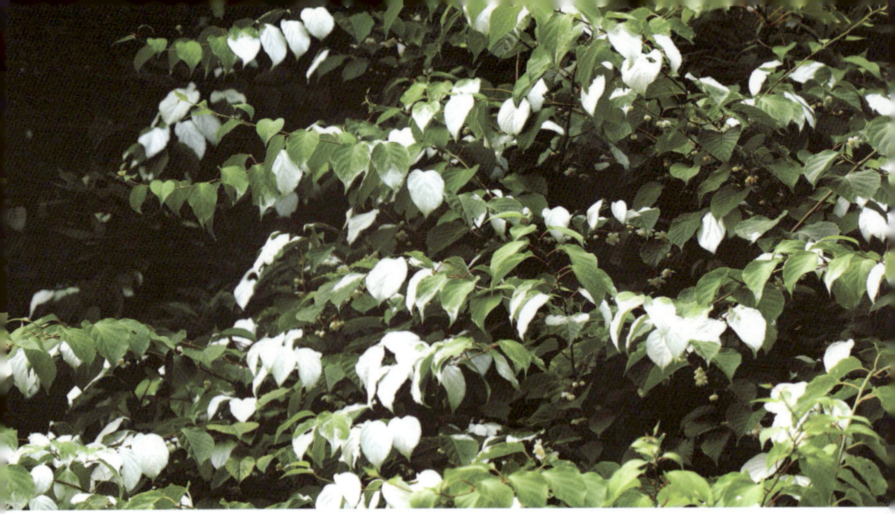

중풍, 통풍, 나병을 치료하는

개다래

- **학명** | *Actinidia polygama* (Siebold & Zucc.) Maxim.
- **과명** | 다래나뭇과(Actinidiaceae)
- **생약명** | 목천료(木天蓼), 목천료근(木天蓼根), 목천료자(木天蓼子)
- **이명** | 개다래나무, 묵다래나무, 말다래, 쥐다래나무, 개다래덩굴, 천료(天蓼), 등천료(藤天蓼), 천료목(天蓼木)
- **사용부위** | 가지와 잎, 뿌리, 열매

- **채취 시기** | 가지와 잎 - 여름, 뿌리 - 가을·겨울, 열매 - 9~10월
- **맛과 약성** | 가지와 잎 - 맛이 맵고 쓰며 약성은 따뜻하고 독성이 약간 있다. 뿌리 - 맛이 맵고 약성은 따뜻하다. 열매 - 맛이 쓰고 매우며 약성은 미열(微熱)하며 무독하다.
- **적용병증** | 나병(한센병), 치통, 요통, 중풍, 구면와사, 진통, 소염, 통풍, 염증
- **용법** | 내복, 외용

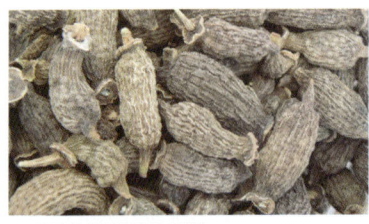
▲ 개다래 열매(약재 전형)

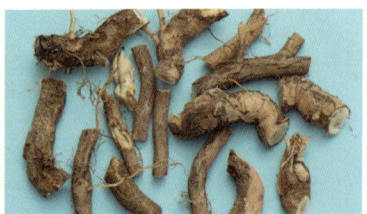
▲ 개다래 뿌리(약재 전형)

각 부위별 생김새

생태적 특성 전국의 깊은 산 계곡 및 산기슭에 자생하는 낙엽덩굴성식물로 높이 5m 전후로 뻗어 나가며 자란다. 어린 가지에는 연한 갈색의 털이 있고 오래된 가지에는 털이 없으며 회백색의 작은 껍질눈이 있다. 잎은 광란형 또는 난상 타원형에 어긋나고 막질인데 상단부 잎의 일부 또는 전부가 백색이나 황색으로 변한다. 잎의 길이는 8~14cm, 너비는 3.5~8cm 정도로 끝이 날카로우며 밑부분은 둥글거나 일그러진 심장형이며 가장자리에는 잔톱니가 있다. 꽃은 잎겨드랑이에 1개 또는 3개가 나오고 비교적 크며 6~7월에 백색으로 핀다. 향기가 나며, 꽃받침은 5개로 난상 타원형이고 꽃잎도 5개로 도란형이다. 열매의 액과는 긴 난원형이고 끝이 뾰족하며 9~10월에 황색으로 익는다.

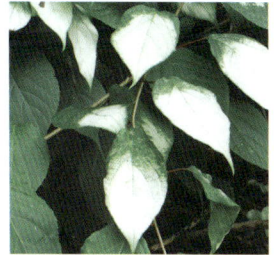
▲ 개다래 잎

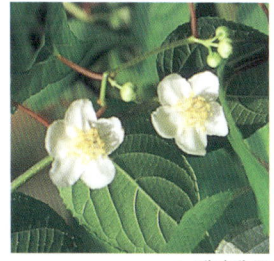
▲ 개다래 꽃

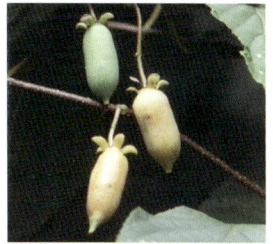
▲ 개다래 열매

약초 성분 잎과 열매에는 이리도미르메신(iridomyrmecin), 이소이리도미르메신(isoiridomyrmecin), 디하이드로네페타락톨(dihydronepetalactol), 마타타비올(matatabiol), 악티니딘(actinidine), 알로마타타비올(allomatatabiol), 네오마타타비올(neomatatabiol), 마타타비락톤(matatabilactone), 네오

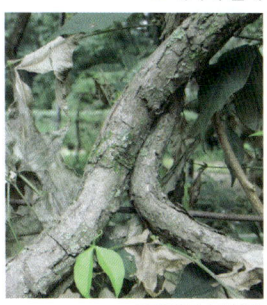
▲ 개다래 나무껍질

네페탈락톤(neonepetalactone) 등이 함유되어 있다. 또한 잎에는 3, 4-디메틸벤조나이트릴(3, 4-dimethylbenzonitrile), 3, 4-디메틸(dimethyl) 안식향산, 베타-페닐 에틸 알코올(β-phenyl ethyl alcohol) 등이 함유되어 있다. 벌레혹이 있는 열매에는 열매 중의 성분 외에 마타타빅산(matatabic acid)이나 이리도디올(iridodiol)의 다종 이성체가 함유되어 있다.

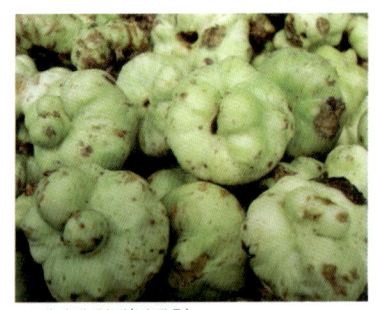
▲ 개다래 열매(벌레혹)

개다래 약효 가지와 잎을 약용하는데 생약명은 목천료(木天蓼)라고 하며 맛이 쓰고 매우며 약성은 따뜻하고 나병(한센병)을 치료한다. 그리고 배 속의 딱딱하게 경결(硬結)된 상태를 풀어주고 복통, 진통, 진정, 타액 분비 촉진작용에 효능이 있으며, 신경통, 통풍의 진통 소염 치료에도 효과적이다. 뿌리의 생약명은 목천료근(木天蓼根)이라 하여 치통(齒痛)을 치료한다. 벌레혹이 붙어 있는 열매의 생약명은 목천료자(木天蓼子)라고 하여 보온, 강장, 거풍 등의 효능이 있고 요통, 류머티즘, 관절염, 타박상, 중풍, 안면 신경 마비를 치료하며 복통, 월경 불순에도 효과적이다.

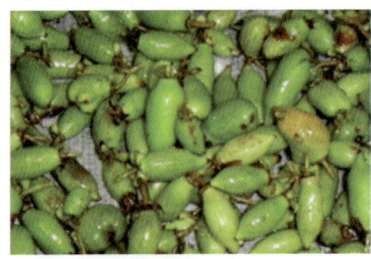
▲ 개다래 열매(채취품)

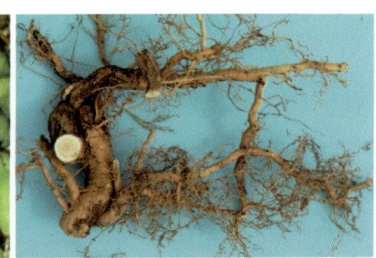
▲ 개다래 뿌리(채취품)

약용법 가지와 잎 1일량 40~60g에 물 900mL를 붓고 반량으로 달여서 매 식후에 복용한다. 뿌리 1일량 30~50g에 물 900mL를 붓고 반량으로 달여서 매 식후에 복용한다. 외용할 때는 달인 액을 치통이 있는 쪽 입에 머금었다가 통증이 사라지면 뱉어 낸다. 열매 1일량 20~30g에 물 900mL를 붓고 반량으로 달여서 매 식후에 복용한다.

개다래의 기능성 및 효능에 관한 특허 자료

▶ **항통풍활성을 갖는 개다래 추출물을 함유하는 약학조성물**
본 발명은 항통풍활성을 갖는 개다래의 추출물을 함유하는 약학조성물 및 건강기능식품을 제공하는 것으로, 개다래 추출물이 고요산혈증으로 인한 통풍질환에 대해 요산 함량 강하작용 효과를 가짐으로써 통풍의 예방 및 치료제로서 사용할 수 있다.
- 공개번호 : 10-2004-0080640, 출원인 : (주)한국토종약초연구소

▶ **진통 및 소염 활성을 갖는 개다래의 추출물을 함유하는 조성물**
본 발명은 진통 및 소염 활성을 갖는 개다래의 추출물을 함유하는 약학조성물 및 건강보조식품을 제공하는 것으로, 본 발명의 개다래 추출물은 진통 및 소염효과를 나타내므로 진통 및 염증 치료제로서 사용할 수 있다.
- 공개번호 : 10-2004-0021716, 출원인 : (주)한국토종약초연구소

【혼동하기 쉬운 나무 비교】

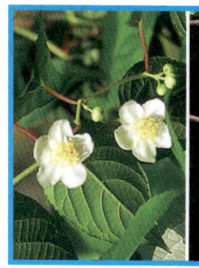 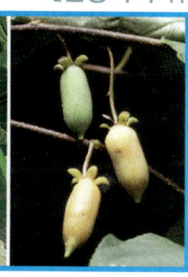 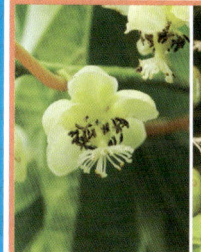 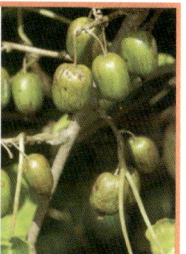

개다래　　　　　　　　　　　　　　다래

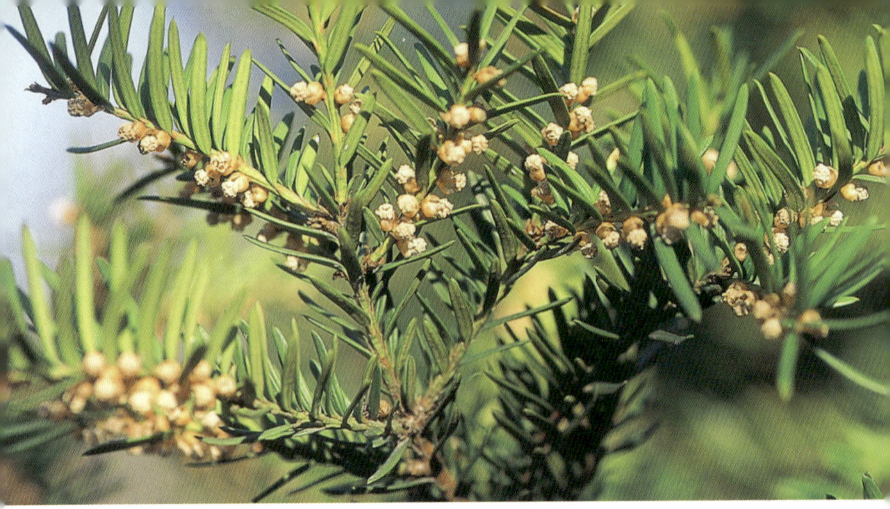

구충, 식적(만성 체증), 피부 주름을 치료하는
개비자나무

- **학명** | *Cephalotaxus koreana* Nakai
- **과명** | 개비자나뭇과(Cephalotaxaceae)
- **생약명** | 조비(粗榧)
- **이명** | 누은개비자나무, 좀개비자나무, 눈꺼비자나무, 목비(木榧), 혈비(血榧)
- **사용부위** | 씨

- **채취 시기** | 9월
- **맛과 약성** | 맛이 달고 약성은 평범하다.
- **적용병증** | 구충제, 식적(만성 체증), 피부 주름 개선, 십이지장충, 회충, 요충, 편충
- **용법** | 내복

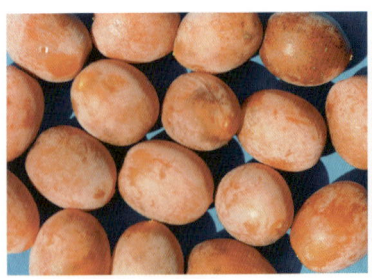
▲ 개비자나무 열매(채취품)

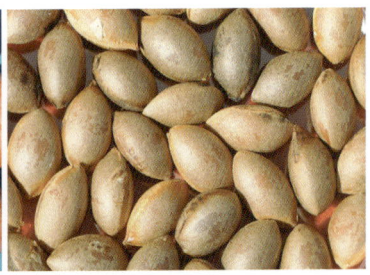
▲ 개비자나무 씨(약재 전형)

각 부위별 생김새

생태적 특성 중부 지방 이남의 계곡 습윤지에 자라는 상록침엽관목으로 높이는 3m 전후로 자라고 나무껍질은 암갈색이며 세로로 갈라진다. 잎은 나선상으로 2줄로 배열되며 선형이고 길이는 2~5cm이다. 끝은 갑자기 뾰족해지거나 짧은 돌기를 이루며 잎 뒷면에는 백색 기공열이 2개 있다. 꽃은 암수딴그루로 편구형인 길이 5mm 내외의 수꽃이 한 줄기에 20~30개씩 달리고 암꽃은 2개씩 한군데에 달리며 둘 다 10여 개의 뾰족한 녹색 포(苞)로 싸여 있다. 암꽃에는 보통 2~5개의 밑씨가 있으며, 이 밑씨가 발육해서 씨가 된다. 4월에 미황색 꽃이 피고 열매는 이듬해 9월에 붉게 익는다.

약초성분 씨에 알칼로이드(alkaloid), 바이플라보노이드(biflavonoid) 등이 함유되어 있다.

개비자나무 약효 열매의 과육을 식용하고, 딱딱한 껍질에 싸인 씨를 약용하는데, 생약명은 조비(粗榧)라고 하여 회충, 요충, 편충, 십이지장충을 구제하고 소화 불량으로 인해 오래도록 적체된 식적(食積)을 치료한다. 피부 주름 개선에도 효과적이다.

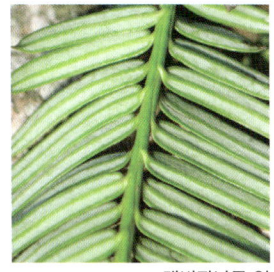
▲ 개비자나무 잎

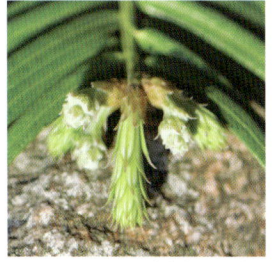
▲ 개비자나무 암꽃

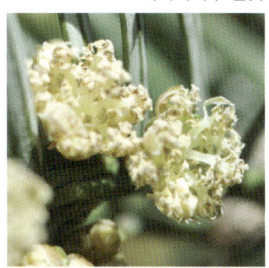
▲ 개비자나무 수꽃

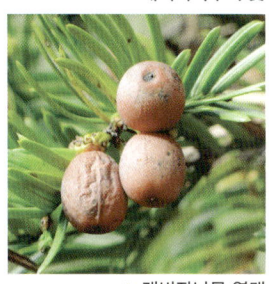
▲ 개비자나무 열매

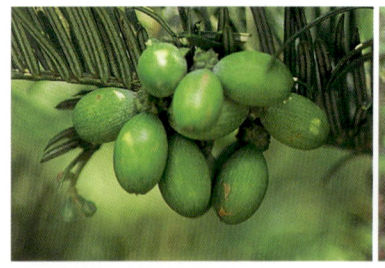
▲ 개비자나무 덜 익은 열매

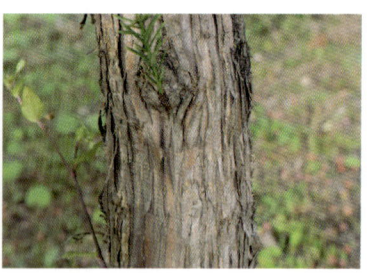
▲ 개비자나무 나무껍질

약용법

씨 1일량 40~60g에 물 900mL를 붓고 반량으로 달여서 매 식전에 복용한다.

개비자나무의 기능성 및 효능에 관한 특허 자료

▶ **바이플라보노이드를 함유하는 피부주름 개선 화장료**

본 발명은 피부주름 개선용 화장료에 관한 것으로서 피부주름 개선 화장료는 바이플라보노이드 유도체를 유효성분으로 함유하는 것을 특징으로 한다. 상기 바이플라보노이드 유도체는 개비자나무, 부처손, 은행나무, 남천 및 인동덩굴의 생약자원으로부터 추출되는 것을 특징으로 한다. 본 발명에 따른 바이플라보노이드 유도체를 함유하는 화장료는 피부에 대한 부작용 없이 안전하게 사용될 수 있을 뿐만 아니라 프로콜라겐 생성능, UV에 의해 유도되는 주름을 개선시키는 효과가 있다.

- 공개번호 : 10-2008-0105730, 출원인 : (주)아모레퍼시픽 · 조선대학교 산학협력단

【혼동하기 쉬운 나무 비교】

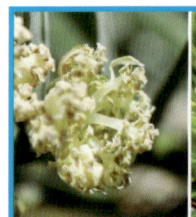
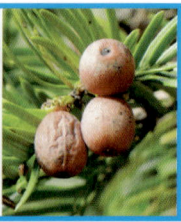
개비자나무

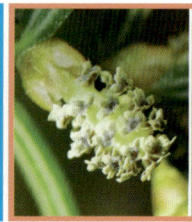
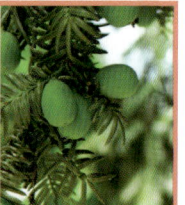
비자나무

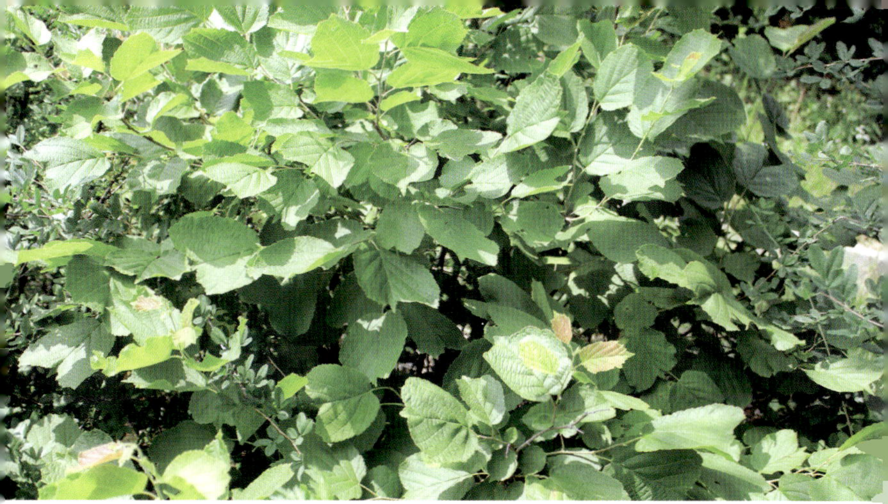

허약한 심신을 치료하는 개암나무

- **학명** | *Corylus heterophylla* Fisch. ex Trautv.
- **과명** | 자작나뭇과(Betulaceae)
- **생약명** | 진인(榛仁), 진자(榛子), 진율(榛栗)
- **이명** | 개얌나무, 난티닢개암나무, 물개암나무, 깨금나무, 난퇴물개암나무, 쇠개암나무, 난티잎개암나무, 진수(榛樹), 산백과(山白果), 진자수(榛子樹)
- **사용부위** | 씨
- **채취 시기** | 10월
- **맛과 약성** | 맛은 달고 약성은 평범하다.
- **적용병증** | 조중(調中), 개위(開胃), 명목(明目), 보익(補益), 강장(强壯)
- **용법** | 내복

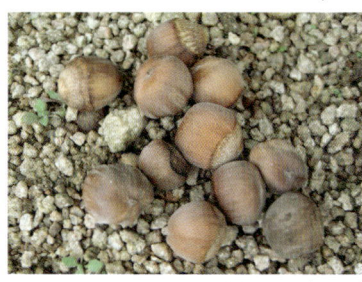
▲ 개암나무 열매(채취품)

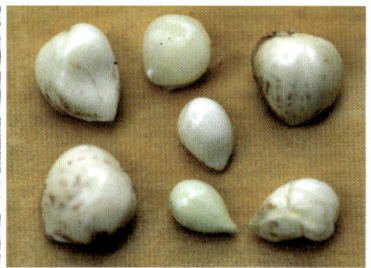
▲ 개암나무 씨(약재 전형)

생태적 특성 전국의 산기슭 양지쪽에 자생하는 낙엽활엽소교목 또는 관목으로 높이는 5m 전후이며 나무껍질은 회갈색이고 어린 가지에 털이 있다. 잎은 도란상 장타원형 또는 장원형으로 뒷면에 털이 있고 측맥은 5~7쌍이고 가장자리에 불규칙한 겹톱니가 있다. 수꽃은 작년도 가지에 2~7개가 총상으로 달리고 암꽃은 겨울눈 모양으로 암술대가 붉고 3~4월에 꽃이 핀다. 열매는 2~6개가 모여 달리거나 1개씩 달리며 둥근 모양의 견과는 10월에 갈색으로 익는다.

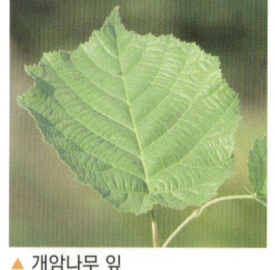
▲ 개암나무 잎

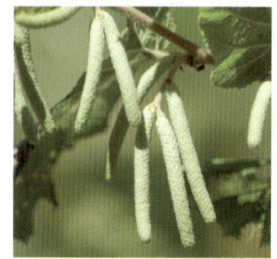
▲ 개암나무 꽃

약초 성분 씨에는 탄수화물, 단백질, 지방, 회분이 함유되어 있으며 열매에는 전분, 잎에는 타닌(tannin)이 함유되어 있다.

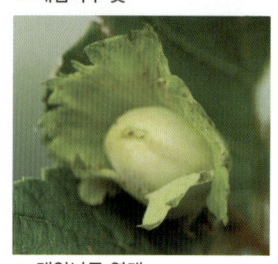
▲ 개암나무 열매

개암나무 약효 씨를 약용하는데 생약명은 진인(榛仁) 또는 진자(榛子)라고 하며 맛이 달고 약성이 평범하다. 마음을 편안하고 고르게 조절하며 위의 소화 기능을 돕고 눈을 맑게 해주는 효과가 있다. 또 몸과 마음을 유익하게 하는 보익, 강장의 효능이 있다.

약용법 씨 1일량 100~150g에 물 900mL를 붓고 반량으로 달여서 매 식후에 복용하거나 분말을 복용한다.

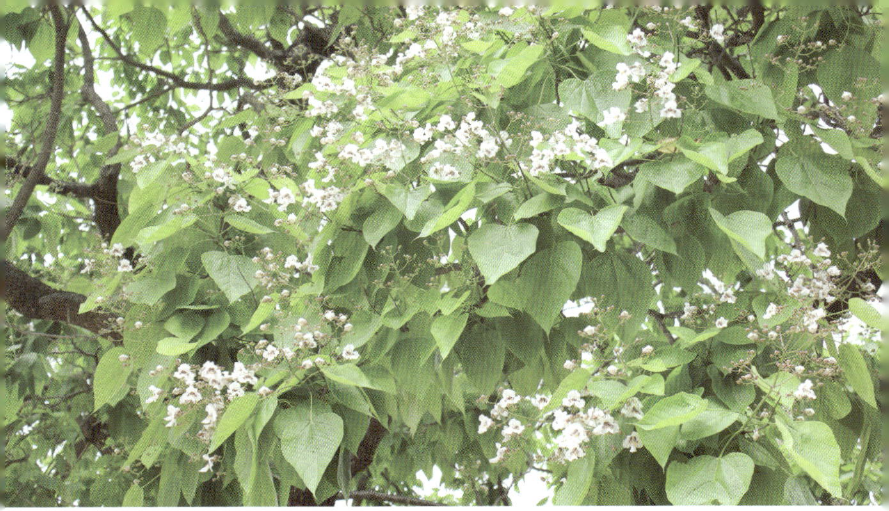

황달, 피부 가려움증, 암을 치료하는

개오동

- **학명** | *Catalpa ovata* G.Don
- **과명** | 능소화과(Bignoniaceae)
- **생약명** | 재백피(梓白皮), 재엽(梓葉), 재실(梓實), 자실(梓實)
- **이명** | 노나무, 개오동나무, 향오동, 재수(梓樹)
- **사용부위** | 뿌리껍질 및 나무껍질, 열매, 잎
- **채취 시기** | 뿌리껍질·나무껍질-연중 수시, 열매-가을, 잎-여름
- **맛과 약성** | 뿌리껍질·나무껍질-맛이 쓰고 약성은 차다. 열매-맛이 달고 약성은 평범하며 무독하다. 잎-맛이 쓰고 약성은 차다.
- **적용병증** | 청열, 해독, 통풍, 항균, 항암, 이뇨, 종기, 항산화
- **용법** | 내복, 외용

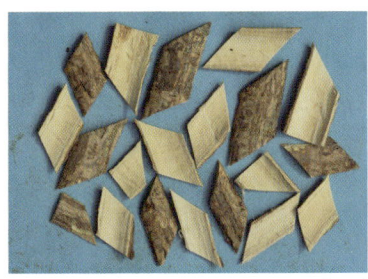

▲ 개오동 나무껍질(약재)

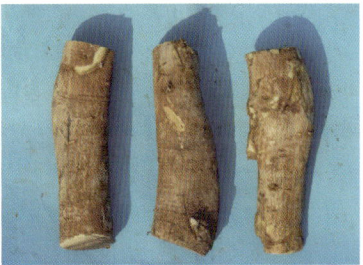

▲ 개오동 뿌리(약재 전형)

각 부위별 생김새

생태적 특성 전국적으로 자생하거나 농가에서 재배하는 낙엽활엽교목으로 높이는 10m 전후로 자라며 어린 가지는 매끈매끈하고 광택이 나며 자색을 띤다. 잎은 마주나거나 3개씩 돌려나며 넓은 난형에 대개 3~5갈래로 갈라진다. 그 갈라진 열편(裂片)은 끝이 뾰족하며 잎의 밑부분은 심장형이고 가장자리는 밋밋하다. 꽃은 원뿔꽃차례로 가지 끝에 달리며 6월에 자색 반점이 있는 황백색으로 피고 5개의 수술과 1개의 암술이 있다. 열매의 삭과는 긴 원추형으로 10월에 익으면 암갈색이 된다.

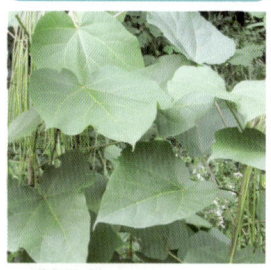
▲ 개오동 잎

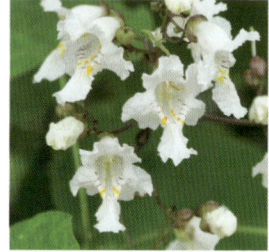
▲ 개오동 꽃

약초 성분 뿌리껍질에는 이소페룰산(isoferulic acid), 시토스테롤(sitosterol), 나무껍질은 파라-쿠마린산(p-coumaric acid), 페룰산(ferulic acid), 재목에는 카탈파락톤(catal-palactone)이 함유되어 있다. 열매에는 카탈포사이드(catalposide), 파라-하이드록시벤조인산(p-hydroxybenzoic acid),

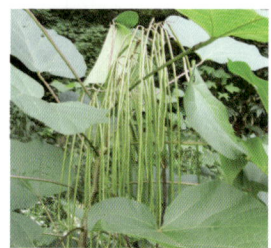
▲ 개오동 열매

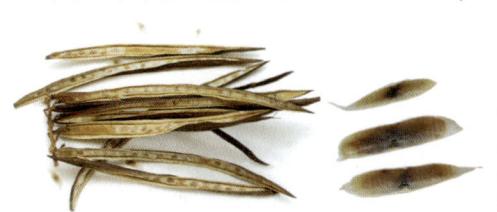
▲ 개오동 열매와 씨

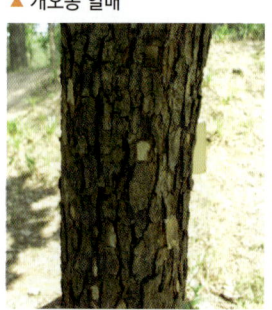
▲ 개오동 나무껍질

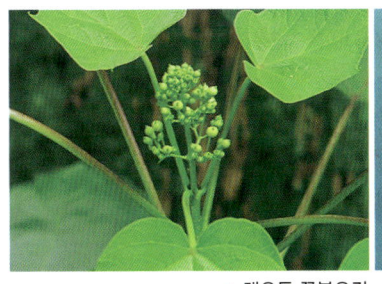
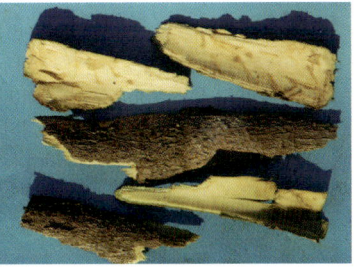

▲ 개오동 꽃봉오리 　　　　　▲ 개오동 나무껍질(채취품)

열매의 씨에는 베타-시토스테롤(β-sitosterol) 등이 함유되어 있으며, 잎에는 파라-쿠마린산(ρ-coumaric acid), 파라-하이드록시벤조인산(ρ-hydroxybenzoic acid)이 함유되어 있다.

개오동 약효　뿌리껍질과 나무껍질을 약용하는데 생약명은 재백피라 하며 맛이 쓰고 약성은 차며 청열, 해독, 살충에 효능이 있고 황달, 매스꺼움, 피부 가려움증을 치료한다. 예로부터 민간에서는 뿌리껍질과 나무껍질을 항암 치료제로 사용했다고도 한다. 열매의 생약명은 재실(梓實)이라고 하여 이뇨, 종기, 만성 신염 부종, 단백뇨 등을 치료하고 항산화작용을 하며 씨도 이뇨제로 사용한다. 잎의 생약명은 재엽(梓葉)이라고 하여 세균의 억제작용, 피부 가려움증을 치료한다.

약용법　나무껍질과 뿌리껍질 1일량 15~30g에 물 900mL를 붓고 반량으로 달여서 매 식후에 복용한다. 외용할 때는 분말을 만들어 고루 바르거나 달인 액으로 씻는다. 열매, 잎은 나무껍질, 뿌리껍질과 동일한 용법으로 사용한다.

개오동의 기능성 및 효능에 관한 특허 자료

▶ 개오동 열매로부터 분리한 신규 천연 항산화물질 및 그의 분리 방법

본 발명은 개오동 열매로부터 분리된 신규 항산화물질 및 그의 분리 방법에 관한 것이다. 보다 상세하게는 개오동 열매로부터 $C_{20}H_{20}O_6$의 구조를 갖는 7-올레피닐-3,4'-디하이드록시-3',5-디메톡시플라반으로 명명한 신규 활성물질을 발견하였다. 본 발명의 7-올레피닐-3,4'-디하이드록시-3',5-디메톡시플라반은 항산화 효력을 갖는 새로운 천연 항산화제로 이용될 수 있을 뿐 아니라 다양한 활성물질의 선도물질로 이용 가능성이 있는 등 광범위한 용도를 제공하게 될 것이다.

– 공개번호 : 10-2004-0087818, 출원인 : 박근형

▶ 개오동 추출물을 함유하는 숙취 예방 또는 해소용 조성물

개오동 추출물을 유효성분으로 포함하는 알코올성 숙취 예방 또는 숙취 해소용 약학 조성물; 개오동 추출물을 포함하는 숙취 해소용 식품 조성물 및 알코올 대사 활성화작용이 우수한 개오동의 추출물 및 분획물의 제조 방법이 제공된다.

– 공개번호 : 10-2015-0027930, 출원인 : 한국과학기술연구원

【혼동하기 쉬운 나무 비교】

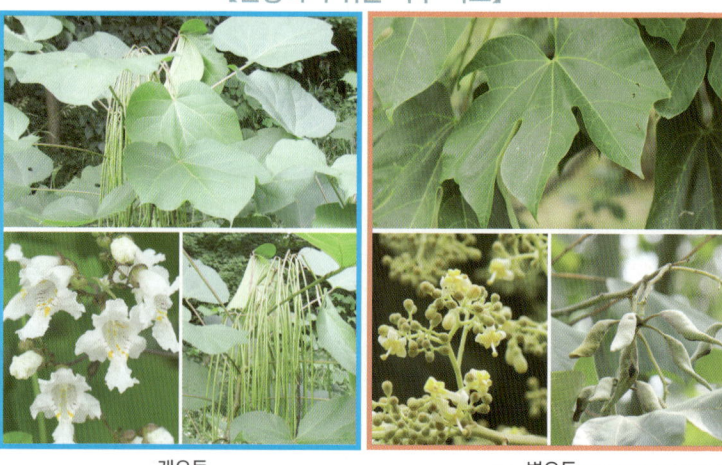

개오동　　　　　　　　　　　벽오동

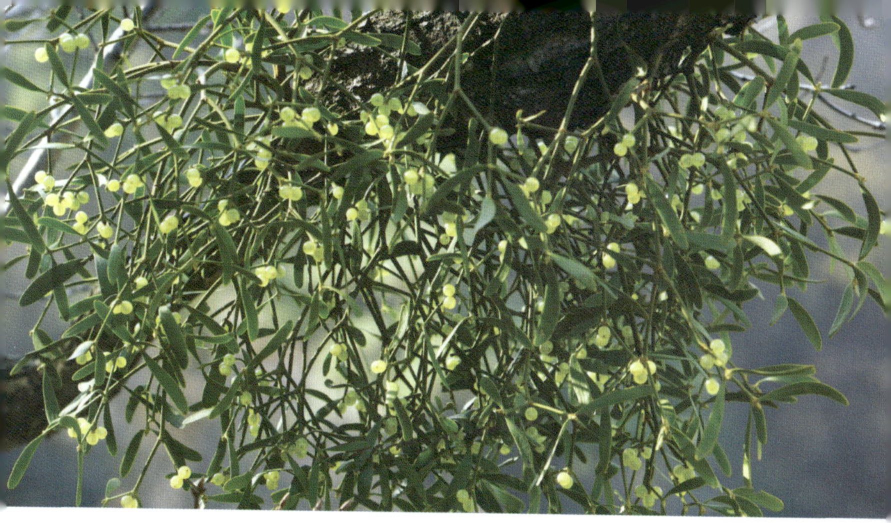

암, 고혈압, 염증, 신경통을 치료하는

겨우살이

- **학명** | *Viscum album* var. *coloratum* (Kom.) Ohwi
- **과명** | 겨우살이과(Loranthaceae)
- **생약명** | 상기생(桑寄生), 곡기생(槲寄生)
- **이명** | 겨우사리, 붉은열매겨우사리, 동청(凍靑), 기생초(寄生草)
- **사용부위** | 가지와 잎

- **채취 시기** | 봄~겨울
- **맛과 약성** | 맛이 달고 쓰며 약성은 평범하다.
- **적용병증** | 고혈압, 항균, 항바이러스, 항염, 종기, 어혈, 심장 질환, 진통, 신경통, 항암
- **용법** | 내복, 외용

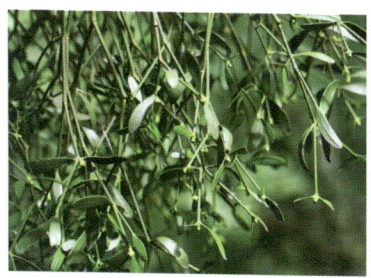

▲ 겨우살이 가지와 잎

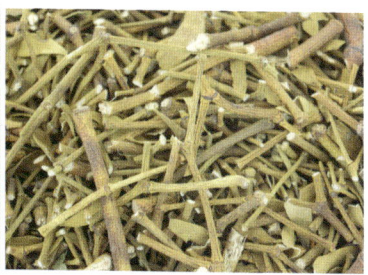

▲ 겨우살이 가지와 잎(약재)

각 부위별 생김새

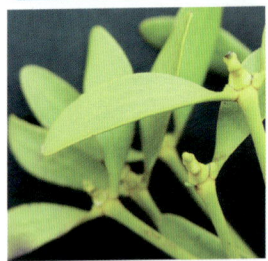
▲ 겨우살이 잎

생태적 특성 중·남부 지방의 높은 산에서 자라는 상록활엽관목으로 높이가 40~60cm 정도이며 참나무, 팽나무, 물오리나무, 밤나무, 자작나무와 같은 큰 나무에 기생하여 둥지같이 둥글게 자란다. 가지는 황록색에 2~3갈래로 갈라지는데, 그 부분이 커져서 마디가 생긴다. 잎은 마주나고 가지 끝에서 나오며 두껍고 다육질에 황록색 윤채가 난다. 꽃은 4월에 미황색으로 가지 끝 두 잎 사이에서 핀다. 꽃자루는 없으며 수꽃은 3~5개, 암꽃은 1~3개이다. 열매는 장과로 둥글고 미황색 또는 등황색으로 10~12월에 익는다.

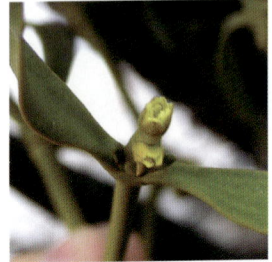
▲ 겨우살이 꽃

약초 성분 가지와 잎에는 플라보노이드(flavonoid) 화합물의 아비쿨라린(avicularin), 퀘르세틴(quercetin), 퀘르시트린(quercitrin), 올레아놀릭산(oleanolic acid), 알파-아미린(α-amyrin), 메소-이노시톨(meso-inositol), 플라보노이드(flavonoid), 루페올(lupeol), 베타-시토스테롤(β-sitosterol), 아그리콘(agricon) 등이 함유되어 있다.

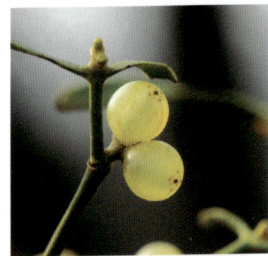
▲ 겨우살이 열매

겨우살이 약효 가지와 잎을 약용하는데 생약명은 상기생(桑寄生)이라 하며 맛이 달고 쓰며 약성은 평범하다. 고혈압

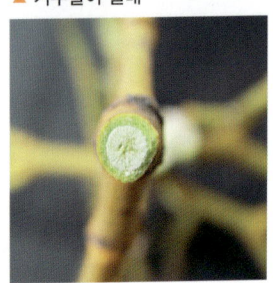
▲ 겨우살이 줄기 단면

과 동맥 경화, 암을 치료하는 데 사용하고 그 외 종기, 어혈, 심장 질환, 노화 방지, 항산화 활성, 항비만, 지방간, 타박상 등에도 효과적이며 신경통, 부인병, 진통, 치통 등을 치료한다.

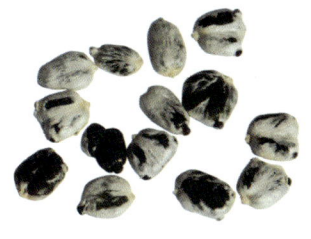
▲ 겨우살이 씨

약용법 가지와 잎 1일량 40~50g에 물 900mL를 붓고 반량으로 달여서 매 식후에 복용한다. 외용할 때는 가지와 잎을 짓찧어서 환부에 도포한다.

겨우살이의 기능성 및 효능에 관한 특허 자료

▶ **항노화 활성을 갖는 겨우살이 추출물**
본 발명은 항노화 활성을 갖는 겨우살이 추출물에 관한 것으로, 본 발명에 따른 겨우살이 추출물 또는 이를 함유하는 기능성식품 또는 약제학적 조성물은 생명을 연장시키는 효과가 있으며 전반적인 건강을 향상시키는 효과를 나타내는 바 기능성 식품 또는 의약 분야에서 매우 유용한 발명이다.
- 공개번호 : 10-2010-0102471, 출원인 : (주)미슬바이오텍

▶ **항산화 활성을 이용한 겨우살이 기능성 음료 및 그 제조 방법**
본 발명은 겨우살이 추출물의 항산화성분을 주성분으로 하고 당귀 추출물, 황기 추출물, 감초 추출물, 대추 추출물, 벌꿀, 올리고당, 구연산, 비타민 C를 첨가하여 항산화 기능성을 갖는 겨우살이 추출물 음료의 제조 방법에 관한 것이다. 따라서 생리활성이 뛰어난 겨우살이의 항산화성분과 다양한 영양소를 함유한 겨우살이 음료의 제조 방법을 제공한다.
- 공개번호 : 10-2011-0021544, 출원인 : 한국식품연구원

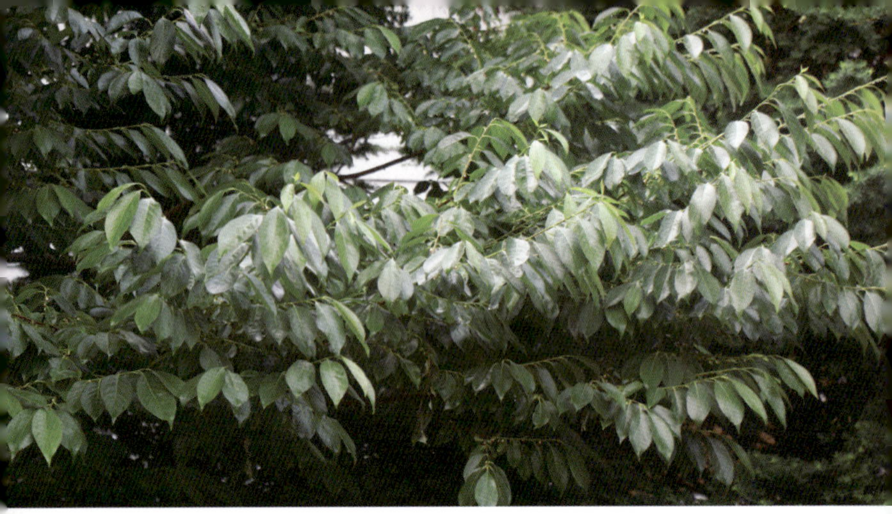

갈증, 습진, 궤양을 치료하는

고욤나무

- **학명** | *Diospyros lotus* L.
- **과명** | 감나뭇과(Ebenaceae)
- **생약명** | 군천자(君遷子)
- **이명** | 고양나무, 민고욤나무, 고용나무, 우내시(牛嬭柿), 야시자(野柿子), 정향시(丁香柿)
- **사용부위** | 열매

- **채취 시기** | 가을(10월)
- **맛과 약성** | 맛이 달고 떫으며 약성은 시원하다.
- **적용병증** | 지갈, 번열, 소갈(消渴), 제담(除痰), 지사, 습진, 수렴, 궤양, 거담
- **용법** | 내복, 외용

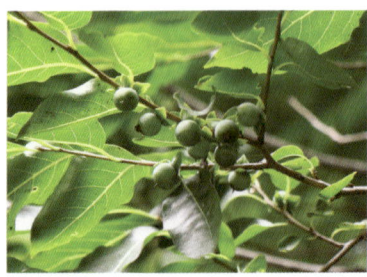
▲ 고욤나무 덜 익은 열매

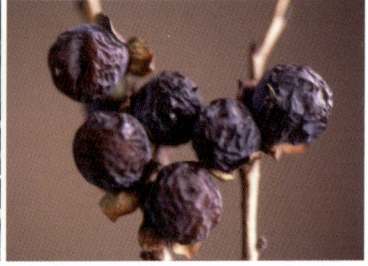
▲ 고욤나무 열매(약재)

생태적 특성　경기도 이남에 분포하는 낙엽 활엽교목으로 높이는 15m 전후이며, 어린 가지에 회색 털이 있으나 자라면서 없어진다. 잎은 타원형 또는 긴 타원형에 어긋나고 가장자리에는 톱니가 없어 밋밋하다. 꽃은 암수딴그루로 6월에 연녹색으로 피고 수꽃은 2~3개씩 잎겨드랑이에 모여 있으며 16개의 수술이 있고, 암꽃은 꽃밥이 없는 8개의 수술과 1개의 암술이 있다. 열매는 둥글고 10월에 황색에서 흑색으로 익는다.

약초 성분　열매에는 타닌(tannin)이 함유되어 있고 뿌리에는 나프토퀴논(naphthoquinone)류의 성분, 즉 7-메틸주구론(7-methyljuglone), 마메가퀴논(mamegakinone), 이소디오스피린(isodiospyrin) 등이 함유되어 있다. 또 트리테르페노이드(triterpenoid)류의 성분, 즉 베툴린(betulinic), 베툴린산(betulinic acid), 베타-시토스테롤(β-sitosterol) 등이 함유되어 있다.

고욤나무 약효　열매를 약용하는데 생약명은 군천자(君櫏子)라 하며 맛은 달고 떫으며 약성은 시원하고 목마를 때 갈증을 면하게 하며 번열(煩熱)을 없애주고 몸

각 부위별 생김새

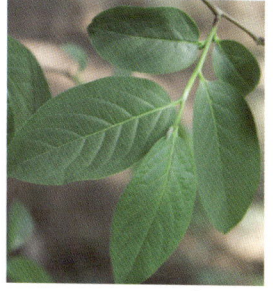
▲ 고욤나무 잎

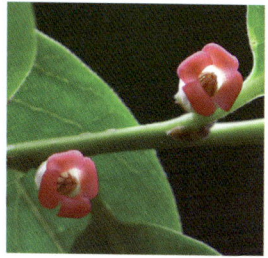
▲ 고욤나무 꽃

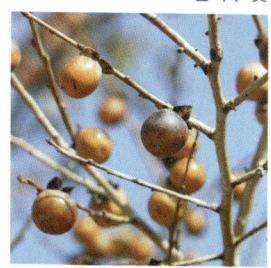
▲ 고욤나무 익은 열매

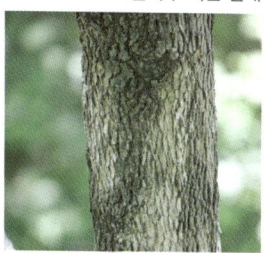
▲ 고욤나무 나무껍질

을 윤택하게 한다. 또한 수렴작용이 있으며 지사, 습진, 궤양, 가래 등의 치료에 사용한다.

약용법

열매 1일량 50~80g에 물 900mL를 붓고 반량으로 달여서 매 식후에 복용한다. 외용할 때는 군천자를 짓찧어서 환부에 도포한다.

주의 : 열매를 과식하면 지병이 생기기 쉽고 냉기를 돋우어 해수(咳嗽)를 발생시키므로 주의하여 사용한다.

고욤나무의 기능성 및 효능에 관한 특허 자료

▶ **고욤나무 추출물을 유효성분으로 함유하는 항비만용 조성물**

본 발명은 고욤나무 잎 추출물을 유효성분으로 함유하는 항비만용 조성물에 관한 것으로, 고욤나무 잎 추출물은 체중 증가 억제, 간 손상 억제 및 혈중 지질 함량 증가 억제 효과가 우수하며, 식물로부터 추출된 물질이므로 부작용을 일으키지 않고, 비만 및 체형 개선용 조성물 또는 건강식품으로 유용하게 사용될 수 있다.

- 등록번호 : 10-1464337-0000, 출원인 : (주)아토큐앤에이

▶ **고욤나무 잎 추출물을 유효성분으로 함유하는 피부미백용 화장료 조성물**

본 발명은 고욤나무 잎 추출물을 유효성분으로 함유하는 피부미백용 화장료 조성물 및 고욤나무 잎 열수 추출물의 유효량을 대상의 피부에 처리하여 멜라닌 색소의 침착을 개선하는 방법에 관한 것으로, 본 발명에 따른 고욤나무 잎 추출물은 피부미백 효과가 탁월할 뿐만 아니라, 식물 추출물을 사용하기 때문에 안전하고 고욤나무 잎 부위를 이용하므로 비교적 공급이 용이하여 화장품 산업에 널리 활용될 수 있다.

- 공개번호 : 10-2014-0140715, 출원인 : (주)아토큐앤에이

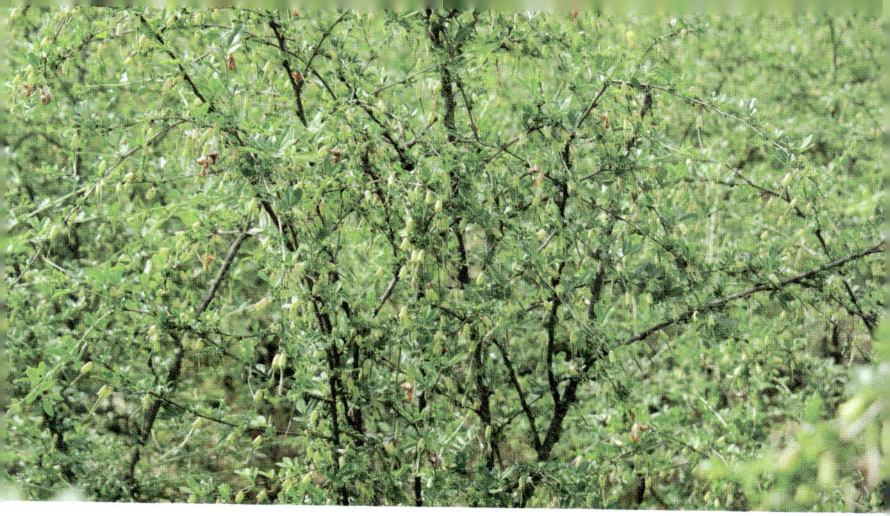

신경통, 관절염, 두통, 염증을 치료하는
골담초

- **학명** | *Caragana sinica* (Buchoz) Rehder
- **과명** | 콩과(Leguminosae)
- **생약명** | 골담근(骨擔根), 금작화(金雀花)
- **이명** | 금계아(金鷄兒), 황작화(黃雀花), 양작화(陽雀花), 금작근(金雀根), 백심피(白心皮)
- **사용부위** | 꽃, 뿌리

- **채취 시기** | 꽃-5월, 뿌리-연중 수시
- **맛과 약성** | 꽃-맛이 달고 약성은 평범하다. 뿌리-맛이 맵고 쓰며 약성은 평범하다.
- **적용병증** | 신경통, 관절염, 고혈압, 타박상, 두통, 항염증, 진통
- **용법** | 내복, 외용

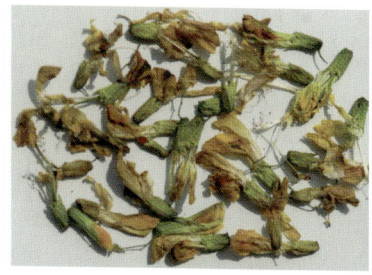
▲ 골담초 꽃(약재 전형)

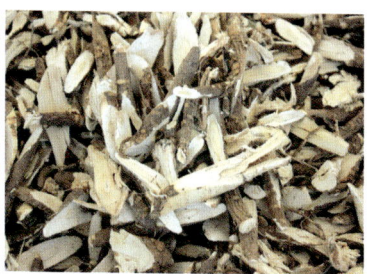
▲ 골담초 뿌리(약재)

각 부위별 생김새

생태적 특성 중·남부 지방의 산지에서 자생하거나 재배하는 낙엽활엽관목으로 높이가 2m 전후이며 줄기는 가지가 많이 갈라지고 사방으로 늘어져 자란다. 잎은 짝수깃꼴겹잎이며 잔잎은 5개로 도란형에 끝은 둥글거나 오목하게 들어가고 돌기가 있는 것도 있다. 꽃은 단성화(單性化)로 5월에 황색으로 피는데 3~4일이 지나면 적황색으로 변한다. 수술은 10개에 암술이 1개로 씨방은 자루가 없고 암술대는 곧게 서 있다. 열매는 협과로 꼬투리 속에 씨가 4~5개씩 들어 있으나 여물지는 못한다.

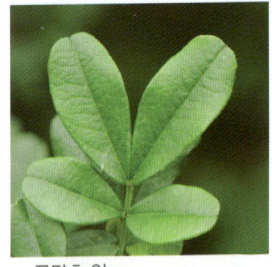
▲ 골담초 잎

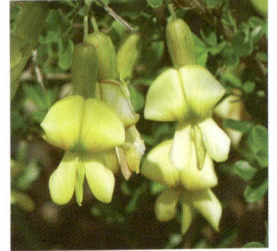
▲ 골담초 꽃

약초 성분 뿌리에는 알칼로이드(alkaloid), 사포닌(saponin), 스티그마스테롤(stigmasterol), 브라시카스테롤(brasicasterol), 캄페스테롤(campesterol), 콜레스테롤(cholesterol), 스테롤(sterol), 배당체, 전분 등이 함유되어 있다.

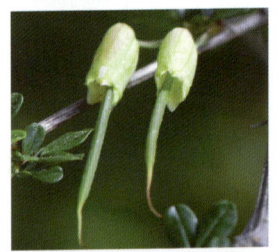
▲ 골담초 꼬투리

골담초 약효 꽃의 생약명은 금작화(金雀花)라 하여 자음(滋陰), 화혈(和血), 건비(健脾), 소염, 타박상, 신경통으로 인한 통증, 저림, 마비 등을 치료한다. 뿌리를 약용하는데 생약명은 골담근(骨膽根)이라

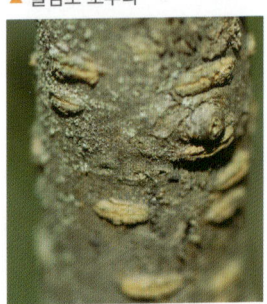
▲ 골담초 나무껍질

하며 청폐, 활혈, 신경통, 관절염, 해수, 고혈압, 두통, 타박상, 급성 유선염, 부인 백대 등을 치료한다. 뿌리와 꽃으로 식혜를 만들어 마시면 신경통, 관절염 치료에 좋다.

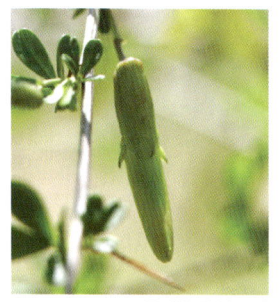
▲ 골담초 꽃봉오리

약용법 꽃 1일량 20~30g에 물 900mL를 붓고 반량으로 달여서 매 식후에 복용한다. 외용할 때는 꽃을 짓찧어서 환부에 도포한다. 뿌리 1일량 50~80g에 물 900mL를 붓고 반량으로 달여서 매 식후에 복용한다. 외용할 때는 뿌리를 짓찧어서 환부에 도포한다.

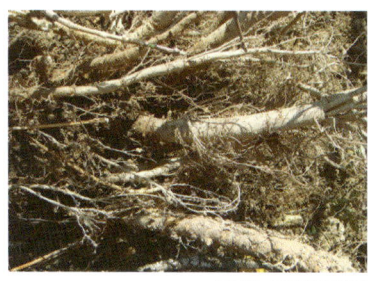
▲ 골담초 뿌리(채취품)

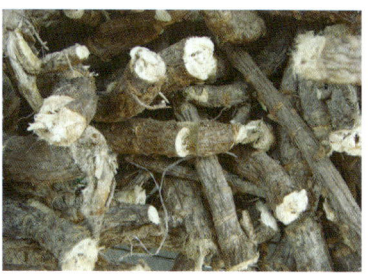
▲ 골담초 뿌리(약재 전형)

골담초의 기능성 및 효능에 관한 특허 자료

▶ **골담초 추출물을 함유하는 자외선으로 인한 피부 손상 방지용 및 주름 개선용 화장료 조성물**

본 발명은 골담초 추출물을 함유하는 자외선으로 인한 피부 손상 방지용 및 주름 개선용 화장료 조성물에 관한 것으로, 본 발명의 골담초 추출물은 자외선으로 인한 피부의 손상을 방지할 수 있고, 본 발명의 골담초 에탄올추출물은 피부 탄력을 개선시킬 수 있다.

- 공개번호 : 10-2014-0006139, 출원인 : (주)래디안

▶ **골담초를 포함하는 천연유래물질을 이용한 통증 치료제 및 화장품의 제조방법 및 그 통증 치료제와 그 화장품**

본 발명에 따른 골담초를 포함하는 천연유래물질을 이용한 통증 치료제 및 화장품의 제조방법은 현미 또는 백미와 누룩과 미생물과 미네랄 농축수가 혼합된 제1용액을 발효하는 단계, 골담초를 포함하는 천연유래물질의 생약원료와 미생물이 혼합된 제2용액을 상기 제1용액에 혼합 후 발효하는 단계, 상기 생약원료를 가열 및 가압하여 열수를 추출하는 단계, 상기 발효된 제1용액 및 제2용액과 상기 추출된 열수를 혼합하여 증류시키는 단계 및 상기 증류된 용액을 여과하는 단계를 포함하는 것을 특징으로 한다. 이에 의하여 부작용이 없고 단기간에 탁월한 통증치료의 효과를 발휘할 수 있으며, 통증 치료제와 함께 화장품의 제조도 가능하다.

- 공개번호 : 10-2014-0118173, 출원인 : (주)파인바이오

▶ **미생물에 의한 골담초 발효 추출물의 제조 방법 및 이를 함유하는 화장료 조성물**

본 발명은 미생물에 의한 골담초 발효 추출물의 제조 방법 및 이를 함유하는 화장료 조성물에 관한 것으로 골담초에 효모 또는 유산균, 곰팡이를 첨가, 배양하여 수득한 골담초 발효 추출물을 유효성분으로 포함하는 것을 특징으로 하는 피부 미백 효능 화장료 조성물은 피부에 자극이 없고 안전하여 피부질환 유발 문제가 없으며, 타이로시나아제의 활성을 억제하여 미백 효과를 나타낼 뿐 아니라, 항산화 효과를 나타내 피부 노화 방지 화장료 조성물로 사용할 수 있다.

- 공개번호 : 10-2011-0108029, 출원인 : (주)래디안

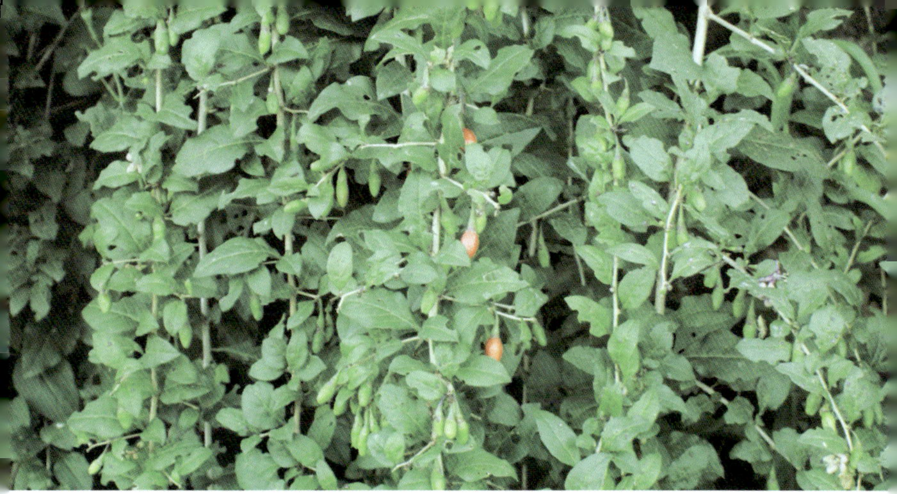

당뇨병, 고혈압, 고지혈증을 치료하는
구기자나무

- **학명** | *Lycium chinense* Mill.
- **과명** | 가짓과(Solanaceae)
- **생약명** | 구기자(拘杞子), 지골피(地骨皮), 구기엽(拘杞葉), 구기근(拘杞根), 구기근피(拘杞根皮), 지선묘(地仙苗), 천정초(天庭草)
- **이명** | 감채자(甘菜子), 구기자(拘杞子), 구기묘(拘杞苗), 감채(甘菜)
- **사용부위** | 열매, 뿌리껍질, 잎

- **채취 시기** | 열매-가을(9~10월), 뿌리껍질-이른 봄, 잎-봄·여름
- **맛과 약성** | 열매-맛이 달고 약성은 평범하며 무독하다. 뿌리껍질-맛이 달고 약성은 차다. 잎-맛이 쓰고 달며 약성은 시원하다.
- **적용병증** | 당뇨병, 고혈압, 해수, 종기, 자양강장, 강정, 소염, 근골 동통, 피부 미용, 고지혈증
- **용법** | 내복, 외용

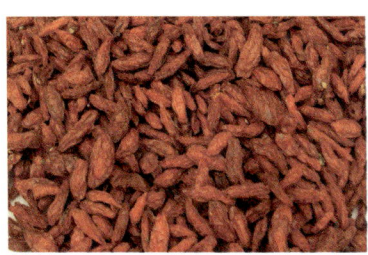

▲ 구기자나무 열매(약재 전형)

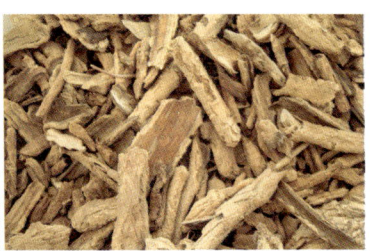

▲ 구기자나무 뿌리(약재)

각 부위별 생김새

생태적 특성

전국의 인가 근처 밭둑이나 들에서 자생하거나 재배하는 낙엽활엽관목으로, 높이는 2m 전후이며 다른 물체에 기대어 자라면 4m 이상 자라기도 한다. 가지가 많이 갈라지고 비스듬하게 뻗어 나가며 밑으로 처지고 가시가 있다. 잎은 어긋나거나 2~4개가 짧은 가지에 모여나며 넓은 난형 또는 난상 피침형에 가장자리는 밋밋하고 잎자루가 1cm 정도이다. 꽃은 1~4개씩 잎겨드랑이에서 6~9월에 피고 꽃부리는 자주색이다. 열매는 장과로 난상 타원형이며 9~10월에 선홍색으로 익는다.

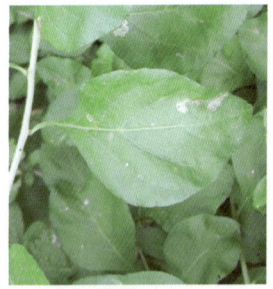
▲ 구기자나무 잎

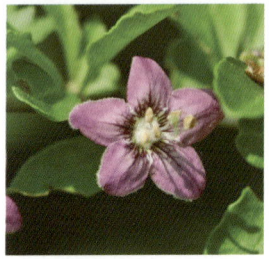
▲ 구기자나무 꽃

약초 성분

열매에는 카로틴(carotene), 리놀레산(linoleic acid), 비타민 B_1·B_2, 비타민 C, 베타-시토스테롤(β-sitosterol) 등이 함유되어 있고, 뿌리껍질에는 계피산 및 다량의 페놀류 물질, 베타인(betaine)이 함유되어 있다. 뿌리에는 비타민 B_1의 합성을 억제하는 물질이 함유되어 있지만 그 억제작용은 시스테인(cystein) 및 비타민 E에 따라서 해제된다. 뿌리껍질에는 베타-시토스테롤, 멜리스산(melissic acid), 리놀레산(linoleic acid) 등도 함유되었다. 잎에는 베타

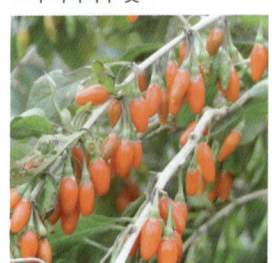
▲ 구기자나무 열매

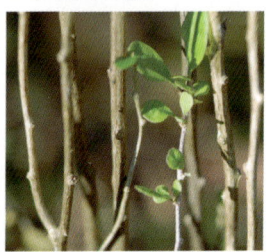
▲ 구기자나무 줄기

인, 루틴(rutin), 비타민 E, 이노신(inosine), 하이포크산틴(hypoxanthine), 시티딜산(cytidylic acid), 우리딜산(uridylic acid), 극히 소량의 석시닌산(succinic acid), 피로글루탐산(pyroglutamic acid), 수산 및 다량의 글루탐산(glutamic acid), 아스파라틴산(asparatic acid), 프로린(proline), 세린(serine), 티로신(tyrosine), 아르기닌(arginine) 등이 함유되어 있다.

구기자나무 약효

열매를 약용하는데 생약명은 구기자(拘杞子)라고 하며 맛은 달고 약성은 평범하며 독성이 없고 정력을 돋우는 효능이 있으며 간장, 신장을 보하여 허로손상을 낫게 한다. 어지럽고 정신이 없으며 눈이 침침할 때 눈을 밝게 하며 음위증과 유정, 관절통, 신경 쇠약, 당뇨병, 기침, 가래 등을 치료한다. 구기자 엑기스는 피부 미용, 고지혈증, 고콜레스테롤증, 기억력 향상 등의 약효가 있는 것으로 밝혀졌다. 뿌리껍질의 생약명은 지골피(地骨皮)라 하여 땀과 습기를 다스리고 열을 내리게 하며 신경통, 타박상, 소염, 해열, 자양강장, 고혈압, 당뇨병, 폐결핵 등의 치료에 효과적이다. 잎의 생약명은 구기엽(拘杞葉)이라 하여 보허, 익정, 청열, 소갈, 거풍, 명목의 효능이 있고 허로발열, 번갈, 충혈, 열독창종 등을 치료한다.

약용법

열매 1일량 20~30g에 물 900mL를 붓고 반량으로 달여서 매 식후에 복용한다. **뿌리껍질** 1일량 20~30g에 물 900mL를 붓고 반량으로 달여서 매 식후에 복용한다. 외용할 때는 **뿌리껍질**을 분말로 만들어 참기름에 섞어 환부에 도포한다.
잎 1일량 20~30g에 물 900mL를 붓고 반량으로 달여서 매 식후에 복용한다.

주의 : 구기자는 버터류와 치즈류 식품과는 상악(相惡)이므로 배합하여 사용하지 않는다.

구기자나무의 기능성 및 효능에 관한 특허 자료

▶ **구기자 추출물을 포함하는 식품 조성물**

본 발명의 구기자 추출물은 천연물에서 유래한 것으로, 부작용이 없으며 고지혈증, 고콜레스테롤증을 현저하게 개선하므로 관련 질환의 치료용 식품성분으로 이용할 수 있다.

– 공개번호 : 10-2007-0112546, 출원인 : 동신대학교 산학협력단

▶ **구기자 추출물을 포함하는 학습 및 기억력 향상 생약조성물**

본 발명은 구기자 추출물을 유효성분으로 함유하는 학습 및 기억력 향상 생약조성물에 관한 것으로, 구체적으로 본 발명의 생약조성물은 구기자를 유기용매로 추출하고 동결건조시켜 제조한 구기자 추출물을 유효성분으로 함유하여 학습능력을 향상시키고 기억력을 증진시키는 효과가 우수하므로 청소년의 학습능력 및 기억능력의 향상, 노년기의 건망증 또는 치매 예방 및 치료제로서 유용하게 사용될 수 있을 뿐 아니라 건강보조식품 및 식품 첨가제로도 응용될 수 있다.

– 공개번호 : 10-2002-0038381, 출원인 : 퓨리메드(주)

【혼동하기 쉬운 나무 비교】

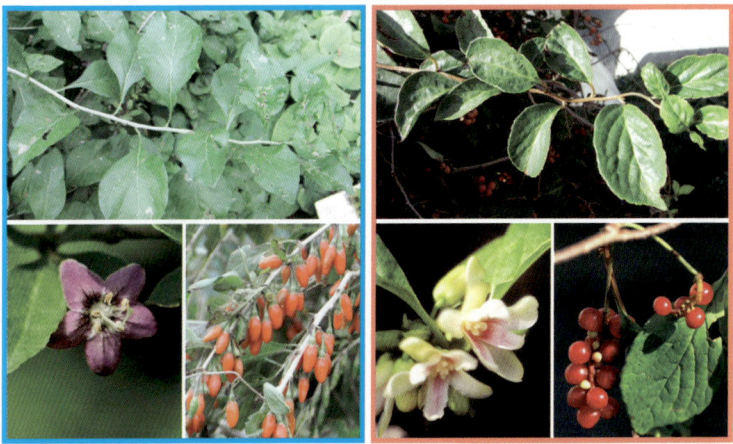

구기자나무   오미자

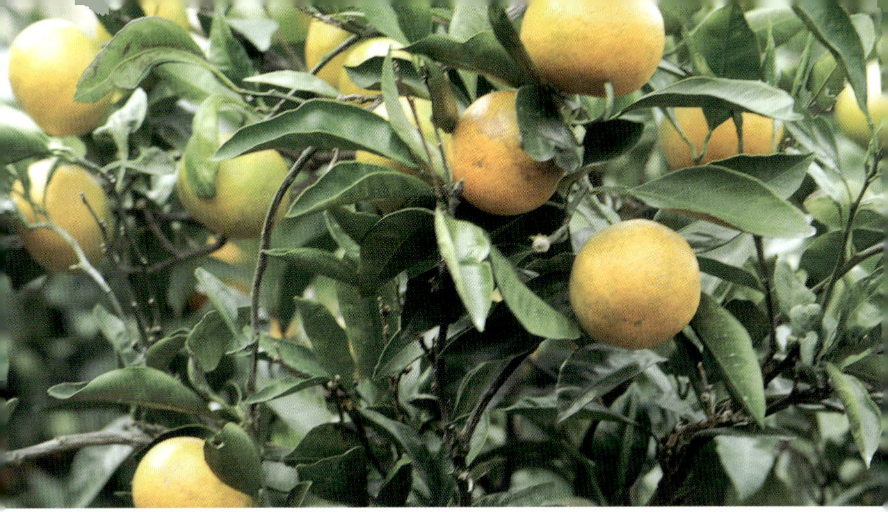

감기 몸살, 위장 질환을 치료하는

귤

- **학명** | *Citrus unshiu* Marcov.
- **과명** | 운향과(Rutaceae)
- **생약명** | 첨등, 청피, 귤피, 귤핵, 귤근, 귤엽, 귤병, 진피
- **이명** | 귤나무, 참귤나무, 밀감나무, 온주밀감(溫州蜜柑)
- **사용부위** | 열매, 덜 익은 열매껍질, 익은 열매껍질, 잎, 씨

- **채취 시기** | 열매·씨·익은 열매껍질-10~11월, 덜 익은 열매껍질-8~9월, 잎-여름
- **맛과 약성** | 열매-맛이 맵고 약간 쓰고 약성은 약간 따뜻하다. 덜 익은 열매껍질-맛이 쓰고 맵고 약성은 약간 따뜻하다. 익은 열매껍질-맛이 맵고 쓰고 약성은 따뜻하다. 잎-맛이 쓰고 맵고 약성은 평범하며 무독하다. 씨-맛이 쓰고 약성은 평범하며 무독하다.
- **적용병증** | 진통, 해열, 항염, 항궤양, 이담작용(利膽作用), 종기, 해수, 위장 질환, 감기 몸살, 피로 해소
- **용법** | 내복

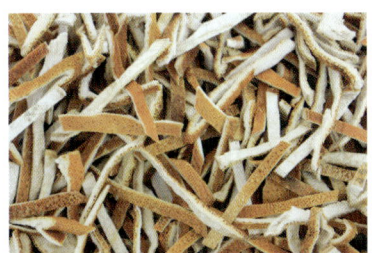

▲ 귤 껍질(약재)

각 부위별 생김새

생태적 특성 남부 지방 및 제주도에서 과수로 재배하는 상록활엽소교목으로 높이가 5m 전후이며 햇가지는 평평하다. 잎은 피침형 또는 넓은 피침형에 어긋나고 밑쪽은 좁으며 끝은 날카롭고 가장자리가 밋밋하거나 물결 모양의 잔톱니가 있다. 꽃은 6월에 백색으로 피고 향기가 나며 꽃받침 조각과 꽃잎은 각각 5개이고 20개 정도의 수술과 1개의 암술이 있다. 열매는 편구형이고 10월에 등황색 또는 황적색으로 익는다.

약초 성분 열매 및 열매껍질 중에는 헤스페리딘(hesperidin)이 다량 함유되고 과즙에는 사과산, 구연산, 글루코오스(glucose), 프루크로스(frucrose), 사세바로스(sasevarose), 비타민 C, 크립토잔틴(cryptoxanthin), 비타민 B_1 등이 함유되어 있다. 덜 익은 열매껍질에는 정유와 플라보노이드(flavonoid) 배당체가 함유되어 있다. 익은 열매껍질에는 정유와 다종의 플라보노이드(flavonoid)와 비타민 C, 비타민 B_1이 함유되어 있다. 잎에는 비타민 C, d-글루코오스(d-glucose), 과당, 서당, 전분, 셀룰로오스, 정유, 다종의 탄수화물이 함유되어 있

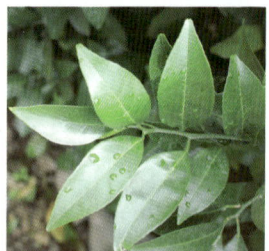
▲ 귤 잎

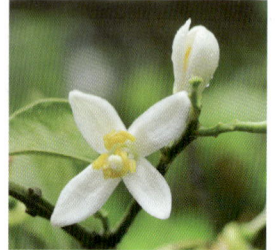
▲ 귤 꽃

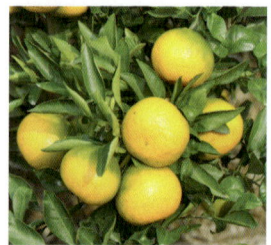
▲ 귤 익은 열매

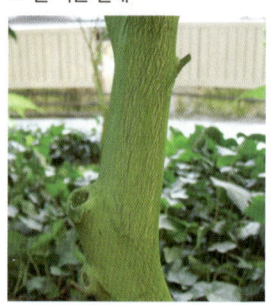
▲ 귤 나무껍질

다. 씨 속에는 지방유와 단백질이 함유되어 있고 그 속에 리모닌(limonin)과 노미린(nomilin)이 들어 있다.

귤 약효 익은 열매를 약용하는데 생약명은 첨등(甛橙)이라고 하며 맛이 약간 쓰고 매우며 약성이 약간 따뜻하여 피로 해소, 진통, 종기, 약한발열에 치료 효과가 있다. 덜 익은 열매껍질은 생약명을 청피(青皮)라고 하여 소담, 위통, 유종, 식적, 위암 등을 치료한다. 익은 열매 껍질은 생약명을 귤피(橘皮) 또는 진피(陳皮)라 하여 감기 몸살, 위염, 식욕 부진, 구토, 진해 거담, 고기 중독을 치료하고 또 항염증, 항궤양, 이담작용을 한다. 잎의 생약명은 귤엽(橘葉)이라고 하여 화담소종(化痰消腫), 가슴통(脇痛), 유선염(乳腺炎), 해수(咳嗽) 등을 치료한다. 씨의 생약명은 귤핵(橘核)이라고 하여 진통, 헤르니아, 급성 유선염, 요통을 치료한다. 귤을 꿀이나 설탕에 절인 것의 생약명은 귤병(橘餅)이라고 하여 화담, 진해, 식체, 설사, 황달 등을 치료한다.

약용법 익은 열매 1일량 50~100g에 물 900mL를 붓고 반량으로 달여서 매 식후에 복용하거나 생것을 그대로 먹는다. 익은 열매껍질, 덜 익은 열매껍질, 씨 등 1일량 20~30g에 물 900mL를 붓고 반량으로 달여서 매 식후에 복용한다. 잎 1일량 30~50g에 물 900mL를 붓고 반량으로 달여서 매 식후에 복용한다.

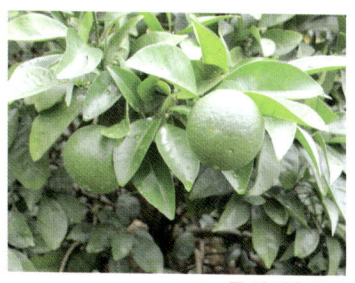
▲ 귤 덜 익은 열매

귤의 기능성 및 효능에 관한 특허 자료

▶ **귤나무속 열매 발효물을 유효성분으로 포함하는 항바이러스용 조성물**

본 발명은 귤나무속(genus citrus) 열매 발효물을 유효성분으로 포함하는 항바이러스 조성물에 관한 것으로, 구체적으로 본 발명의 귤나무속 열매 분쇄물 및 발효물은 인체 독성이 없고, 다양한 형태의 인플루엔자 바이러스(influenza virus), 로타바이러스(rotavirus) 및 코로나 바이러스(corona virus)에 대한 증식 저해효과가 있으므로 항바이러스능을 갖는 약학적 조성물 또는 상기 목적의 건강식품 및 사료첨가제로 유용하게 사용될 수 있다.

— 공개번호 : 10-2014-0106198,
출원인 : 한국생명공학연구원2024 · (주)휴럼 · 인하대학교 산학협력단

▶ **귤껍질 분말 또는 이의 추출물을 함유하는 위장 질환 예방및 치료용 조성물**

본 발명은 귤껍질 분말 또는 이의 추출물을 유효성분으로 함유하는 조성물에 관한 것으로, 상세하게는 귤껍질 분말 또는 이의 추출물은 위장의 궤양 저해 효과를 나타내므로 위장 질환 예방 및 치료용 약학조성물 및 건강기능식품으로 이용될 수 있다.

— 공개번호 : 10-2008-0094982, 출원인 : 강릉원주대학교 산학협력단

【혼동하기 쉬운 나무 비교】

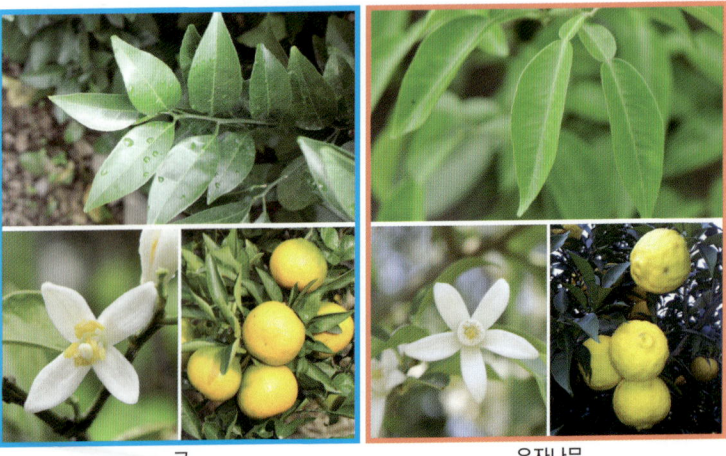

귤   유자나무

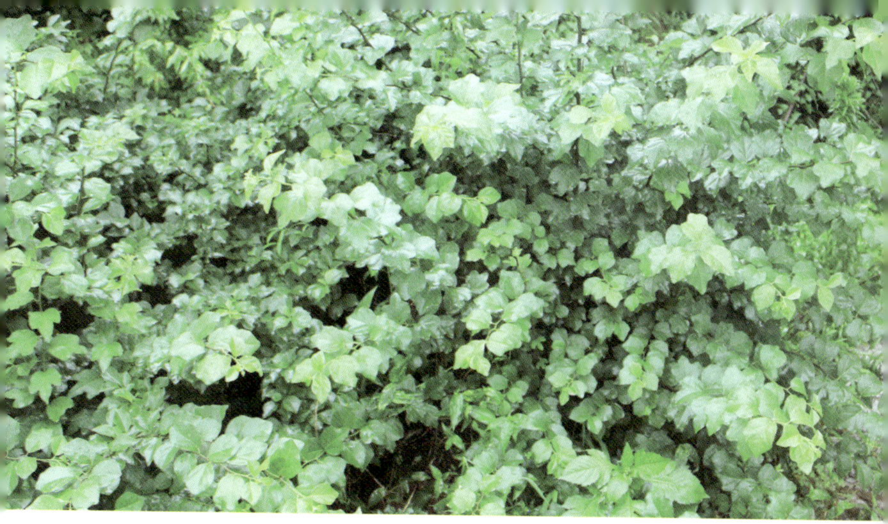

암, 아토피, 요통, 습진을 치료하는
꾸지뽕나무

- **학명** | *Cudrania tricuspidata* (Carr.) Bureau ex Lavallee
- **과명** | 뽕나뭇과(Moraceae)
- **생약명** | 자목백피(柘木白皮)
- **이명** | 구지뽕나무, 굿가시나무, 활뽕나무, 자수(柘樹)
- **사용부위** | 목질부, 나무껍질과 뿌리껍질, 잎, 열매
- **채취 시기** | 목질부 · 나무껍질 · 뿌리껍질 – 연중 수시, 잎 – 봄 · 여름, 열매 – 9월
- **맛과 약성** | 목질부 – 맛이 달고 약성은 따뜻하며 무독하다. 뿌리껍질 · 나무껍질 – 맛이 쓰고 약성은 평범하다. 잎 – 약간 달고 약성은 시원하다. 열매 – 맛이 달고 쓰며 약성은 평범하다.
- **적용병증** | 학질, 요통, 유정, 타박상, 소염, 진통, 염좌, 습진, 항암, 혈관 강화, 신경 세포 보호, 피부 질환, 아토피
- **용법** | 내복, 외용

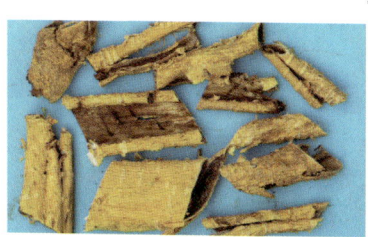
▲ 꾸지뽕나무 뿌리껍질(약재)

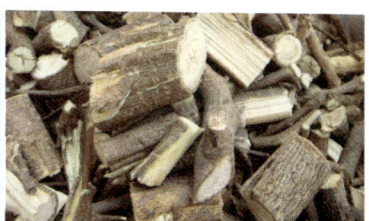
▲ 꾸지뽕나무 목질부(약재)

각 부위별 생김새

생태적 특성 전국의 산야에 자생하거나 재배하는 낙엽활엽소교목 또는 관목이다. 가지는 검은 녹갈색으로 많이 갈라지고 광택이 있으며 딱딱하고 억센 가시가 있으며, 뿌리는 황색이다. 잎은 난형 또는 도란형에 어긋나며 혁질에 가깝고 밑부분은 원형으로 끝은 뭉툭하거나 날카롭다. 잎의 가장자리는 밋밋하거나 2~3개로 갈라지기도 한다. 잎의 표면은 암녹색에 잔털이 있고 뒷면에는 융털이 있다. 꽃은 암수딴그루로 단성화에 두화이며 5~6월에 황색으로 피고 열매는 둥글고 9~10월에 홍색에서 흑색으로 익는다.

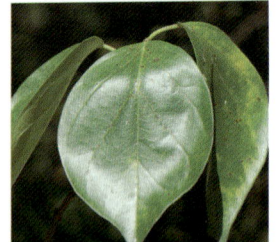
▲ 꾸지뽕나무 잎

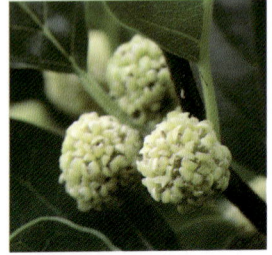
▲ 꾸지뽕나무 꽃

약초 성분 꾸지뽕나무에는 모린(morin), 루틴(rutin), 캠페롤-7-글루코사이드(kaempherol-7-glucoside), 즉 포풀닌(populnin), 스타키드린(stachydrine) 및 프롤린(proline), 글루탐산(glutamic acid), 아르기닌(arginine), 아스파라긴산(asparaginic acid)이 함유되어 있다.

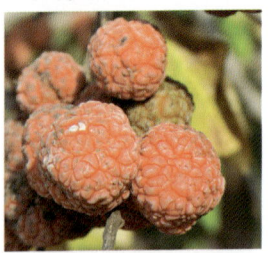
▲ 꾸지뽕나무 열매

꾸지뽕나무 약효 목질부를 약용하는데 생약명은 자목(柘木)이라고 한다. 맛이 달고 약성은 따뜻하며 독성이 없어서 안심하고 사용할 수 있는 생약으로, 부인의 붕중

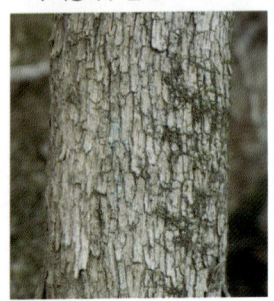
▲ 꾸지뽕나무 나무껍질

(崩中), 혈결(血結), 학질(瘧疾)을 치료한다. 외용할 때는 달인 물로 씻는다. 나무껍질과 뿌리껍질의 생약명은 자목백피(柘木白皮)라고 하여 요통, 유정(遺精), 객혈, 혈관 강화, 구혈(嘔血), 타박상을 치료하며 피부 질환 및 아토피 치료에도 효과적이다. 근래에는 항암작용을 하는 것으로 밝혀졌다. 나무줄기와 잎의 생약명은 자수경엽(柘樹莖葉)이라 하여 소염, 진통, 거풍, 활혈의 효능이 있고 습진, 유행성 이하선염, 폐결핵, 만성 요통, 종기, 급성 관절의 염좌 등을 치료한다. 특히 잎의 추출물은 췌장암의 예방과 치료에 더 효과적이다. 열매의 생약명은 자수과실(柘樹果實)이라 하여 청열, 진통, 양혈(凉血), 타박상을 치료한다.

약용법 목질부와 나무껍질과 뿌리껍질 1일량 100~150g에 물 900mL를 붓고 반량으로 달여서 매 식후에 복용한다. 외용할 때는 나무껍질이나 뿌리껍질을 짓찧어서 환부에 도포하고 달인 액으로 환부를 씻는다. 나무줄기와 잎 1일량 30~50g에 물 900mL를 붓고 반량으로 달여서 매 식후에 복용한다. 외용할 때는 잎을 짓찧어서 환부에 도포한다. 열매 1일량 30~50g에 물 900mL를 붓고 반량으로 달여서 매 식후에 복용한다. 외용할 때는 잘 익은 열매를 짓찧어서 환부에 붙인다.

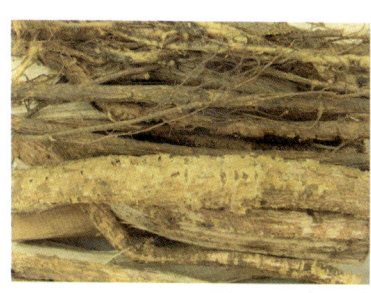
▲ 꾸지뽕나무 뿌리(채취품)

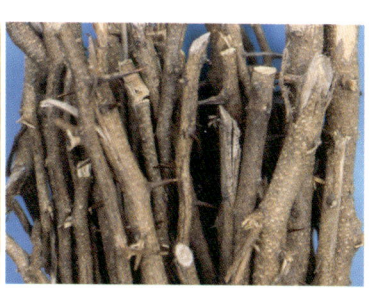
▲ 꾸지뽕나무 가지(채취품)

꾸지뽕나무의 기능성 및 효능에 관한 특허 자료

▶ **꾸지뽕나무 잎 추출물을 포함하는 신경세포 손상의 예방 또는 치료용 조성물**

본 발명은 꾸지뽕나무 잎의 메탄올 추출물 또는 에탄올 추출물을 포함하는 신경세포 손상의 예방, 개선 또는 치료용 조성물에 관한 것이다. 또한 본 발명의 조성물은 척수 손상, 말초신경 손상, 퇴행성 뇌 질환, 뇌졸중, 치매, 알츠하이머병, 파킨슨병, 헌팅턴병, 픽(Pick)병 또는 크로이츠펠트 야콥병 등의 예방, 개선 또는 치료를 위하여 사용될 수 있다.

- 공개번호 : 10-2013-0016679, 출원인 : 한창석

▶ **꾸지뽕나무 줄기 추출물을 함유하는 아토피질환 치료용 조성물**

본 발명은 꾸지뽕나무 추출물을 유효성분으로 함유하는 조성물에 관한 것으로, 보다 구체적으로는 꾸지뽕나무 줄기 추출물을 함유하는 아토피 유사 피부질환 예방 및 치료용 약학조성물 또는 건강기능성식품에 관한 것이다.

- 공개번호 : 10-2013-0019352, 출원인 : 한양대학교 산학협력단

▶ **꾸지뽕나무 잎 추출물을 포함하는 췌장암의 예방 및 치료용 조성물**

본 발명은 꾸지뽕나무 잎의 에탄올 추출물을 포함하는 췌장암의 예방 또는 치료용 약학조성물에 관한 것이다. 또한 본 발명은 꾸지뽕나무 잎의 에탄올 추출물을 포함하는 췌장암의 예방 또는 개선용 식품조성물에 관한 것이다.

- 공개번호 : 10-2013-0016678, 출원인 : 한창석

【혼동하기 쉬운 나무 비교】

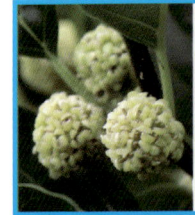 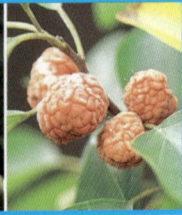

꾸지뽕나무

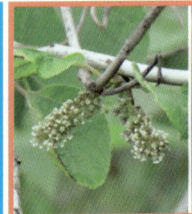 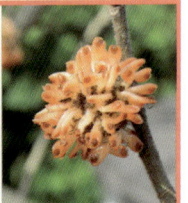

꾸지나무

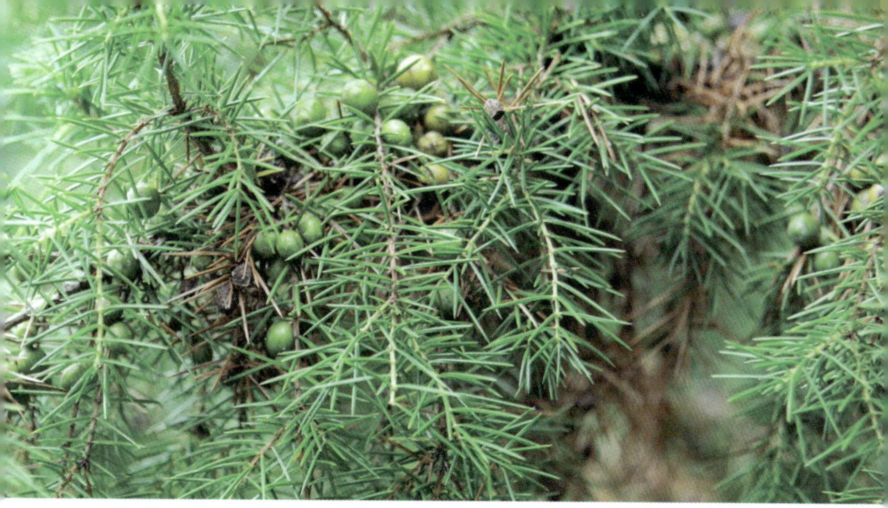

통풍, 수종, 관절염을 치료하는
노간주나무

- **학명** | *Juniperus rigida* Siebold & Zucc. = [*Juniperus utilis* Kdidz.]
- **과명** | 측백나뭇과(Cupressaceae)
- **생약명** | 두송실(杜松實), 두송자(杜松子)
- **이명** | 노가주나무, 노가지나무, 코뚜레나무, 노간주향, 노가자(老柯子)
- **사용부위** | 열매

- **채취 시기** | 10~12월
- **맛과 약성** | 맛이 쓰고 달며 약성은 따뜻하다.
- **적용병증** | 거풍, 제습, 이뇨, 통풍, 수종, 항균
- **용법** | 내복, 외용

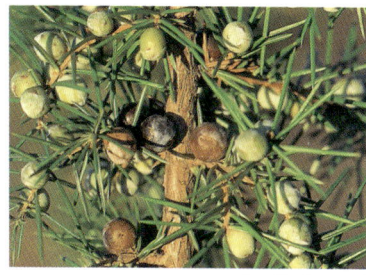
▲ 노간주나무 열매

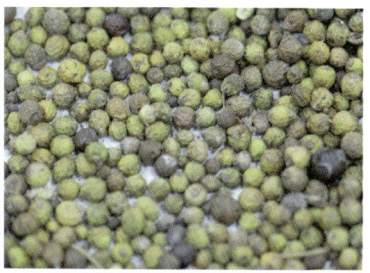
▲ 노간주나무 열매(약재 전형)

생태적 특성 전국적으로 분포하며 주로 산비탈의 양지바른 건조한 곳에서 자라는 상록침엽소교목이다. 높이는 8m 정도이고 지름이 약 20cm로 줄기는 곧게 위쪽으로 뻗으며 나무껍질은 갈색으로 세로로 얕게 갈라진다. 잎은 침엽상으로 3개씩 돌려나며 끝이 뾰족하고 표면에 깊은 홈과 흰 기공띠가 있으며 단단하다. 꽃은 잎겨드랑이에서 나오고 수꽃은 난형에 쌍으로 된 많은 수술로 이루어져 있으며 5월에 개화하는 황색을 띤 암꽃은 둥글고 9개의 실편에 각각 3~4개의 밑씨가 있다. 열매는 구과로 둥글고 자갈색이며 표면에 밀가루 같은 백분이 덮여 있으며 이듬해 10~12월경 익는다.

약초 성분 열매에는 정유가 함유되어 있는데, 그 속에는 알파-피넨(α-pinene), 미르센(myrcene), 리모넨(limonene), ρ-시멘(ρ-cymene), 베타-에레멘(β-elemene), 카리오필렌(caryophyllene), 휴무렌(humulene), g-카디넨(g-cadinene), 테르피넨-4-올(terpinen-4-ol), 보르네올(borneol), 시트로넬롤(citronellol), 아네톨(anethole) 등이 들어 있다.

각 부위별 생김새

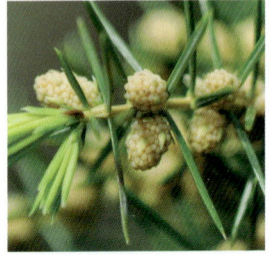

▲ 노간주나무 새순과 잎차례

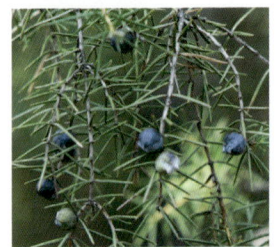

▲ 노간주나무 꽃

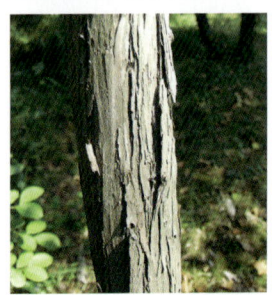

▲ 노간주나무 열매와 잎

▲ 노간주나무 나무껍질

노간주나무 약효 열매를 약용하는데 생약명은 두송실(杜松實)이라고 하며, 맛이 쓰고 달고 약성은 따뜻하며 특이한 방향성이 있다. 두송실은 세균에 대한 항균작용을 하고 거풍(祛風), 제습(除濕), 이뇨, 통풍, 수종(水腫) 등을 치료하며 신경통이나 류머티즘에 따른 관절염, 통풍을 치료한다.

약용법 열매 1일량 10~20g에 물 900mL를 붓고 반량으로 달여서 매 식후에 복용한다. 외용할 때는 짓찧어서 환부에 도포한다.

노간주나무의 기능성 및 효능에 관한 특허 자료

▶ **노간주나무 또는 노간주나무 열매 추출물을 유효성분으로 포함하는 화장료 조성물**
본 발명은 노간주나무 s또는 노간주나무 열매 추출물을 포함하는 화장료 조성물에 대한 것으로, 종래보다 우수한 효과를 가지는 항노화용, 미백용 및/또는 주름개선용 화장료 조성물을 제공하기 위한 것이다. 노간주나무 또는 노간주나무 열매의 전자공여능, SOD(Superoxide radical dismutase) 유사활성능, 잔틴산화효소(xanthine oxidase) 저해활성, 티로시나아제(tyrosinase) 저해활성 측정, 엘라스타제(elastase) 저해활성, 콜라게나아제(collagenase) 저해활성 측정을 통하여 노간주 추출물의 화장품으로서의 우수한 약리활성을 확인하였으며, 이에 따라 노간주나무 또는 노간주나무 열매 추출물을 포함하는 조성물은 종래보다 우수한 효과를 가지는 항노화용, 미백용 및/또는 주름개선용 화장료 조성물로 이용 가능하다.

- 공개번호 : 10-2014-0130843, 출원인 : 호서대학교 산학협력단

▶ **노간주나무의 향취를 재현한 향료 조성물**
본 발명은 노간주나무의 향취를 재현한 향료 조성물 및 상기 향료 조성물을 포함하는 피부 외용제 조성물에 관한 것이다. 본 발명에 따른 향료 조성물은 노간주나무의 효능을 활용한 관련 향장제품(향수, 화장품, 바디로션 등)에 적용할 수 있다.

- 공개번호 : 10-2015-0031897, 출원인 : (주)제이에스향료

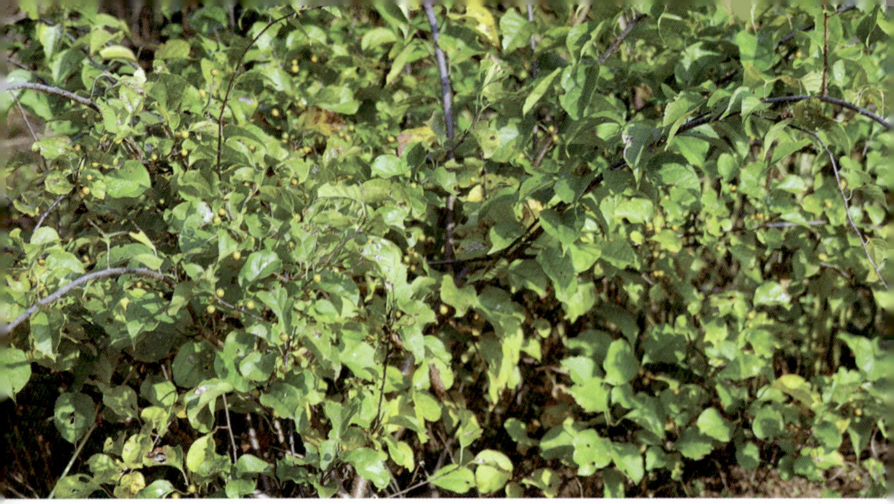

근골 동통, 장티푸스, 복통을 치료하는

노박덩굴

- **학명** | *Celastrus orbiculatus* Thunb.
- **과명** | 노박덩굴과(Celastraceae)
- **생약명** | 남사등(南蛇藤)
- **이명** | 놉방구덩굴, 노파위나무, 노랑꽃나무, 노박따위나무, 노방패너울, 노팡개나무, 노팡개더울, 금홍수(金紅樹), 지남사(地南蛇)
- **사용부위** | 덩굴줄기, 뿌리, 잎

- **채취 시기** | 덩굴줄기-가을~겨울, 뿌리-8~10월, 잎-여름
- **맛과 약성** | 맛이 조금 맵고 약성은 따뜻하며 무독하다.
- **적용병증** | 거풍습, 근골 동통, 사지마비, 소아경기(小兒驚氣), 콜레라, 장티푸스, 이질, 치통, 구토, 항균, 복통, 종독, 독사교상(毒蛇咬傷)
- **용법** | 내복, 외용

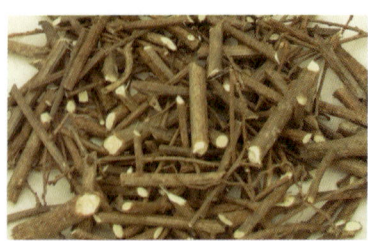
▲ 노박덩굴 줄기(약재)

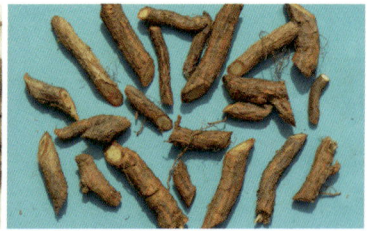
▲ 노박덩굴 뿌리(약재)

각 부위별 생김새

생태적 특성 전국에 분포하고 산야의 계곡이나 인가 근처 울타리에서 자라는 낙엽덩굴성 식물로 다른 물체에 감겨 10m 전후로 뻗어 자란다. 잎은 원형이나 광도란형 또는 장타원상 도란형에 어긋나고 끝이 급히 뾰족해지며 밑부분은 둥글고, 가장자리는 둔한 톱니가 있다. 꽃은 암수딴그루에 잡성화로 5~6월에 황록색으로 피는데 잎겨드랑이에 취산꽃차례로 1~10개가 달리고 꽃받침 조각과 꽃잎은 각각 5개이다. 수꽃에 5개의 긴 수술이 있으며 암꽃에 5개의 짧은 수술과 1개의 암술이 있다. 열매는 삭과로 3개로 갈라지며 둥글고 10월에 황색으로 익는다. 씨는 황적색 껍질에 싸여 있다.

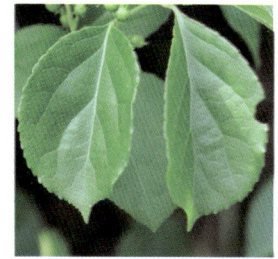
▲ 노박덩굴 잎

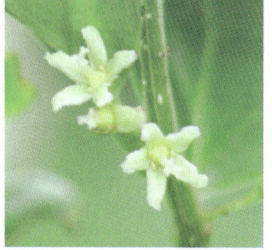
▲ 노박덩굴 꽃

약초 성분 덩굴줄기에는 세라판올(celaphanol), 셀라스트롤(celastrol), 뿌리에는 셀라스트롤이 함유되어 있다. 잎에는 5종류의 플라보노이드(flavonoid) 배당체, 캠페롤(kaempferol), 퀘르세틴이 함유되어 있으며 씨에는 지방유가 함유되어 있다.

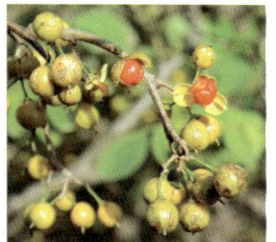
▲ 노박덩굴 열매

노박덩굴 약효 덩굴줄기를 약용하는데 생약명은 남사등(南蛇藤)이라고 하며 맛은 약간 맵고 약성은 따뜻하며 독성이

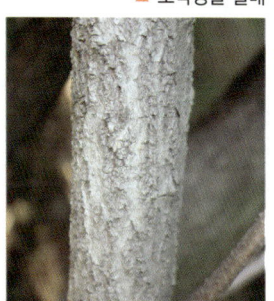
▲ 노박덩굴 나무껍질

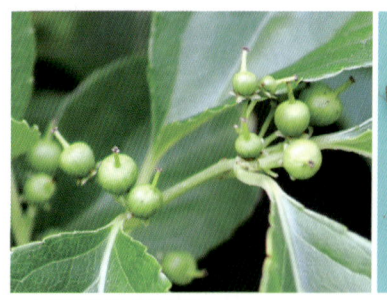 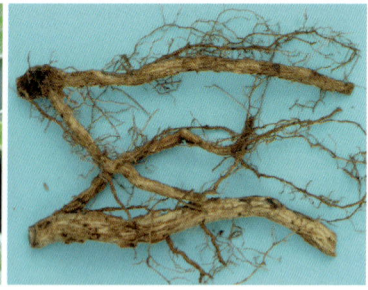

▲ 노박덩굴 덜 익은 열매   ▲ 노박덩굴 뿌리(채취품)

없고 거풍습, 활혈, 근골 동통, 사지마비, 소아경기, 콜레라, 장티푸스, 이질, 치통, 구토를 치료한다. 최근에는 항염, 면역 질환, 항암, 피부 미백 등의 치료에 효과가 있는 것으로 밝혀졌다. 뿌리는 남사등근(南蛇藤根)이라 하여 종기, 해독, 거풍, 류머티즘에 따른 근골통, 타박상, 구토, 복통, 종독을 치료한다. 뿌리껍질에서 추출한 일종의 적색 결정은 고초균, 황색 포도 구균, 보통 변형균, 대장균 등을 억제하는 효과가 있는 것으로 밝혀졌다.

약용법 덩굴줄기 1일량 30~50g에 물 900mL를 붓고 반량으로 달여서 매 식후에 복용한다. 뿌리를 외용할 때는, 짓찧어서 환부에 붙이거나 분말을 내어 도포한다. 뿌리 1일량 50~100g에 물 900mL를 붓고 반량으로 달여서 매 식후에 복용한다. 잎 1일량 30~50g을 매 식후에 즙을 내어 복용하고, 외용할 때는 같은 방법으로 즙을 내어 적당량의 소주를 넣은 후 환부에 도포한다. 독사에 물렸을 때는 즙을 내어 먹거나 환부에 즙을 발라서 치료한다.

노박덩굴의 기능성 및 효능에 관한 특허 자료

▶ **노박덩굴 추출물을 함유한 구강조성물**

본 발명은 치은염증의 치료를 위하여 프로스타글란딘(PGE2)의 생성을 억제할 수 있도록 노박덩굴 추출물을 함유하는 구강조성물에 관한 것이다.

- 공개번호 : 10-2000-0060218, 특허권자 : (주)엘지생활건강

▶ **셀라스트롤, 세라판올, 세스퀘테르펜 에스터계 화합물 또는 노박덩굴 추출물을 유효성분으로 함유하는 염증 질환, 면역 질환 또는 암 치료제**

본 발명은 하기 화학식 1로 표시되는 셀라스트롤, 화학식 2로 표시되는 세라판올 및 화학식 3으로 표시되는 세스퀘테르펜 에스터계 화합물 또는 이들을 포함하는 노박덩굴 추출물의 용도에 관한 것으로, 보다 구체적으로 상기 화합물 및 노박덩굴 추출물이 IκB의 인산화를 저해하여 IκB의 분해 자체를 억제함으로써 NF-κB의 전사 활성을 억제하여 iNOS, COX-2, TNF의 생성을 강력하게 저해하여 염증질환 치료제, 면역질환 치료제 또는 암 치료제로 유용하게 이용될 수 있다.

- 공개번호 : 10-2004-0034655, 출원인 : 한국생명공학연구원

▶ **노박덩굴 추출물을 함유하는 피부미백 조성물**

본 발명은 노박덩굴 추출물을 함유하는 피부미백 조성물에 관한 것으로서, 더욱 상세하게는 노박덩굴 추출물이 티로시네이즈 발현 억제활성, 멜라닌 생합성 저해 활성이 우수함을 확인함으로써 노박덩굴 추출물을 유효성분으로 함유하는 피부미백용 조성물에 관한 것이다.

- 출원번호 : 10-2006-0120894, 특허권자 : 한국생명공학연구원

【혼동하기 쉬운 나무 비교】

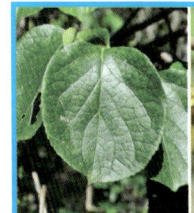 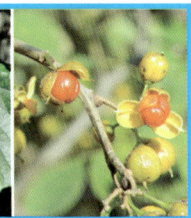 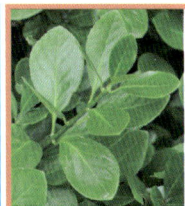 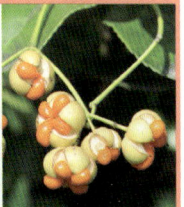

노박덩굴   사철나무

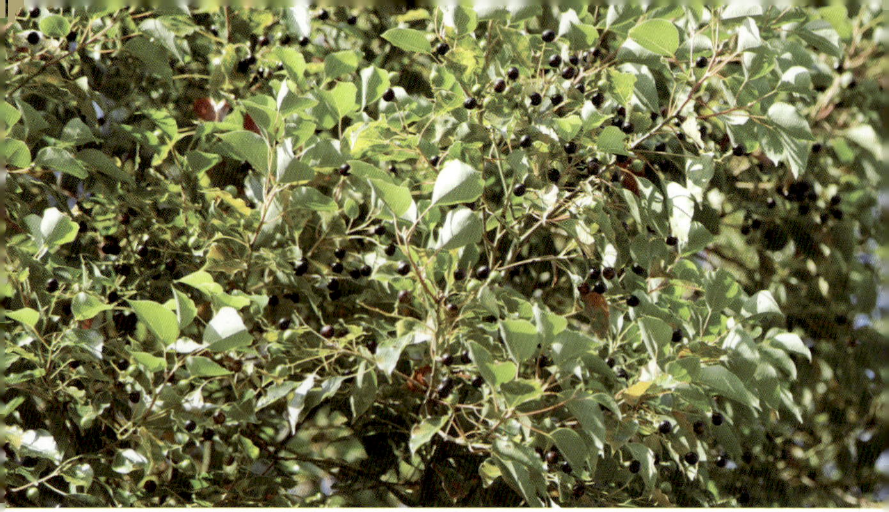

가려움증, 당뇨병, 탈모를 치료하는
녹나무

- **학명** | *Cinnamomum camphora* (L.) Siebold
- **과명** | 녹나뭇과(Lauraceae)
- **생약명** | 장목(樟木)
- **이명** | 장뇌수, 장뇌목(樟腦木), 향장수(香樟樹), 향장목(香樟木), 장목자(樟木子)
- **사용부위** | 목재, 장뇌, 뿌리, 잎, 열매
- **채취 시기** | 목재 - 겨울, 장뇌 - 봄~가을, 뿌리 - 2~4월, 잎 - 수시로

- **맛과 약성** | 목재 - 맛이 맵고 약성은 따뜻하며 무독하다. 장뇌 - 맛이 맵고 약성은 따뜻하다. 뿌리 - 맛이 맵고 약성은 따뜻하며 무독하다. 잎 - 맛이 쓰고 매우며 약성은 따뜻하다. 열매 - 맛이 맵고 약성은 따뜻하며 무독하다.
- **적용병증** | 거풍, 거습, 종기, 진통, 구토, 하리, 가려움증, 위통, 살균, 살충, 곽란, 종독, 당뇨병, 피부 미백, 발모 촉진
- **용법** | 내복, 외용

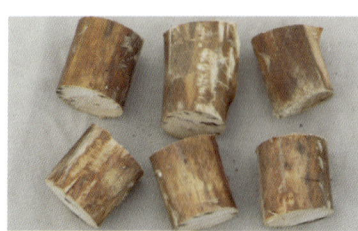
▲ 녹나무 목재(약재 전형)

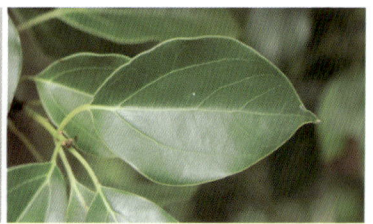
▲ 녹나무 잎

각 부위별 생김새

생태적 특성
제주도나 남부 지방의 산기슭 양지에서 자생하거나 재배하는 상록활엽교목으로, 높이는 20~30m 정도로 자란다. 어린 가지는 황록색이고 윤택하며 가지와 잎에서는 장뇌의 향기가 난다. 잎은 난형 또는 난상 타원형에 어긋나고 끝이 뾰족하며 밑부분은 날카로운 모양으로 가장자리에는 물결 모양의 톱니가 있다. 꽃은 원뿔꽃차례로 햇가지의 잎겨드랑이에서 5~6월에 백색에서 황록색으로 핀다. 열매의 핵과는 둥글고 10~11월에 자흑색으로 익는다.

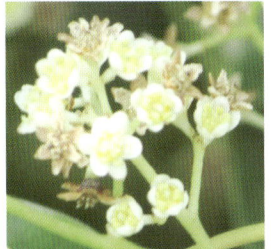
▲ 녹나무 꽃

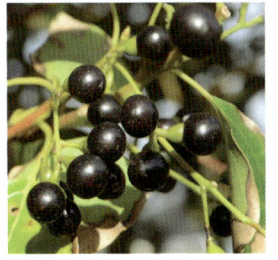
▲ 녹나무 열매

약초 성분
목재에는 캠퍼(camphor)와 방향성 정유가 함유되어 있으며 이 정유로 감압 증류하면 시네올(cineol), 알파-피넨(α-pinene), 캄펜(camphene), 리모넨(limonene), 사프롤(safrol), 테르피네올(terpineol), 카르바크롤(carvacrol), 오이게놀(eugenol), 카디넨(cadinene), 비사볼렌(bisabolene), 알파-캠퍼렌(α-camphorene), 아주렌(azulene) 등이 함유되어 있다. 장뇌(樟腦)에는 캠퍼, 캄펜, 펠란드렌(phellandrene), 알파-피넨(α-pinene), 사프롤(safrol) 등이 함유되어 있다. 뿌리에는 라우로리트신

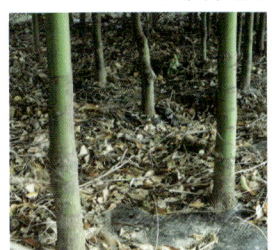
▲ 녹나무 어린 나무껍질

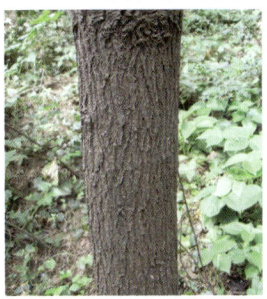
▲ 녹나무 나무껍질

(laurolitsine), 레티쿠린(reticulin)이 함유되어 있으며 나무껍질에는 프로피오닌산(propionic acid), 락산, 길초산, 카프로산(caproic acid), 카프릴산(caprylic acid), 카프릭산(capric acid), 라우릭산(lauric acid), 올레인산(oleic acid) 등이 함유되어 있다. 잎에는 정유가 함유되어 있고 그 속에는 리네올(lineol), 멘톨(menthol), 시네올(cineol), 알파-피넨(α-pinene), 보르네올(borneol), 캠퍼(camphor), 사프롤(safrol) 등이 들어 있다. 열매에는 정유가 다량 함유되어 있다.

녹나무 약효

목재를 약용하는데 생약명은 장목(樟木)이라고 하며 맛이 맵고 약성은 따뜻하며 거풍, 거습, 심복통(心腹痛), 곽란, 각기, 통풍, 개선, 타박상을 치료한다. 뿌리, 목재, 가지, 잎 등을 증류하여 얻은 과립 결정체를 생약명으로 장뇌(樟腦)라고 한다. 장뇌는 국소 자극작용, 방부작용, 중추 신경 흥분작용이 있으며 살충, 진통, 곽란, 치통, 타박상 등을 치료한다. 피부에 바르면 온화한 자극과 발적작용, 청량감, 진양, 구풍작용, 방부작용이 있다. 뿌리의 생약명은 향장근(香樟根)이라 하여 종기, 진통, 거풍습, 활혈, 구토, 하리, 심복장통, 개선 진양을 치료한다. 잎의 생약명은 장수엽(樟樹葉)이라 하여 거풍, 제습, 진통, 살충, 화담, 살균, 위통, 구토, 하리, 사지마비, 개선 등을 치료한다. 근래의 연구 결과에 따르면 당뇨병의 예방 및 치료에도 사용할 수 있는 것으로 밝혀졌다. 녹나무의 추출물은 피부를 건조하지 않게 하고 탈모 방지 및 발모 촉진, 피부 미백용으로도 사용한다.

약용법

목재 1일량 30~50g에 물 900mL를 붓고 반량으로 달여서 매 식후에 복용한다. 외용할 때는 분말로 만들어 연고 기제와 혼합하여 도포한다.

주의 : 임산부는 녹나무의 복용을 금한다.

장뇌 1일량 0.2~0.4g을 분말로 매 식후에 복용하며, 외용할 때는 0.5g

에 물 100mL를 붓고 녹여 환부에 자주 바른다. **뿌리** 1일량 20~30g에 물 900mL를 붓고 반량으로 달여서 매 식후에 복용한다. 외용할 때는 달인 액을 환부에 바른다. **잎** 1일량 10~30g에 물 900mL를 붓고 반량으로 달여서 매 식후에 복용한다. 외용할 때는 달인 액을 환부에 바른다.

녹나무의 기능성 및 효능에 관한 특허 자료

▶ **녹나무 잎 추출물 또는 그의 분획물을 유효성분으로 포함하는 당뇨병 예방 및 치료용 조성물**

본 발명은 녹나무 잎 추출물 또는 그의 분획물을 유효성분으로 포함하는 당뇨병 예방 및 치료용 조성물에 관한 것으로, 녹나무 잎 추출물 및 그의 분획물은 전지방세포에서 지방세포로의 분화를 촉진시키고, 지방세포 내 중성지방의 축적을 증가시키며, 인슐린의 작용을 증진시켜 세포 내로의 포도당 섭취를 증가시키는 PPAR-γ 작용제와 같은 효과를 가지므로 당뇨병 예방 및 치료용 조성물로 유용하게 사용될 수 있다.

- 공개번호 : 10-2007-0019344, 특허권자 : 한국한의학연구원

▶ **멜라닌 생성을 억제하는 녹나무 추출물을 함유하는 미백용 화장료 조성물**

본 발명은 녹나무 추출물을 함유하는 미백용 화장료 조성물에 관한 것으로, 구체적으로 본 발명의 녹나무 추출물 및 극성용매 분획물은 멜라닌 생합성에 관여하는 타이로시나제에 대한 탁월한 저해활성을 가지며 멜라닌 생성을 억제하므로 미백용 화장료 조성으로 유용하게 이용될 수 있다.

- 공개번호 : 10-2006-0122603, 특허권자 : 학교법인 경희대학교

▶ **녹나무 추출물을 이용한 피부보습용 조성물 및 발모 촉진 또는 탈모 방지용 조성물**

본 발명은 녹나무 추출물을 이용한 피부보습용 조성물 및 발모 촉진 또는 탈모 방지용 조성물을 개시한다. 녹나무 추출물이 임상실험에 있어서 피부보습 활성과 발모 촉진 또는 탈모 방지 활성을 가지고, 또 탈모를 촉진하는 것으로 알려진 5α-리덕타아제의 억제 활성을 가진다.

- 공개번호 : 10-2011-0125722, 특허권자 : 김수근

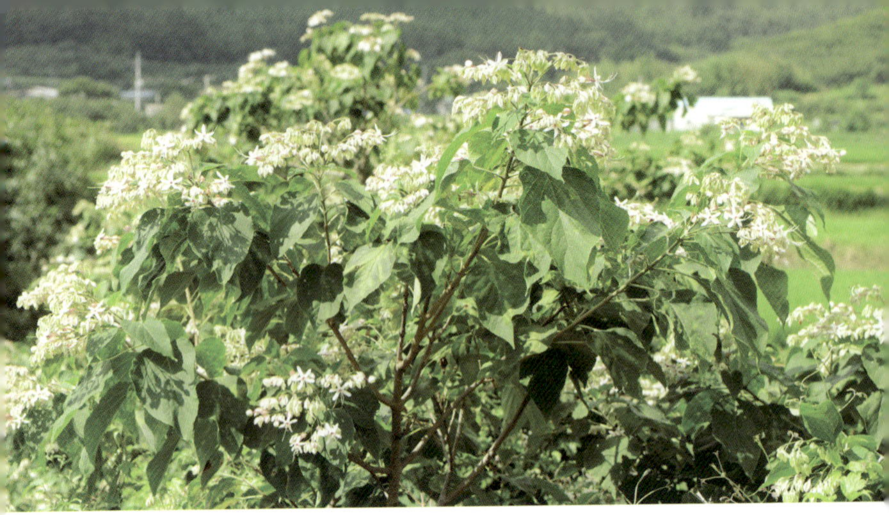

편두통, 고혈압, 타박상, 천식을 치료하는
누리장나무

- **학명** | *Clerodendrun trichotomum* Thunb.
- **과명** | 마편초과(Verbenaceae)
- **생약명** | 취오동(臭梧桐)
- **이명** | 개똥나무, 노나무, 개나무, 구릿대나무, 누기개나무, 이라리나무, 누룬나무, 깨타리, 구린내나무, 누르나무, 해주상산(海州常山)
- **사용부위** | 가지와 잎, 꽃, 열매, 뿌리

- **채취 시기** | 가지와 잎-6~10월, 꽃-8월(꽃이 피었을 때), 열매-9~10월, 뿌리-가을·겨울
- **맛과 약성** | 맛이 쓰고 약성은 차다.
- **적용병증** | 고혈압, 거풍습, 반신불수, 편두통, 말라리아, 이질, 화농성 개선, 탈장, 천식, 사지마비, 타박상, 위염, 역류성 식도염, 항균
- **용법** | 내복, 외용

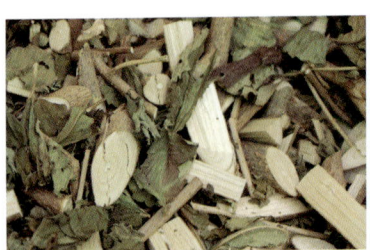

▲ 누리장나무 가지와 잎(약재)

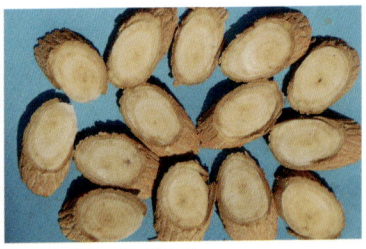

▲ 누리장나무 뿌리(약재)

생태적 특성 중·남부 지방의 산기슭이나 산골짜기 길가에서 자라는 낙엽활엽관목이다. 높이는 2m 이상으로 자라고 줄기는 가지가 갈라져 표면은 회백색을 띠고 있다. 잎은 난형 또는 타원형에 마주나며 끝은 뾰족하고 밑부분은 넓은 설형으로 가장자리는 밋밋하거나 물결 모양의 톱니가 있다. 잎의 표면은 녹색이고 뒷면은 담황색이며 잔잎일 때는 양면 모두 백색의 짧은 털로 뒤덮여 있지만 성장하면서 표면은 광택이 나고 매끈매끈해진다. 꽃은 취산꽃차례로 가지의 맨 끝이나 꼭대기에서 나는데, 잎겨드랑이에서 많은 수의 꽃이 피어 다소 불쾌한 냄새가 난다. 꽃은 8월에 백색 또는 담홍색으로 핀다. 열매는 둥글고 9~10월에 익으면 적색의 꽃받침으로 싸여 있다가 터지며 씨는 흑색 혹은 흑남색이다.

약초 성분 잎에는 크레로덴드린(clerodendrin), 메소-이노시톨(meso-inositol), 알칼로이드(alkaloid)가 함유되어 있다. 뿌리에는 크레로도론(clerodolone), 크레로돈(clerodone), 크레로스테롤(clerosterol)이 함유되어 있다.

각 부위별 생김새

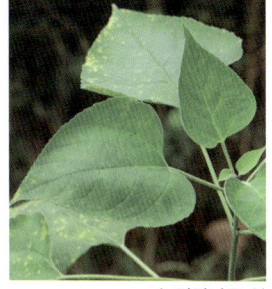
▲ 누리장나무 잎

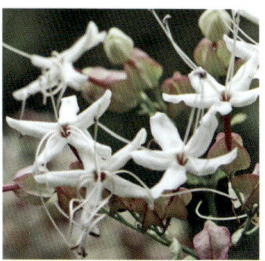
▲ 누리장나무 꽃

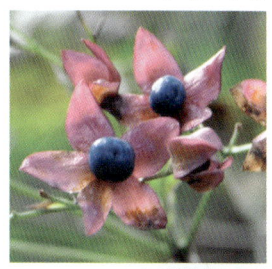
▲ 누리장나무 열매

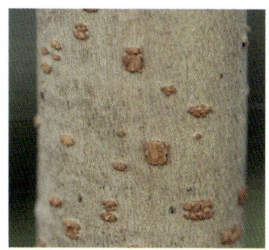
▲ 누리장나무 나무껍질

누리장나무 약효

어린 가지와 잎을 약용하는데 생약명은 취오동(臭梧桐)이라 하여 두통, 고혈압, 거풍습, 반신불수, 말라리아, 이질, 편두통, 치창(痔瘡) 등을 치료한다. 꽃의 생약명은 취오동화(臭梧桐花)라고 하여 두통, 이질, 탈장(hernia), 산기 등을 치료한다. 열매의 생약명은 취오동자(臭梧桐子)라고 하여 천식, 거풍습을 치료한다. 뿌리의 생약명은 취오동근(臭梧桐根)이라고 하여 말라리아, 류머티즘에 따른 사지마비, 사지통증, 고혈압, 식체에 따른 복부 당김, 소아 정신 불안정, 타박상 등을 치료한다.

약용법

어린 가지와 잎 1일량 30~50g에 물 900mL를 붓고 반량으로 달여서 매 식후에 복용한다. 꽃 1일량 20~30g에 물 900mL를 붓고 반량으로 달여서 매 식후에 복용한다. 열매 1일량 30~50g에 물 900mL를 붓고 반량으로 달여서 매 식후에 복용한다. 뿌리 1일량 30~50g에 물 900mL를 붓고 반량으로 달여서 매 식후에 복용하거나, 100~200g을 짓찧어서 낸 즙을 술로 빚어 아침저녁에 50mL씩 복용한다. 외용할 때는 뿌리껍질을 짓찧어서 환부에 도포한다.

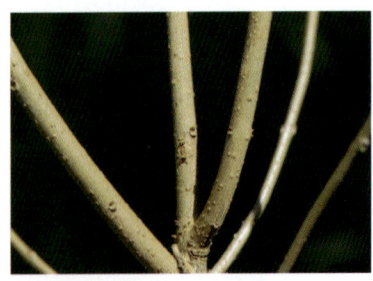
▲ 누리장나무 줄기

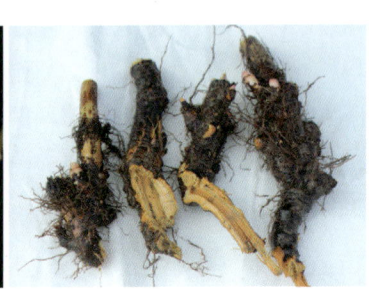
▲ 누리장나무 뿌리(채취품)

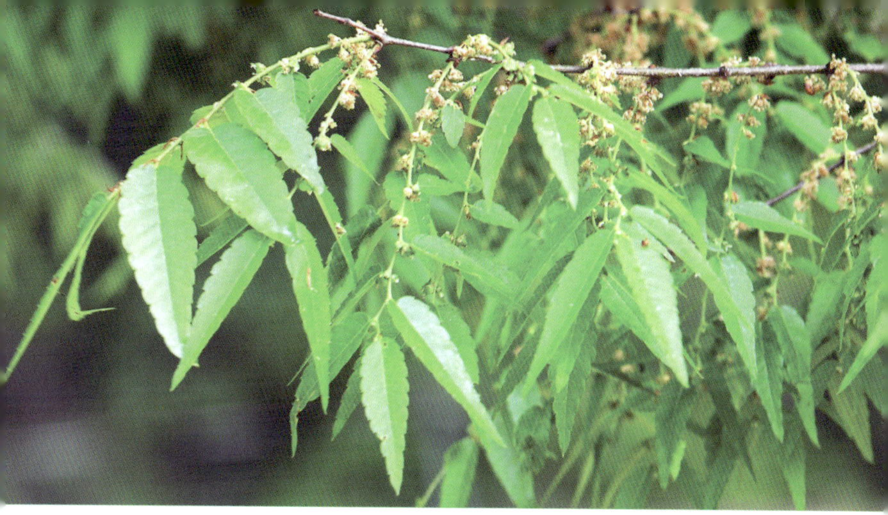

고혈압, 중풍, 출혈, 부종을 치료하는
느티나무

- **학명** | *Zelkova serrata* (Thunb.) Makino
- **과명** | 느릅나뭇과(Ulmaceae)
- **생약명** | 괴목(槐木)
- **이명** | 긴잎느티나무, 둥근잎느티나무
- **사용부위** | 잎 및 나무껍질

- **채취 시기** | 연중 수시
- **맛과 약성** | 맛이 쓰고 약성은 평범하며 무독하다.
- **적용병증** | 고혈압, 치질, 지혈, 항암, 이뇨, 부종, 자궁 출혈, 중풍, 혈관 강화, 치통
- **용법** | 내복

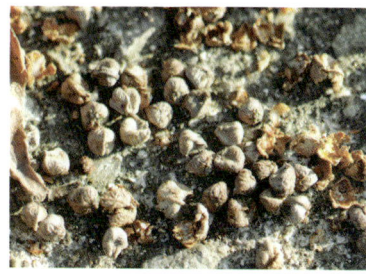
▲ 느티나무 열매(채취품)

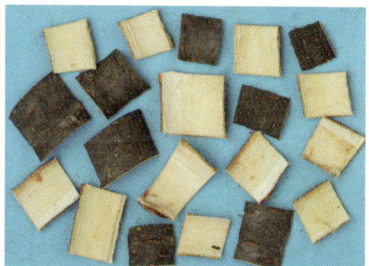
▲ 느티나무 나무껍질(약재)

각 부위별 생김새

생태적 특성 중부 이남 지방 등에 고루 분포하는 낙엽활엽교목으로 높이는 25m 전후로 자란다. 나무껍질은 비늘처럼 떨어지고 굵은 가지는 끝으로 갈수록 가늘게 갈라진다. 일년생 가지는 가늘고 어린 가지에는 잔털이 있다. 원뿌리와 곁뿌리가 잘 발달되어 있다. 잎은 장타원형 또는 난형에 어긋나고 표면은 매우 거칠며 가장자리에는 톱니가 나 있고 가을에 붉은색, 노란색으로 단풍이 든다. 꽃은 취산꽃차례로 암수한그루에 담황록색으로 5월 초에 핀다. 열매는 핵과로 일그러진 편구형이고 딱딱하며 지름이 4mm이고 10월에 익는다.

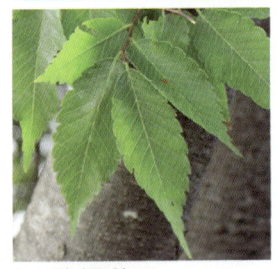
▲ 느티나무 잎

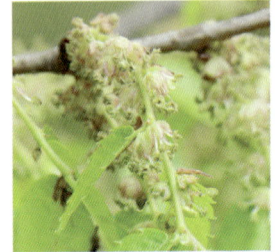
▲ 느티나무 꽃

약초 성분 잎과 나무껍질에 메틸펜토산(methylpentosan), 루틴(rutin), 프룩토오스(fructose)가 함유되어 있다.

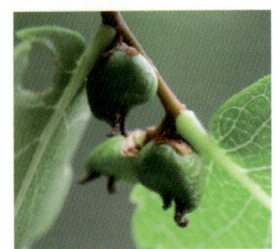
▲ 느티나무 열매

느티나무 약효 잎과 나무껍질을 약용하는데 생약명은 괴목(槐木)이라고 하며 완화, 강장, 안태, 안산, 이뇨, 지혈, 치질 등에 효능이 있고 부종, 수종(水腫), 고혈압, 자궁 출혈, 중풍, 혈관 강화, 두통, 치통 등을 치료한다. 근래에는 느티나무 추출물이 암세포의 사멸을 유도하는 것으로

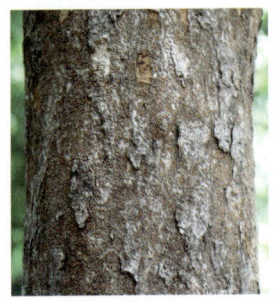
▲ 느티나무 나무껍질

밝혀져 항암 치료에 효과가 있음이 입증되었다.

약용법 잎 1일량 15~30g에 물 900mL를 붓고 반량으로 달여서 매 식후에 복용한다. 나무껍질 1일량 15~30g에 물 900mL를 붓고 반량으로 달여서 매 식후에 복용한다.

느티나무의 기능성 및 효능에 관한 특허 자료

▶ 느티나무 메탄올 추출물을 포함하는 항암 조성물

본 발명은 느티나무 추출물을 유효성분으로 포함하는 항암조성물에 관한 것으로, 암세포 사멸(apoptosis)을 유도할 수 있는 느티나무 메탄올 추출물을 포함하는 항암조성물을 제공한다.

- 공개번호 : 10-2010-0062168, 특허권자 : 단국대학교 산학협력단

【혼동하기 쉬운 나무 비교】

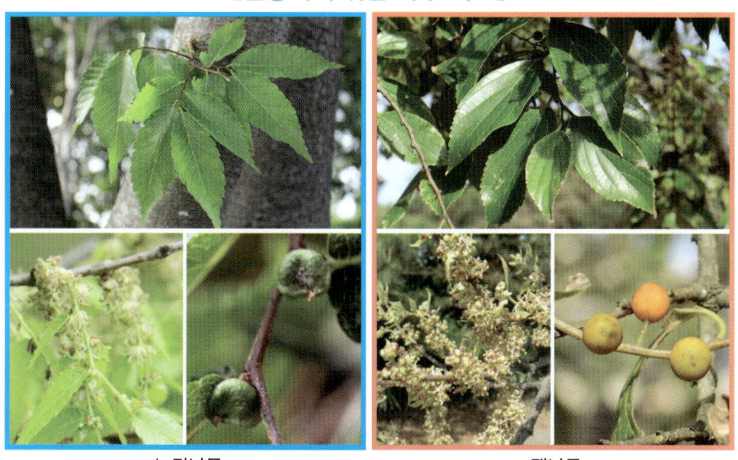

느티나무   팽나무

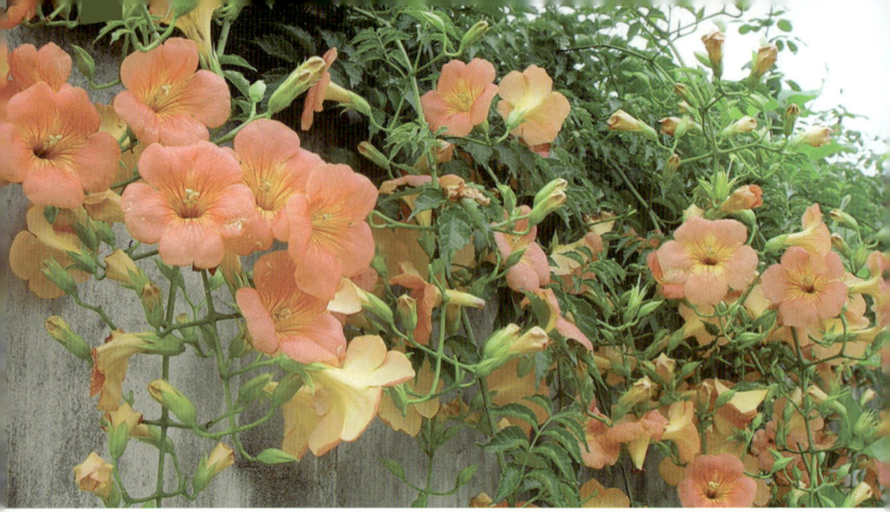

통풍, 월경 불순, 피부 가려움증을 치료하는

능소화

- **학명** | *Campsis grandiflora* (Thunb.) K. Schum.
- **과명** | 능소화과(Bignoniaceae)
- **생약명** | 능소화(凌霄花)
- **이명** | 능소화나무, 금등화, 릉소화, 등라화(藤羅花), 타태화(墮胎花), 자위(紫葳), 발화(茇華)
- **사용부위** | 꽃, 뿌리, 잎과 줄기

- **채취 시기** | 꽃-8~9월, 뿌리-연중 수시, 잎과 줄기-봄·여름
- **맛과 약성** | 꽃-맛이 시고 약성은 약간 차며 독성이 있다. 뿌리-맛이 달고 시며 약성은 차다. 잎과 줄기-맛이 쓰고 약성은 평범하다.
- **적용병증** | 어혈, 양혈, 월경 불순, 거풍, 통풍, 인후종통, 피부 가려움증
- **용법** | 내복

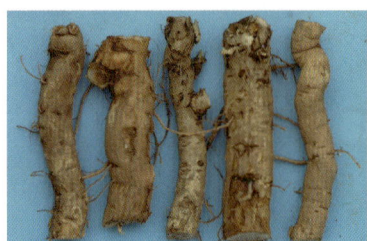

▲ 능소화 뿌리(약재 전형)

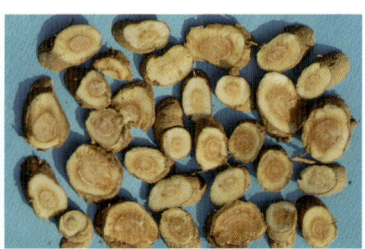

▲ 능소화 뿌리(약재)

각 부위별 생김새

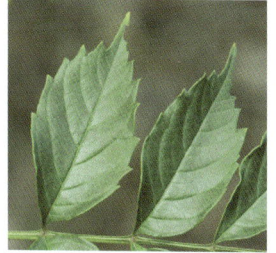
▲ 능소화 잎

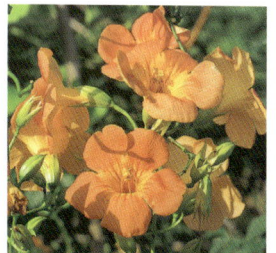
▲ 능소화 꽃

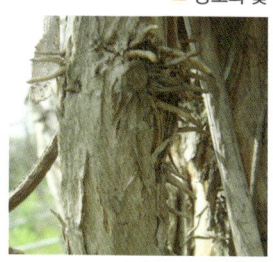
▲ 능소화 나무껍질

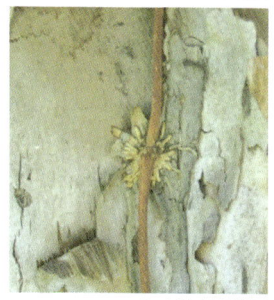
▲ 능소화 붙음뿌리

생태적 특성 　원산지가 중국으로 우리나라 중·남부 지방에 분포하는 낙엽 덩굴나무이다. 덩굴줄기는 회갈색으로 붙음뿌리(흡착근)가 발달하며, 길이는 약 10m이다. 잎은 홀수 1회 깃꼴겹잎으로 끝은 뾰족하며 가장자리에는 톱니가 있고 잔잎의 잎자루가 붙어 나는 부분에 담황갈색의 털이 있다. 꽃은 원뿔꽃차례로 가지 끝에 5~15개가 달리며 8~9월에 적황색으로 핀다. 열매는 삭과로 9~10월에 익는다.

약초 성분 　일리노이드 배당체, 플라보노이드류, 알칼로이드, 베타-시토스테롤 등이 함유되어 있다.

능소화 약효 　꽃을 약용하는데 생약명은 능소화(凌霄花)라고 하여 뭉친 혈액을 맑고 시원하게 해주며 월경 불순이나 월경 폐지와 부인들이 산후에 겪는 여러 질환을 치료하고 한열(寒熱)로 인해 마르고 쇠약해지는 증상을 치료한다. 뿌리의 생약명은 자위근(紫葳根)이라 하여 거풍(祛風), 양혈, 어혈, 혈열생풍, 피부 가려움증, 풍진, 인후종통, 손발 저림과 나른하고 아픈 증상을 치료한다. 잎과 줄기의 생약명은 자위경엽(紫葳莖葉)이라 하여 양혈(凉血), 어혈(瘀血)의 효능이 있고 피부 가려움증, 풍진(風疹), 수족저림, 인후종통, 혈열생풍(血熱生風), 종독(腫毒) 등을 치료한다. 능소화 추출물은 당뇨 합병증을 치료하거나 예방하는 조성물로 당뇨 합병증의 치료 및 예방 또는 개선을 위하여 사용될 수 있다는 연구 결과도 나왔다.

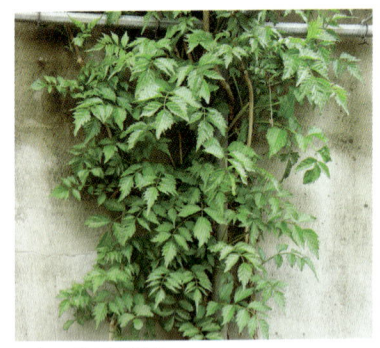
▲ 능소화 덩굴줄기

약용법

꽃 1일량 10~20g에 물 900mL를 붓고 반량으로 달여서 매 식후에 복용한다. 뿌리 1일량 20~30g에 물 900mL를 붓고 반량으로 달여서 매 식후에 복용한다. 잎과 줄기 1일량 30~50g에 물 900mL를 붓고 반량으로 달여서 매 식후에 복용한다.

주의 : 능소화 꽃에는 약간의 독성이 있으므로 취급에 주의를 요하는데 용법대로만 사용하면 된다. 독성이 있으므로 임산부는 복용을 금한다.

능소화의 기능성 및 효능에 관한 특허 자료

▶ **능소화 추출물을 포함하는 당뇨 합병증 치료 또는 예방용 조성물**

본 발명은 능소화 추출물을 유효성분으로 포함하는 당뇨 합병증 치료 또는 예방용 조성물에 관한 것이다. 상기 능소화 추출물은 항산화 활성과 알도스 환원효소 억제 활성 및 소르비톨 생성 억제능이 우수한 것으로 확인되었을 뿐만 아니라, 천연물 추출물이므로 부작용과 안전성 관련 문제가 거의 없으므로, 이를 유효성분으로 포함하는 상기 약학조성물 또는 건강기능성식품 조성물은 당뇨 합병증의 치료, 예방 또는 개선을 위하여 사용될 수 있다.

- 공개번호 : 10-2011-0087435, 출원인 : 한림대학교 산학협력단

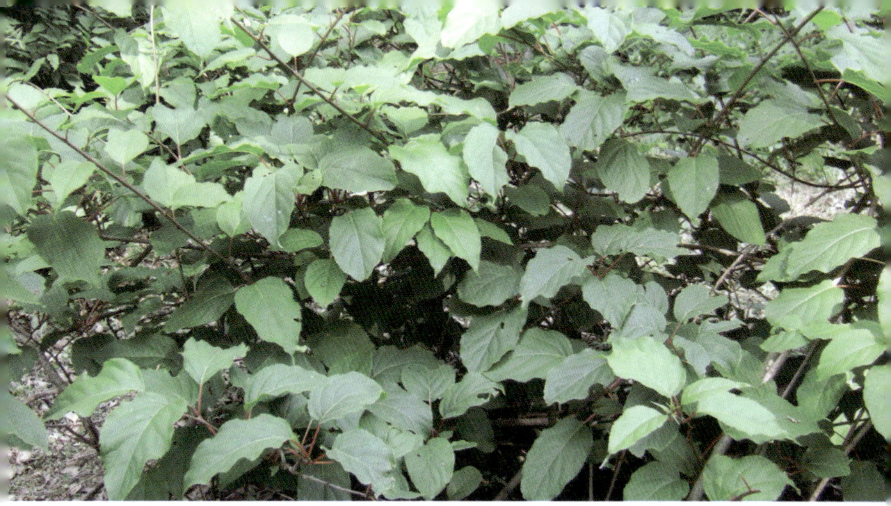

당뇨병, 소화 불량, 관절통을 치료하는
다래

- **학명** | *Actinidia arguta* (Siebold & Zucc.) Planch. ex Miq.
- **과명** | 다래나뭇과(Actinidiaceae)
- **생약명** | 연조자(軟棗子), 미후리(獼猴梨)
- **이명** | 다래나무, 참다래나무, 다래너출, 다래넝쿨, 참다래, 청다래넌출, 다래넌출, 청다래나무, 조인삼, 미후도(獼猴桃)
- **사용부위** | 뿌리와 잎, 열매

- **채취 시기** | 뿌리-가을·겨울, 잎-여름, 열매-9~10월
- **맛과 약성** | 뿌리와 잎-맛이 담백하고 떫으며 약성은 평범하다. 열매-맛이 달고 약성은 평범하다.
- **적용병증** | 당뇨병, 건위, 황달, 지사, 류머티즘, 관절통, 지갈, 요로 결석, 항알레르기, 항염
- **용법** | 내복

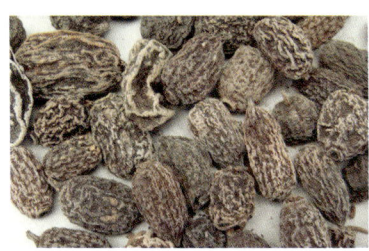

▲ 다래 열매(약재)

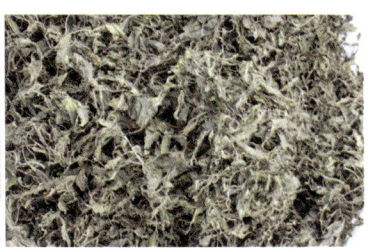

▲ 다래 잎(약재 전형)

각 부위별 생김새

생태적 특성 전국 각지의 산지에서 잘 자라는 낙엽덩굴성 식물로 덩굴의 길이가 7~10m 정도이며 그 이상의 것도 있다. 햇가지에는 회백색의 털이 드문드문 나 있으며 오래된 가지에는 털이 없어 미끄럽다. 잎은 난형 또는 타원상 난형에 어긋나고 막질이며, 길이는 6~12cm, 너비는 3.5~7cm로서 끝은 점점 뾰족하고 가장자리에는 날카로운 톱니가 있다. 꽃은 취산꽃차례로 잎겨드랑이에서 3~10개가 달리고 5~6월에 백색으로 피며 열매는 장과로 난상 원형에 표면은 반질거리며 10월경 황록색으로 익는다.

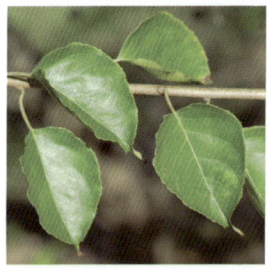
▲ 다래 잎

약초 성분 뿌리와 잎에는 악티니딘(actinidine)이 함유되어 있고, 열매에는 타닌(tannin), 비타민 A·C·P, 점액질, 전분, 서당, 단백질, 유기산 등이 함유되어 있다.

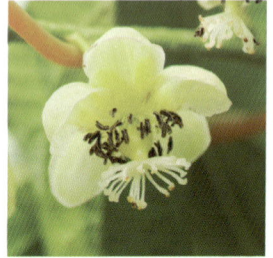
▲ 다래 암꽃

다래 약효 뿌리와 잎을 약용하는데 생약명은 미후리(獼猴梨)라고 하며 맛이 담백하고 떫으며 약성은 평범하고 건위, 청열, 이습(利濕), 최유(催乳)의 효능이 있고 간염, 황달, 구토, 지사, 소화 불량, 류머티즘, 관절통 등을 치료한다. 열매의 생

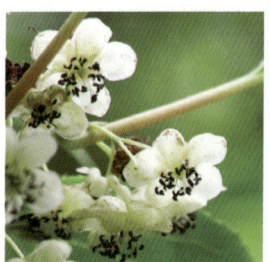
▲ 다래 수꽃

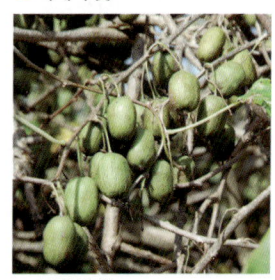
▲ 다래 열매

약명은 연조자(軟棗子)라고 하여 당뇨의 소갈증, 번열, 요로 결석을 치료한다. 다래의 추출물은 알레르기성 질환과 비알레르기성 염증 질환의 예방 및 치료, 탈모와 지루성 피부염의 예방 및 치료 등에도 사용할 수 있다는 연구 결과가 나왔다.

약용법 뿌리와 잎 1일량 50~100g에 물 900mL를 붓고 반량으로 달여서 매 식후에 복용한다. 열매 1일량 30~50g에 물 900mL를 붓고 반량으로 달여서 매 식후에 복용한다.

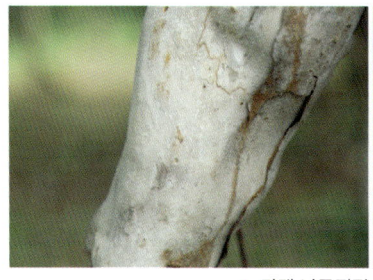

▲ 다래 나무껍질   ▲ 다래 열매(채취품)

다래의 기능성 및 효능에 관한 특허 자료

▶ **다래 추출물을 함유하는 알레르기성 질환 및 비알레르기성 염증 질환의 치료 및 예방을 위한 약학조성물**

본 발명은 항알레르기 및 항염증 활성을 갖는 다래 과실 추출물을 함유한 약학조성물에 관한 것으로, 본 발명의 다래과실 추출물은 Th1 사이토카인 및 IgG2a의 혈청 내 수치를 높이고, Th2 사이토카인 및 IgE의 혈청 레벨을 낮춤으로써 비만세포(mast cell)로부터 히스타민의 방출 억제 및 염증 활성을 억제시키는 작용을 나타냄으로써 알레르기성 질환 또는 비알레르기성 염증 질환의 예방 및 치료에 유용한 약학조성물로 사용될 수 있다.

- 공개번호 : 10-2004-0018118, 출원인 : (주)팬제노믹스

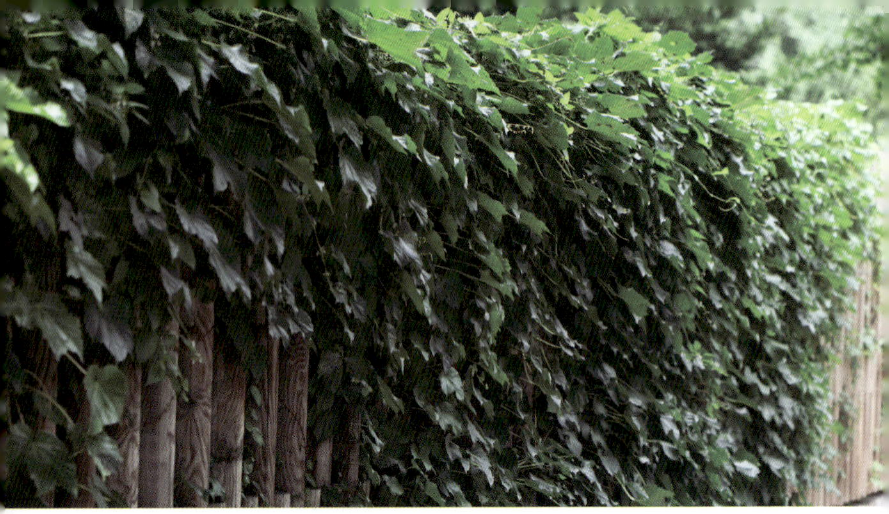

출혈, 통증, 종기를 치료하는

담쟁이덩굴

- **학명** | *Parthenocissus tricuspidata* (Siebold & Zucc.) Planch.
- **과명** | 포도과(Vitaceae)
- **생약명** | 지금(地錦), 상춘등(常春藤)
- **이명** | 돌담장이, 담장넝쿨, 담쟁이덩굴, 장춘등, 낙석(絡石), 토고등(土鼓藤)
- **사용부위** | 잎

- **채취 시기** | 7~8월
- **맛과 약성** | 맛은 달고 약성은 따뜻하다.
- **적용병증** | 지혈, 진통, 종기, 종통(腫痛), 피부 세척
- **용법** | 내복, 외용

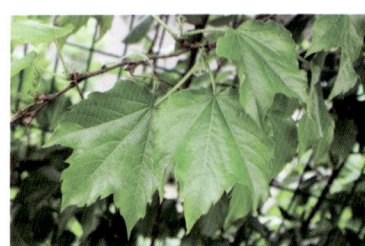
▲ 담쟁이덩굴 잎

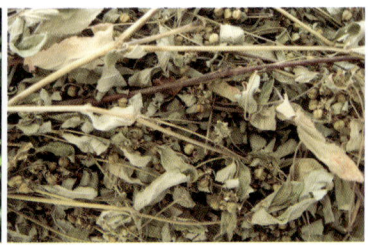
▲ 담쟁이덩굴 전초(약재 전형)

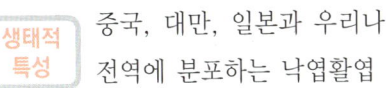

생태적 특성 중국, 대만, 일본과 우리나라 전역에 분포하는 낙엽활엽 덩굴성 식물로, 돌담이나 바위, 다른 나무의 줄기를 기어오르며 자란다. 덩굴줄기는 길이가 10m 전후이며, 덩굴손의 잎과 마주나며 가지가 많이 갈라지고 덩굴손 끝에 둥근 흡착근이 있다. 덩굴손은 다른 물체에 달라붙으며 곁뿌리가 잔뿌리로 발달한다. 잎은 어긋나며 넓은 난상이고 길이 4~10cm, 너비 10~20cm 정도 되며, 끝이 3개로 갈라진다. 잎의 뒷면 위에 잔털이 있고, 가장자리에 불규칙한 톱니가 있다. 어린 잎자루의 잎은 3개의 잔잎으로 된 겹잎으로 잎자루가 잎보다 길다. 꽃은 취산꽃차례로 잎겨드랑이나 짧은 가지 끝에 달려 6~7월에 황록색으로 피고 열매는 지름 6~8mm의 구형으로 백분이 덮여 있으며 8~10월에 흑자색으로 익는다.

약초 성분 잎에는 미퀠리아닌(miquelianin), 이소퀘르세틴(isoquercetin), 팔테노신(parthenocin), 델피니딘(delphinidin) 등의 플라보노이드(flavonoid)와 안토시안(anthocyan) 색소가 함유되어 있다.

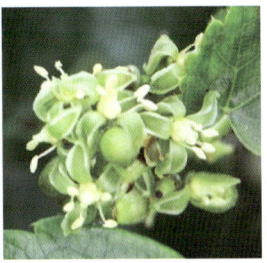

▲ 담쟁이덩굴 꽃

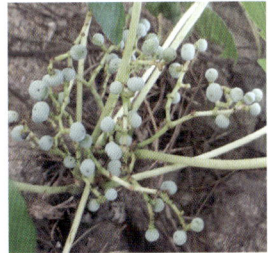

▲ 담쟁이덩굴 덜 익은 열매

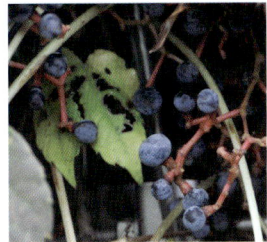

▲ 담쟁이덩굴 익은 열매

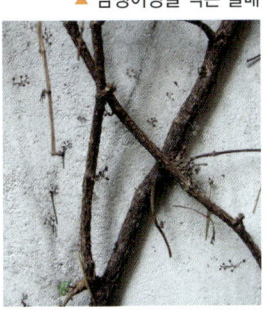

▲ 담쟁이덩굴 나무껍질

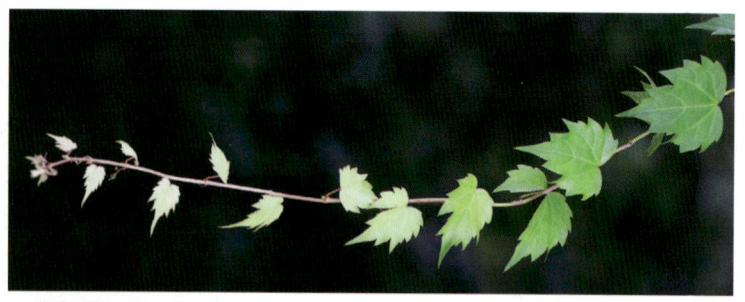

▲ 담쟁이덩굴 잎과 줄기

담쟁이덩굴 약효 잎을 약용하는데 생약명은 지금(地錦) 또는 상춘등(常春藤)이라 하여 지혈, 진통의 효능이 있고 종기, 종통(腫痛), 타박상 등을 치료한다. 외용할 때는 달인 액이나 생즙을 환부에 바른다.

약용법 잎 1일량 30~40g에 물 900mL를 붓고 반량으로 달여서 매 식후에 복용한다.

담쟁이덩굴의 기능성 및 효능에 관한 특허 자료

▶ **담쟁이덩굴 흡착근의 원리를 이용한 접착제**

본 발명은 실생활에서 많이 볼 수 있는 흡착고무의 접착력을 더욱 강화시켜 자주 떨어지는 불편함을 해소하기 위하여 담쟁이덩굴의 흡착근에서 영감을 얻어 발명에 착안한 것이다. 담쟁이덩굴은 줄기 끝에 달린 흡착근을 이용해 주위의 벽면이나 나무 등에 붙어 기어오르며 생장한다. 담쟁이덩굴의 흡착근에서 분비되는 타닌 계열의 화합물이 담쟁이덩굴을 벽에 붙을 수 있게 하는 것이다. 이 사실에 영감을 얻어, 타닌 계열의 화합물이 분비되어 달라붙는 면의 재료물질 입자들 사이사이를 침투해 흡착근을 부착시키는 일종의 접착제와 같은 역할을 하는 발명품을 생각하게 되었다.

- 공개번호 : 10-2014-0020599, 출원인 : 이덕영·장수현

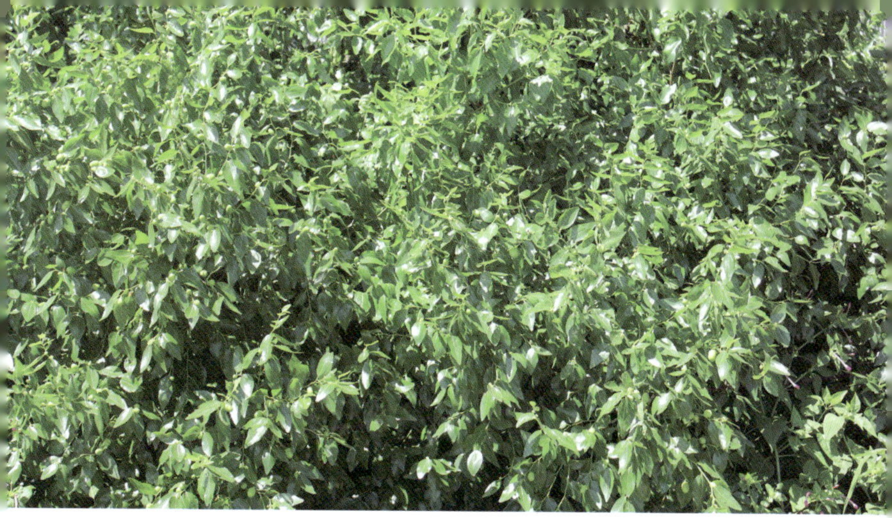

식욕 부진, 기관지염, 땀띠를 치료하는
대추나무

- **학명** | *Zizyphus jujuba* var. *inermis* (Bunge) Rehder = [*Zizyphus jujuba* Mill.]
- **과명** | 갈매나뭇과(Rhamnaceae)
- **생약명** | 대조(大棗)
- **이명** | 대추, 건조, 미조, 양조, 홍조
- **사용부위** | 열매, 뿌리, 나무껍질, 잎
- **채취 시기** | 열매 – 가을(열매가 익었을 때), 뿌리 – 연중 수시, 나무껍질 – 봄, 잎 – 여름

- **맛과 약성** | 열매 – 맛이 달고 약성은 따뜻하며 무독하다. 뿌리 – 맛이 달고 약성은 평범하며 무독하다. 나무껍질 – 맛이 달고 약성이 따뜻하며 무독하다. 잎 – 맛이 달고 약성은 따뜻하며 독성이 조금 있다.
- **적용병증** | 이뇨, 완화, 강장, 진정, 해독, 관절통, 월경 불순, 풍진, 거담, 수렴, 진해, 지혈, 이질, 화상, 땀띠, 기력 증강
- **용법** | 내복, 외용

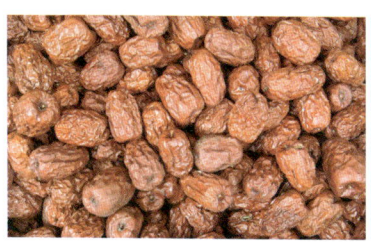
▲ 대추나무 열매(약재 전형)

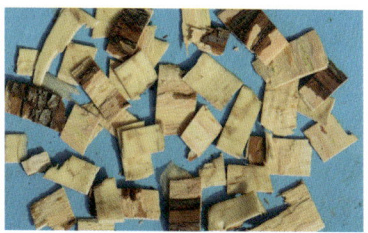
▲ 대추나무 나무껍질(약재)

각 부위별 생김새

생태적 특성 전국의 마을 부근과 밭둑, 과수원에서 심어 가꾸는 낙엽활엽 관목 또는 소교목으로 높이가 10m 전후이다. 잎은 난형 또는 난상 피침형에 어긋나고 끝은 뭉뚝하며 밑부분은 좌우가 같지 않고 가장자리에는 작은 톱니가 있다. 턱잎이 길이 3cm의 가시로 변한다. 꽃은 양성화에 취산꽃차례로 잎겨드랑이에 모여나고 5~6월에 연녹색으로 핀다. 열매는 핵과로 난형 또는 장원형이고 9~10월에 적갈색 또는 암갈색으로 익는다.

약초 성분 열매에 단백질, 당류, 유기산, 점액질, 비타민 A, 비타민 B_2, 비타민 C, 칼슘, 인, 철분 등이 함유되어 있다. 뿌리에는 대추인(daechuin S1, S2…S10)이 함유되어 있다. 나무껍질에는 알칼로이드(alkaloid)가 함유되어 있으며 프로토핀(protopine), 세릴알코올(cerylalcohol) 등도 함유되어 있다. 잎에는 알칼로이드(alkaloid) 성분으로 대추알칼로이드(daechu alkaloid) A·B·C·D·E와 대추사이클로펩타이드(daechu cyclopeptide)가 함유되어 있다.

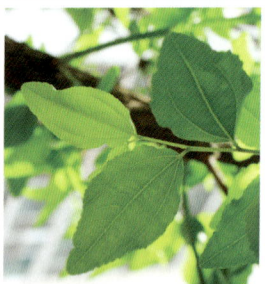
▲ 대추나무 잎

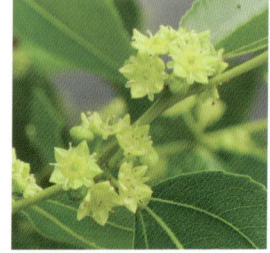
▲ 대추나무 꽃

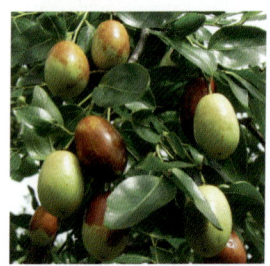
▲ 대추나무 열매

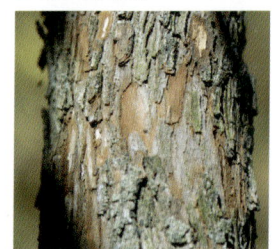
▲ 대추나무 나무껍질

대추나무 약효

열매를 약용하는데 생약명은 대조(大棗)라고 하며 맛은 달고 약성은 따뜻하며 독성이 없고 완화작용과 강장, 이뇨, 진경, 진정, 근육 강화, 간장 보호, 해독의 효능이 있으며 식욕 부진, 타액 부족, 혈행부진, 히스테리 등을 치료한다. 뿌리의 생약명은 조수근(棗樹根)이라 하여 관절통, 위통, 토혈, 월경 불순, 풍진, 단독을 치료한다. 나무껍질의 생약명은 조수피(棗樹皮)라고 하여 수렴, 거담, 진해, 소염, 지혈, 이질, 만성 기관지염, 시력 장애, 화상, 외상 출혈 등을 치료한다. 잎의 생약명은 조엽(棗葉)이라 하여 유행성 발열과 땀띠를 치료한다.

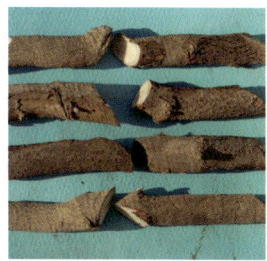
▲ 대추나무 뿌리(약재 전형)

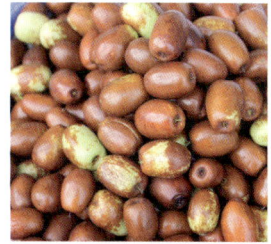
▲ 대추나무 열매(채취품)

약용법

열매 1일량 30~50g에 물 900mL를 붓고 반량으로 달여서 매 식후에 복용한다. 뿌리 1일량 50~90g에 물 900mL를 붓고 반량으로 달여서

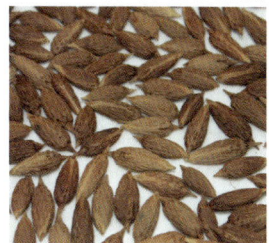
▲ 대추나무 씨

매 식후에 복용한다. 외용할 때는 열탕에 달인 액으로 환부를 씻고 바른다. 나무껍질 1일량 5~10g을 솥에 넣고 열을 가해 볶아서 분말을 만들어 매 식후에 복용하며, 외용할 때는 열탕에 달인 액으로 환부를 씻거나 볶은 후 가루를 만들어 환부에 도포한다. 잎 1일량 50~100g에 물 900mL를 붓고 반량으로 달여서 매 식후에 복용하며, 외용할 때는 열탕에 달인 액으로 환부를 씻는다.

대추나무의 기능성 및 효능에 관한 특허 자료

▶ **대추 추출물을 유효성분으로 함유하는 허혈성 뇌혈관 질환의 예방 및 치료용 조성물**

본 발명의 대추 추출물은 PC12 세포주 또는 해마조직 CA1 영역의 신경세포 손상을 효과적으로 예방하는 것을 확인함으로써 허혈성 뇌혈관 질환의 예방 또는 치료용 조성물로 유용하게 이용될 수 있다.

- 등록번호 : 10-0757207, 출원인 : (주)네츄럴에프앤피

▶ **대추를 이용한 숙취 해소 음료 및 제조 방법**

본 발명은 씨를 포함한 대추 및 각종 한약재에서 과육을 추출하여 음용이 용이한 음료로 제조함으로써 숙취 해소 및 기력 증강에 도움을 주려는 데 있다.

- 공개번호 : 10-2010-0026487, 출원인 : 충청대학 산학협력단

▶ **대추나무의 열매, 잎, 가지, 뿌리를 이용한 청국장 제조방법**

본 발명은 대추나무의 열매, 잎, 가지, 뿌리를 손질한 후 열수추출하고, 추출한 대추의 추출액을 물에 혼합한 후 불린 콩을 삶고, 삶은 콩에 대추씨분말을 혼합하고, 대추씨분말이 혼합된 삶은 콩에 대추의 추출액이 혼합된 액체배지에 배양된 청국장균을 접균한 후 발효함으로써 청국장의 맛과 영양을 고스란히 보존하면서도 청국장 특유의 불쾌한 냄새를 최소화시킴과 동시에 대추나무의 열매, 잎, 가지, 뿌리에 함유된 인체에 유용한 영양성분 및 약리적 기능성이 가미된 대추나무의 열매, 잎, 가지, 뿌리를 이용한 대추청국장 제조방법에 관한 것이다.

- 등록번호 : 10-0905286-0000, 출원인 : 윤종준

【혼동하기 쉬운 나무 비교】

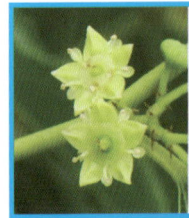 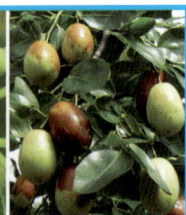 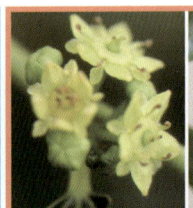 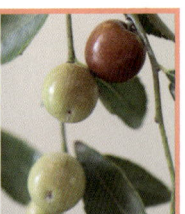

대추나무   묏대추나무

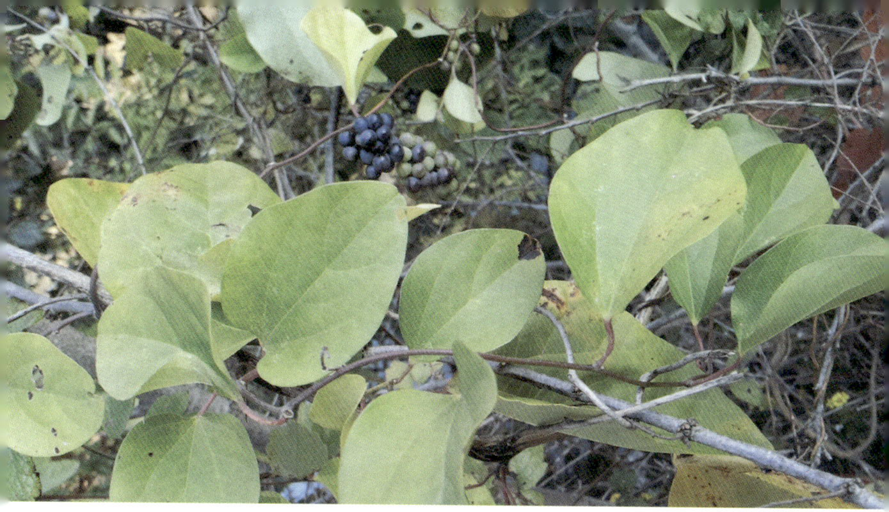

파상풍, 감기, 위통을 치료하는

댕댕이덩굴

- **학명** | *Cocculus trilobus* (Thunb.) DC.
- **과명** | 방기과(Menispermaceae)
- **생약명** | 목방기(木防己)
- **이명** | 끗비돗초, 댕강덩굴, 댕댕이넝굴, 청등자, 소갈자(小葛子), 구갈자(狗葛子), 한방기(漢防己)
- **사용부위** | 뿌리, 줄기와 잎

- **채취 시기** | 뿌리-가을~이듬해 봄, 줄기와 잎-10~11월
- **맛과 약성** | 맛이 쓰고 약성은 따뜻하며 무독하다.
- **적용병증** | 소염, 이뇨, 종기, 진통, 류머티즘에 따른 관절염, 신장염, 부종, 요로감염, 습진, 신경통, 고미건위, 요통, 해독
- **용법** | 내복, 외용

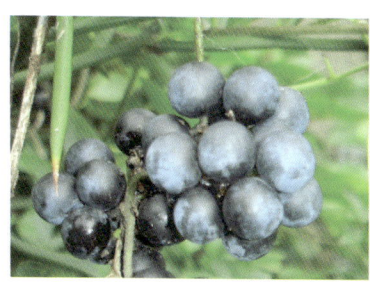
▲ 댕댕이덩굴 익은 열매

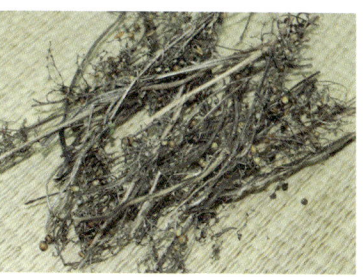
▲ 댕댕이덩굴 줄기(약재 전형)

각 부위별 생김새

생태적 특성 전국적으로 분포하고 산비탈이나 밭둑, 울타리 등에 자라는 낙엽덩굴성 관목으로, 덩굴의 길이는 3m 전후이고 줄기와 잎에 털이 있다. 줄기가 어릴 때에는 녹색이지만 오래되면 회색이 된다. 잎은 난형 또는 난상 원형에 어긋나고 윗부분이 3개로 갈라진 것도 있으며 끝은 밋밋하고 가장자리에는 톱니가 없다. 꽃은 암수딴그루에 원뿔꽃차례로 5~6월에 잎겨드랑이에서 황백색으로 핀다. 열매는 핵과로 둥근 모양이고 9~10월에 분백색을 띤 흑색 또는 흑청색으로 익는다.

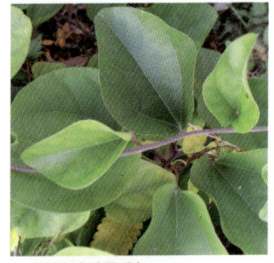
▲ 댕댕이덩굴 잎

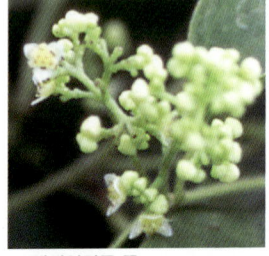
▲ 댕댕이덩굴 꽃

약초 성분 뿌리에는 트릴로빈(trilobine), 이소트릴로빈(isotrilobine), 호모트릴로빈(homotrilobine), 트릴로바민(trilobamine), 노르메니사린(normenisarine), 마그노플로린(magnoflorine)이 함유되어 있다. 줄기와 잎에는 코크로리딘(cocculolidine), 이소볼딘(isoboldine)이 함유되어 있다.

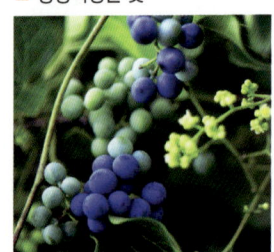
▲ 댕댕이덩굴 열매

댕댕이덩굴 약효 뿌리를 약용하는데 생약명은 목방기(木防己)라고 하며 맛은 쓰고 약성은 따뜻하며 독성이 없으므로 소염, 진통, 이뇨, 해독, 종기, 류머티즘에 따른 관절염, 반신불수, 중풍, 감기, 요통, 물

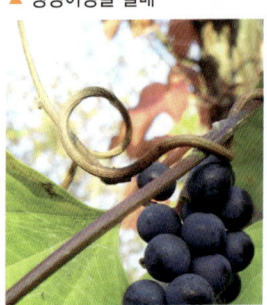
▲ 댕댕이덩굴 줄기

결 모양풍, 종독, 신장염, 부종, 요로 감염, 고미건위, 습진, 신경통 등을 치료한다. 줄기와 잎의 생약명은 청단향(靑檀香)이라고 하여 거습, 이뇨, 종기, 제풍마비, 각슬소양, 위통 등을 치료한다. 댕댕이덩굴의 추출물은 다이옥신 유사 물질에 대하여 길항작용을 한다는 연구 결과가 나왔다.

약용법 뿌리 1일량 30~60g에 물 900mL를 붓고 반량으로 달여서 매 식후에 복용하거나 술을 담가 복용한다. 외용할 때는 뿌리껍질을 짓찧어서 습진이나 종독에 바르거나 분말을 만들어서 환부에 살포한다. 줄기와 잎 1일량 20~30g에 물 900mL를 붓고 반량으로 달여서 아침저녁 식후에 복용하거나 술을 담가 마신다.

댕댕이덩굴의 기능성 및 효능에 관한 특허 자료

▶ **댕댕이덩굴 추출물을 유효성분으로 하는 다이옥신 유사물질의 독성에 의한 질병 치료를 위한 약제학적 조성물**

본 발명은 댕댕이덩굴 추출물을 유효성분으로 하는 다이옥신 유사물질에 대한 길항성 조성물 그리고 댕댕이덩굴 추출물을 유효성분으로 하는 약제학적 조성물 및 건강식품 조성물에 관한 것이다. 본 발명의 조성물은 다이옥신 유사물질의 독성을 효과적으로 감소시킬 뿐만 아니라 종래부터 약제로 사용되고 있는 천연물인 댕댕이덩굴 추출물을 유효성분으로 포함하고, 매우 특이적으로 다이옥신 유사물질에 대하여 길항작용을 나타내기 때문에 인체에 대한 부작용이 화학적 합성 의약보다 극히 적다.

- 공개번호 : 10-2003-0003673, 특허권자 : (주)내츄럴엔도텍

▶ **댕댕이덩굴 추출물을 이용한 항산화용 조성물 및 항염증용 조성물**

본 발명은 DPPH법, NBT 법에 의해 확인된 항산화 활성과 LPS에 의해 자극된 대식세포주에서 NO, PGE 2, 염증성 사이토카인 등의 생성 억제 활성을 가지는 댕댕이덩굴 추출물을 개시한다.

- 공개번호 : 10-2015-0032511 / 10-2015-0032371, 출원인 : (주)제주사랑농수산

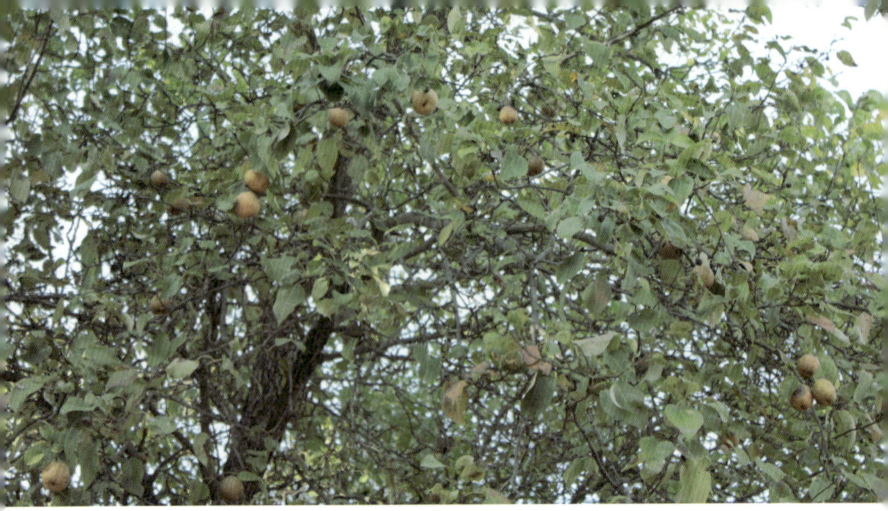

탈장, 변비, 설사를 치료하는 돌배나무

- **학명** | *Pyrus pyrifolia* (Burm.f.) Nakai
- **과명** | 장미과(Rosaceae)
- **생약명** | 이수근(梨樹根), 이, 이엽(梨葉)
- **이명** | 꼭지돌배나무, 돌배, 산배나무
- **사용부위** | 열매, 뿌리, 잎
- **채취 시기** | 열매 - 9~10월, 뿌리 - 연중 수시, 잎 - 여름

- **맛과 약성** | 열매 - 맛이 달고 약성은 시원하다. 뿌리 - 맛이 달고 담백하며 약성은 평범하고 무독하다. 잎 - 맛이 담백하고 약성은 평범하다.
- **적용병증** | 청열, 해독, 화담(化痰), 윤조생진(潤燥生津), 번갈(煩葛), 소갈(消葛), 변비, 헤르니아(탈장), 피로 해소
- **용법** | 내복, 외용

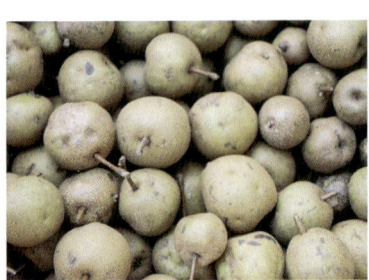
▲ 돌배나무 열매(채취품)

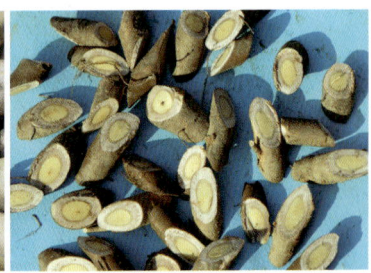
▲ 돌배나무 뿌리(약재)

각 부위별 생김새

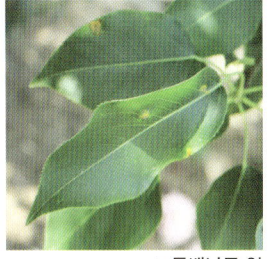
▲ 돌배나무 잎

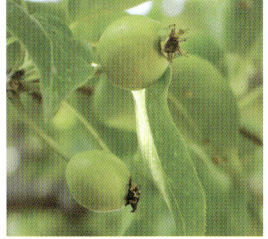
▲ 돌배나무 어린 열매

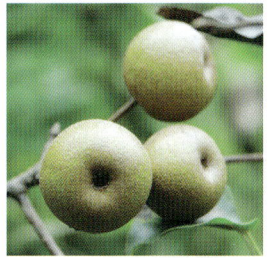
▲ 돌배나무 익은 열매

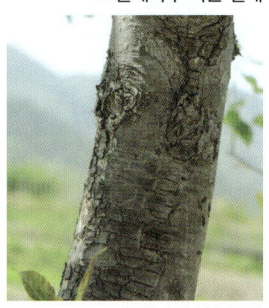
▲ 돌배나무 나무껍질

생태적 특성 중국, 일본과 우리나라 강원도 이남 지역에 분포하는 낙엽활엽소교목으로 높이는 5~8m이다. 일년생 가지는 갈색으로 처음에는 털이 있다가 점점 없어진다. 잎은 난상 장타원형에 길이는 7~12cm이고, 뒷면은 회녹색을 띠며 털이 없고 가장자리에 바늘 모양의 톱니가 있다. 잎자루는 길이 3~7cm이며 털이 없다. 꽃은 양성화에 총상꽃차례로 4~5월에 백색으로 피며, 털이 없거나 면모가 있고 지름이 3cm 정도이다. 꽃잎은 난상 원형이며 암술대는 4~5개로 털이 없다. 열매는 이과로 지름 3cm 정도이며 둥글고 8~9월에 다갈색으로 익는다. 열매 자루의 길이는 3~5cm이다.

약초 성분 열매에는 사과산, 구연산, 과당, 포도당, 서당이 함유되어 있고, 잎에는 알부틴(arbutin), 타닌(tannin), 질소, 인, 칼륨, 칼슘, 마그네슘이 함유되어 있다.

돌배나무 약효 열매를 약용하는데 생약명은 이(梨)라고 하며 청열, 해독, 윤조생진, 화담의 효능이 있고 번갈, 소갈, 진해 거담, 변비 등을 치료한다. 뿌리의 생약명은 이수근(梨樹根)이라 하여 헤르니아(탈장, 脫腸)를 치료한다. 잎의 생약명은 이엽(梨葉)이라고 하여 버섯 중독의 해독, 헤르니아(탈장), 토사곽란, 설사 등을 치료한다.

약용법 **열매** 1일량 3~6개를 생것으로 먹거나 즙을 내어 매 식전에 먹는다. **뿌리** 1일량 50~80g에 물 900mL를 붓고 반량으로 달여서 매 식후에 복용한다. **잎** 1일량 30~50g에 물 900mL를 붓고 반량으로 달여서 매 식후에 복용하거나 즙을 내어 복용한다. 외용할 때는 짓찧어서 즙을 내어 환부에 바른다.

【혼동하기 쉬운 나무 비교】

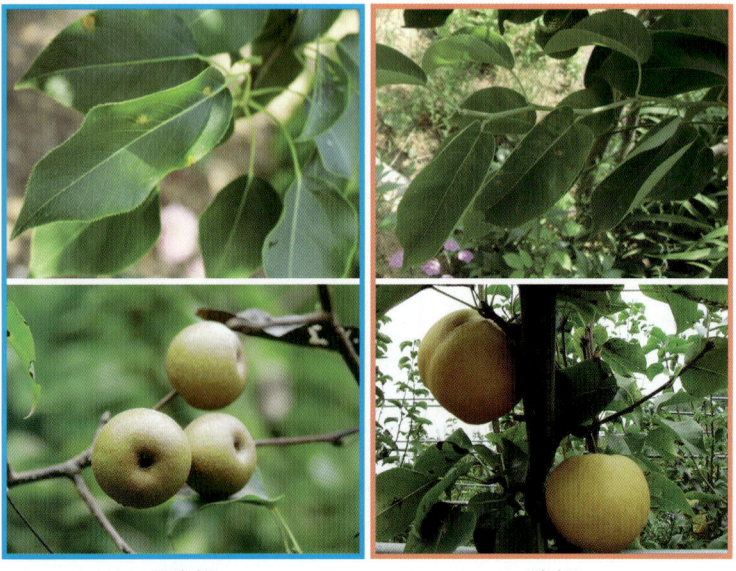

돌배나무　　　　　　　　　　배나무

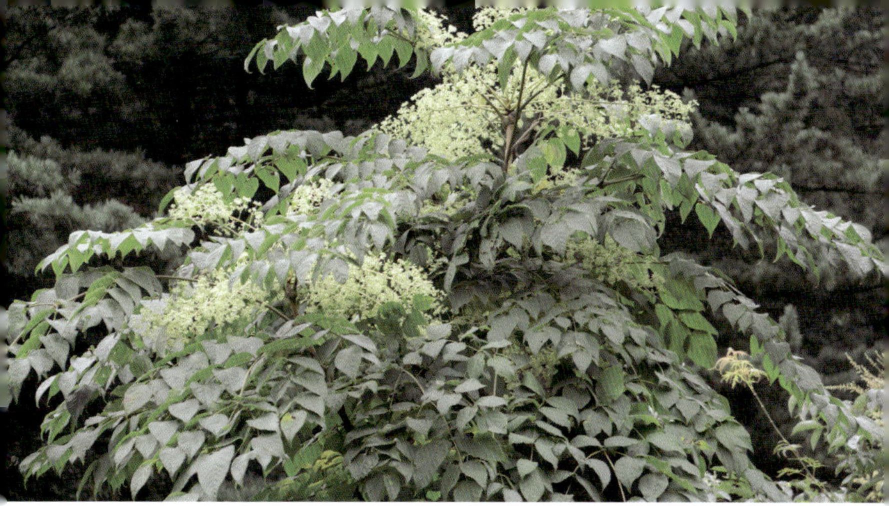

류머티즘에 따른 관절염, 당뇨병을 치료하는
두릅나무

- **학명** | *Aralia elata* (Miq.) Seem.
- **과명** | 두릅나뭇과(Araliaceae)
- **생약명** | 총목(楤木)
- **이명** | 참두릅, 드릅나무, 둥근잎두릅, 둥근잎두릅나무
- **사용부위** | 나무껍질, 뿌리껍질
- **채취 시기** | 봄
- **맛과 약성** | 맛이 맵고 약성은 평범하며 독성이 조금 있으나 열을 가하면 없어진다.
- **적용병증** | 소염, 이뇨, 어혈, 신경 쇠약, 류머티즘에 따른 관절염, 신염, 만성 간염, 당뇨병, 위장병, 항산화
- **용법** | 내복, 외용

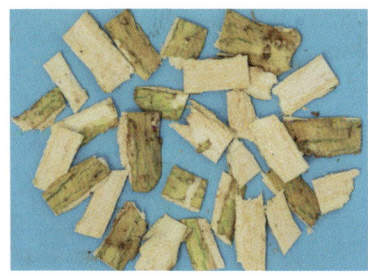

▲ 두릅나무 나무껍질(약재)

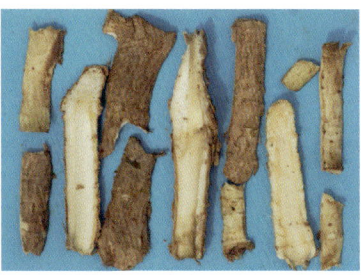

▲ 두릅나무 뿌리껍질(약재)

각 부위별 생김새

생태적 특성 전국의 산기슭 양지나 인가 근처에서 자라는 낙엽활엽관목으로 높이는 3~4m 정도로 줄기에 가시가 많이 나 있다. 잎은 어긋나고 2~3회 갈라지는 홀수깃꼴겹잎이며 가지 끝에 모여 있다. 잔잎은 난형 또는 타원상 난형에 끝이 뾰족하고 밑부분은 둥글거나 넓은 설형 또는 심장형이며 가장자리에는 톱니가 있다. 꽃은 7~8월에 백색으로 피며 열매는 둥글고 9~10월에 흑색으로 익는다. 씨의 뒷면에는 알갱이 모양의 돌기가 약간 있다.

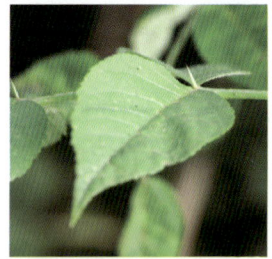
▲ 두릅나무 잎

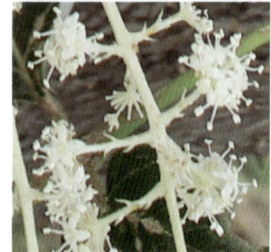
▲ 두릅나무 꽃

약초 성분 뿌리껍질 또는 나무껍질에는 강심 배당체, 사포닌(saponin), 정유 및 미량의 알칼로이드(alkaloid)가 함유되어 있다. 뿌리에는 올레아놀릭산(oleanolic acid)의 배당체인 아라로사이드(araloside) A·B·C 등이 함유되어 있고 잎에는 사포닌(saponin)이 들어 있으며 아그리콘(aglycon)은 헤데라게닌(hederagenin)이다.

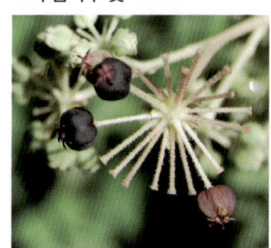
▲ 두릅나무 익은 열매

두릅나무 약효 뿌리껍질과 나무껍질을 약용하는데 생약명은 총목피(楤木皮)라고 하며 맛이 맵고 약성은 평범하며 독성이 약간 있으나 열을 가하면 없어지고 거풍, 안신, 보기, 활혈 효능이 있으며 소염,

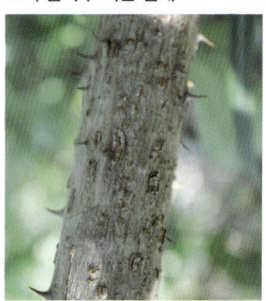
▲ 두릅나무 나무껍질

이뇨, 어혈, 신경 쇠약, 류머티즘에 따른 관절염, 신염, 간경변, 만성 간염, 위장병, 당뇨병 등을 치료한다. 두릅나무의 추출물은 백내장을 치료하고 항산화, 혈압강하작용을 한다는 연구 결과가 나왔다.

약용법 뿌리껍질 및 나무껍질 1일량 50~100g에 물 900mL를 붓고 반량으로 달여서 매 식후에 복용한다. 외용할 때는 뿌리껍질, 나무껍질을 짓찧어서 환부에 도포한다.

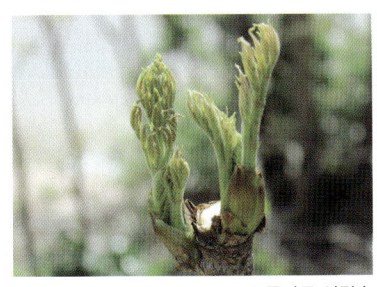
▲ 두릅나무 어린순

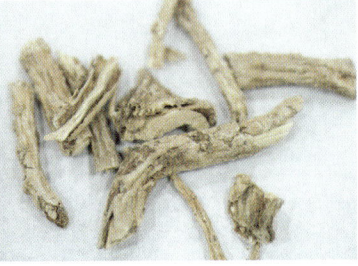
▲ 두릅나무 뿌리(약재 전형)

두릅나무의 기능성 및 효능에 관한 특허 자료

▶ 두릅을 용매로 추출한 백내장에 유효한 조성물

본 발명은 두릅 추출물 및 이를 유효성분으로 하는 치료제에 관한 것으로, 본 발명의 조성물 및 치료제는 백내장의 예방, 진행의 지연 및 치료의 효과가 있다. 본 발명에 따라 두릅의 수(水) 추출물을 4가지 용매-클로로포름, 에틸아세테이트, 부탄올 그리고 물로 추출한다. 이 추출물에 마이오-이노시톨 또는 타우린을 추가하면 백내장 치료의 상승효과를 얻을 수 있다. 또한 두릅 추출물을 유효성분으로 포함하는 음료, 생약제제, 건강보조식품은 경구 투여에 의해 당에 기인하는 백내장의 예방, 지연, 치료 및 회복의 효과를 얻을 수 있다.

- 출원번호 : 10-2000-0004354, 특허권자 : (주)메드빌

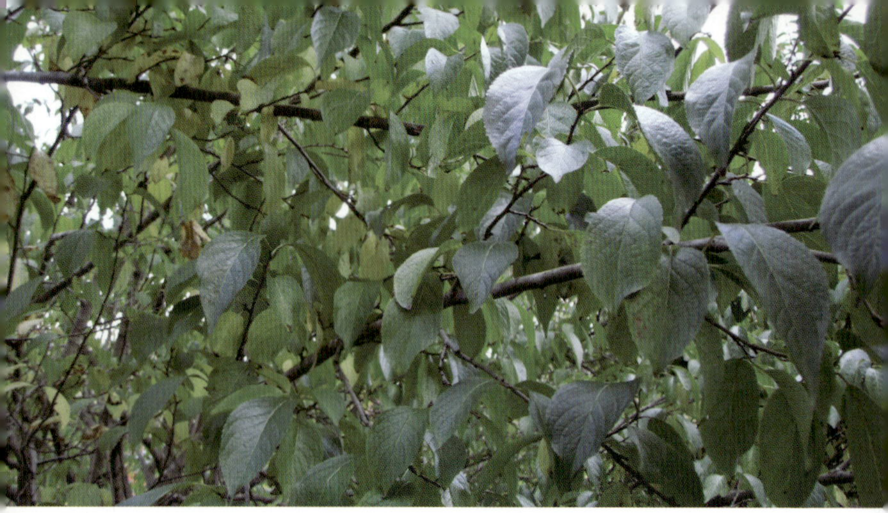

요통, 골다공증, 치매, 고혈압을 치료하는
두충나무

- **학명** | *Eucommia ulmoides* Oliv.
- **과명** | 두충과(Eucommiaceae)
- **생약명** | 두충(杜沖), 면아(櫨芽), 두충엽, 두충강자, 두충염자, 두충초탄
- **이명** | 두중나무, 목면수(木綿樹), 석사선(石思仙)
- **사용부위** | 나무껍질, 잎(어린잎)
- **채취 시기** | 나무껍질-4~6월, 잎-처음 나온 어린잎
- **맛과 약성** | 나무껍질-맛이 달고 약간 매우며 약성은 따뜻하다. 잎-맛이 달고 약성은 따뜻하다.
- **적용병증** | 혈압 강하, 이뇨, 보간, 보신, 근골 강화, 요통, 음부 가려움증, 뇌신경 질환, 기억력 장애, 치매
- **용법** | 내복

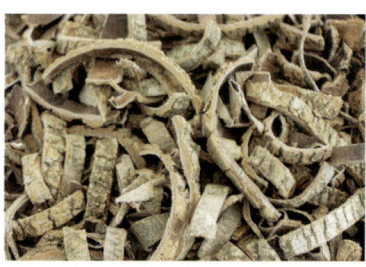
▲ 두충나무 나무껍질(약재)

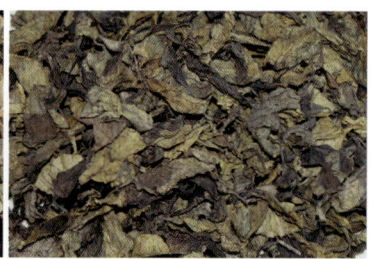
▲ 두충나무 잎(약재)

각 부위별 생김새

> **생태적 특성**

전국 각지에서 재배하는 낙엽 활엽교목으로 높이는 10m 내외이며 어린 가지는 미끄럽고 광택이 난다. 나무껍질, 가지, 잎 등에는 미끈미끈한 교질(膠質)이 함유되어 있다. 잎은 타원형이거나 난형에 어긋나고 끝은 날카로우며 밑부분은 넓은 설형에 가장자리에는 톱니가 있다. 꽃은 암수딴그루에 단성화로 잎과 같이 피거나 5월에 잎보다 먼저 피기도 한다. 열매는 익과로 난상 타원형에 평평하고 끝이 오목하게 들어가 있으며 10월에 성숙하고 그 안에 씨가 1개 들어 있다.

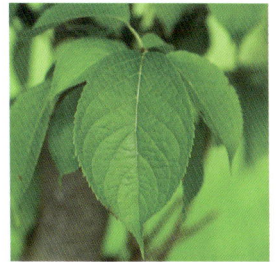
▲ 두충나무 잎

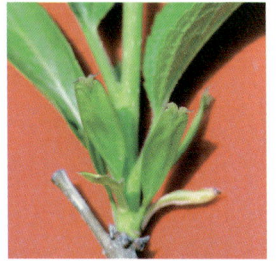
▲ 두충나무 암꽃

> **약초 성분**

나무껍질에는 구타페르카(gutta-percha)가 함유되어 있고 이외에 배당체, 알칼로이드(alkaloid), 펙틴(pectin), 지방, 수지, 유기산, 비타민 C, 클로로겐산(chlorogen acid), 알도오스(aldose), 케토오스(ketose) 등이 함유되어 있다. 나무껍질의 배당체 중에는 아우쿠빈(aucubin)이 있다. 수지 중에는 사과산, 주석산, 푸말산 등이 들어 있다. 씨에 함유된 지방유를 구성하는 지방산은 리노렌산(linlen

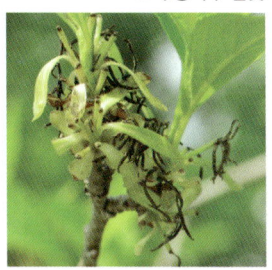
▲ 두충나무 수꽃

▲ 두충나무 씨

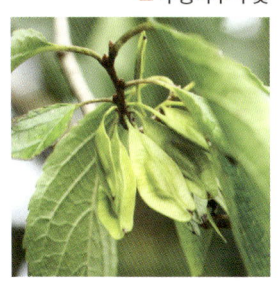
▲ 두충나무 열매

두충나무 109

acid), 리놀산(linol acid), 올레인산(olein acid), 스테린산(sterin acid), 팔미틴산(palmitin acid)이다. 잎에는 구타페르카(guttapercha), 알칼로이드(alkaloid), 글루코사이드(glucoside), 펙틴(pectin), 케토오스(ketose), 알도오스(aldose), 비타민 C, 카페인산(caffeine acid), 클로로겐산(chlorogen acid), 타닌(tannin)이 함유되어 있다.

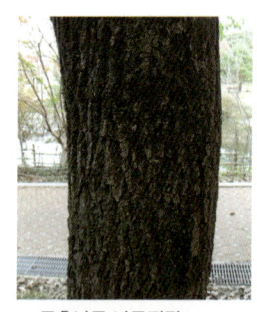
▲ 두충나무 나무껍질

두충나무 약효 나무껍질을 약용하는데 생약명은 두충(杜沖)이라고 하며 맛은 달고 약간 매우며 약성은 따뜻하고 고혈압, 이뇨 보간, 보신, 근골 강화, 안태의 효능이 있으며 요통, 관절 마비, 소변 잔뇨, 음부 가려움증 등을 치료한다. 어린잎의 생약명은 면아(檰芽)라고 하여 풍독각기(風毒脚氣)와 구적풍냉(久積風冷), 장치하혈(腸痔下血) 등을 치료한

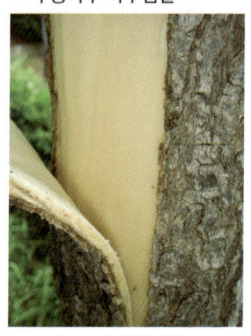
▲ 두충나무 껍질을 벗긴 모습

다. 두충의 추출물은 신경계 질환, 기억력 장애, 치매, 항산화, 피부 노화, 골다공증, 류머티스 관절염 등의 치료 효과가 있는 것으로 연구한 결과 밝혀졌다.

약용법 나무껍질 1일량 30~50g에 물 900mL를 붓고 반량으로 달여서 매 식후에 복용하거나 술을 담가서 마신다. 잎(어린잎) 1일량 20~30g에 물 900mL를 붓고 반량으로 달여서 매 식후에 복용하거나 말린 후 분말로 만들어 온수에 타서 복용한다.

두충나무의 기능성 및 효능에 관한 특허 자료

▶ 두충 추출물을 포함하는 신경계 질환 예방 또는 치료용 조성물

두충 추출물 또는 그의 유효성분은 퇴행성 뇌신경 질환의 예방 또는 치료용 조성물 및 건강 기능 식품용 조성물로 유용하다.

– 등록번호 : 10-1087297, 출원인 : 박현미

▶ 학습 장애, 기억력 장애 또는 치매의 예방 또는 치료용 두충 추출물

본 발명은 두충피 조추출물 또는 그의 분획층을 유효성분으로 포함하는 학습 장애, 기억력 장애 또는 치매의 예방 또는 치료용 또는 학습 또는 기억력 증진용 약학조성물 또는 학습·기억력 증진용 기능성식품을 제공한다.

– 공개번호 : 10-2010-0043669, 출원인 : (주)유니베라

▶ 두충 추출물을 함유하는 항산화 및 피부노화 방지용 화장료 조성물

본 발명은 두충나무껍질 추출물을 유효성분으로 함유하는 항산화 및 피부노화 방지용 화장료 조성물에 관한 것이다. 두충 추출물은 피부노화 방지용 기능성식품, 기능성화장품이나 약물에 유용하게 사용될 수 있는 효과가 있게 되는 것이다.

– 공개번호 : 10-2010-0048322, 출원인 : 조홍연

▶ 두충 추출물을 포함하는 경조직 재생 촉진제 조성물

본 발명은 두충 추출물을 포함하는 경조직 재생 촉진제 조성물에 관한 것으로, 두충의 물, 저급 알코올 또는 유기용매 추출물을 포함하는 본 발명의 조성물은 알칼리성 포스파타아제의 활성을 유도함으로써 조골세포의 분화와 미네랄화를 촉진하고, 콜라겐의 합성을 증가시킴으로써 경조직의 기질을 견고히 하며, 조골세포의 ERK2(Extracellular signal-Regulated Kinase 2)를 활성화시켜 조골세포의 증식이나 분화작용을 유도할 수 있을 뿐만 아니라 조골세포의 성장을 농도 의존적으로 증가시키므로 골다공증, 치조골 파손과 같은 경조직 질환 또는 치주 질환과 같은 골 대사 질환의 예방 및 치료제로 유용하다.

– 공개번호 : 10-2002-0086109, 출원인 : 김성진

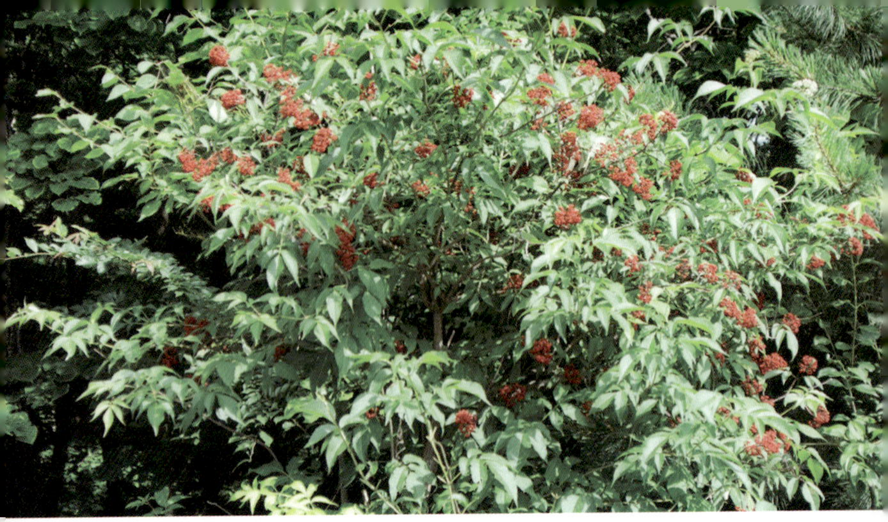

골절, 근골 동통, 통증, 화상을 치료하는
딱총나무

- **학명** | *Sambucus racemosa* Subsp. *sieboldiana* (Miq.) H. Hara
- **과명** | 인동과(Caprifoliaceae)
- **생약명** | 접골목(接骨木)
- **이명** | 접골초(接骨草), 당딱총나무, 청딱총나무, 고려접골목, 당접골목
- **사용부위** | 줄기 및 가지, 뿌리 또는 뿌리껍질, 잎, 꽃
- **채취 시기** | 줄기·가지-연중 수시, 뿌리·뿌리껍질-9~10월, 잎-4~10월, 꽃-5월
- **맛과 약성** | 줄기·가지-맛이 달고 쓰며 약성은 평범하다. 뿌리·뿌리껍질-맛이 달고 약성은 평범하며 무독하다. 잎-맛이 쓰고 약성은 차다. 꽃-맛이 달고 약성은 평범하다.
- **적용병증** | 거풍, 진통, 타박상, 황달, 화상, 근골 동통, 골절, 요통, 이뇨, 발한
- **용법** | 내복, 외용

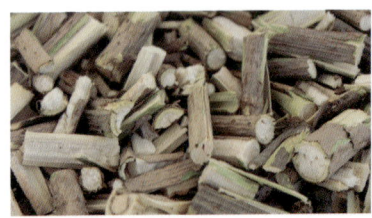

▲ 딱총나무 줄기(약재)

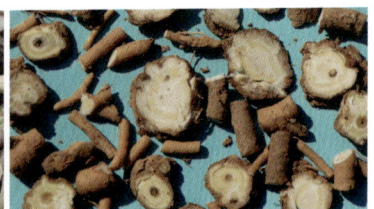

▲ 딱총나무 뿌리(약재)

각 부위별 생김새

생태적 특성 전국의 산골짜기나 산기슭의 다습한 곳에 분포하는 낙엽활엽관목으로 높이는 4m 전후이며 가지는 많이 갈라져 나오고 회갈색 내지 암갈색이며 털이 없다. 잎은 홀수깃꼴겹잎에 마주나고 5~7m의 잔잎은 장난형, 타원형 혹은 난상 피침형이며 끝은 날카롭고 밑부분은 좌우가 같지 않은 넓은 설형이며 가장자리에는 톱니가 나 있고 양면에 털이 없다. 꽃은 5월에 백색 또는 담황색으로 피고 꽃받침은 종 모양에 설형의 열편이 5개 있다. 열매는 핵과로 둥글고 7월에 붉은색으로 익는다.

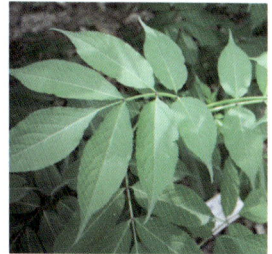
▲ 딱총나무 잎

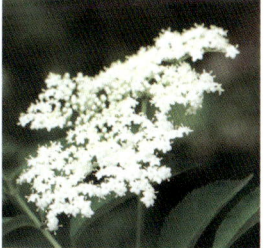
▲ 딱총나무 꽃

약초 성분 딱총나무에는 알파-아미린(α-amyrin), 알부틴(arbutin), 올레인산(oleic acid), 우르솔산(ursolic acid), 베타-시토스테롤(β-sitosterol), 캠페롤(kaempferol), 퀘르세틴(quercetin), 타닌(tannin) 등이 함유되어 있다.

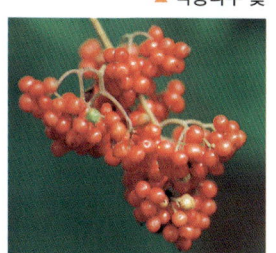
▲ 딱총나무 열매

딱총나무 약효 줄기와 가지를 약용하는데 생약명은 접골목(接骨木)이라고 하며 맛은 달고 쓰며 약성은 평범하고 독성이 없으며 거풍, 진통, 활혈, 어혈, 타박상, 골절, 류머티즘에 따른 마비, 요통, 수종,

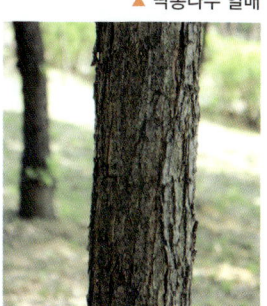
▲ 딱총나무 나무껍질

창상 출혈, 심마진(尋麻疹, 두드러기), 근골 동통 등을 치료한다. 뿌리 또는 뿌리껍질의 생약명은 접골목근(接骨木根)이라 하여 류머티즘에 따른 동통, 황달, 타박상, 화상 등을 치료한다. 잎의 생약명은 접골목엽(接骨木葉)이라 하여 진통, 어혈, 활혈, 타박, 골절, 류머티즘에 따른 통증, 근골 동통을 치료한다. 꽃의 생약명은 접골목화(接骨木花)라고 하여 이뇨, 발한의 효능이 있다.

약용법 줄기와 가지 1일량 30~50g에 물 900mL를 붓고 반량으로 달여서 매 식후에 복용한다. 뿌리 또는 뿌리껍질 1일량 100~150g에 물 900mL를 붓고 반량으로 달여서 매 식후에 복용한다. 외용할 때는 짓찧어 붙이거나 분말을 조합하여 도포한다. 잎 1일량 50~100g에 물 900mL를 붓고 반량으로 달여서 매 식후에 복용한다. 외용할 때는 짓찧어서 붙이거나 달인 액으로 씻고 바른다. 꽃 1일량 15~30g에 물 900mL를 붓고 반량으로 달여서 매 식후에 복용한다.

주의 : 임산부는 딱총나무의 복용을 금한다.

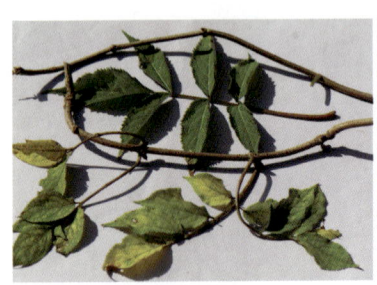
▲ 딱총나무 잎과 줄기(채취품)

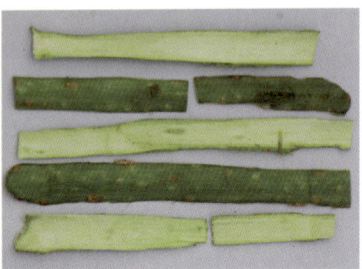
▲ 딱총나무 속껍질(약재 전형)

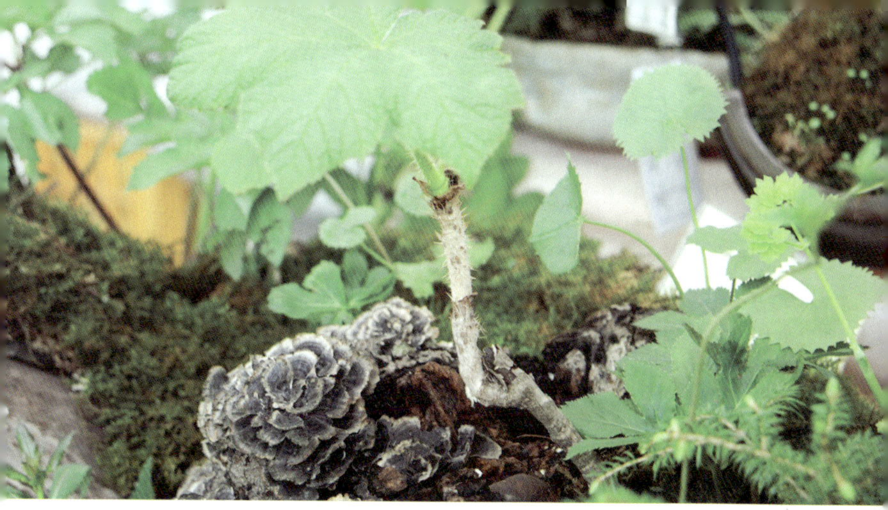

신경 쇠약, 당뇨병, 통증을 치료하는
땃두릅나무

- **학명** | *Oplopanax elatus* (Nakai) Nakai
- **과명** | 두릅나뭇과(Araliaceae)
- **생약명** | 자인삼(刺人蔘), 자삼(刺蔘), 동북자인삼(東北刺人蔘), 인가목(人伽木)
- **이명** | 따드릅나무, 따두릅나무, 땅드릅나무, 바늘드릅나무
- **사용부위** | 뿌리
- **채취 시기** | 가을~겨울
- **맛과 약성** | 맛은 맵고 쓰며 약성은 따뜻하다.
- **적용병증** | 해열, 진해, 진통, 보기(補氣), 진정, 안정, 강심, 이뇨, 거담
- **용법** | 내복

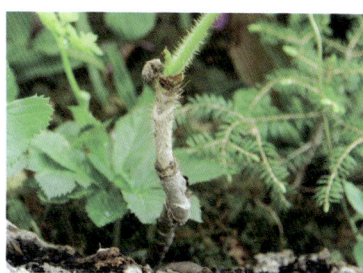
▲ 땃두릅나무 줄기

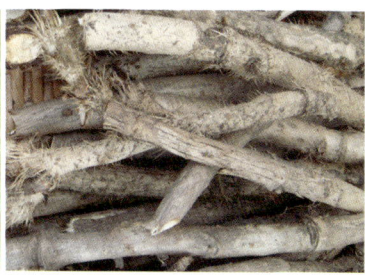
▲ 땃두릅나무 뿌리줄기(약재 전형)

각 부위별 생김새

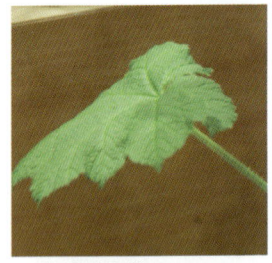
▲ 땃두릅나무 잎

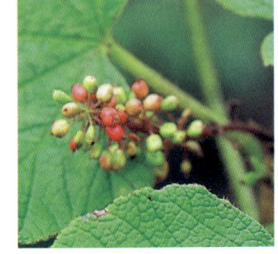
▲ 땃두릅나무 열매

생태적 특성
전국의 높은 산의 깊은 숲속에서 자라는 낙엽활엽관목으로 뿌리는 굵고 길며 막대기 모양이다. 줄기는 곧게 서고 가시가 많이 밀생하였으며 나무껍질은 옅은 회황색이다. 잎은 어긋나고 손바닥 모양으로 5~7개로 갈라지며 밑부분은 심장형에 가장자리는 톱니와 가시가 있고 잎맥에는 가시와 같은 털이 있다. 꽃은 취산꽃차례로 6~7월에 백록색으로 피고 열매는 핵과로 평평한 구형이고 8~9월에 홍색으로 익는다.

약초 성분
뿌리에는 알칼로이드(alkaloid), 사포닌(saponin), 정유, 다당류, 강심 배당체가 함유되어 있으며 그 외의 부분에는 대부분 정유가 함유되어 있다.

땃두릅나무 약효
뿌리를 약용하는데 생약명은 자인삼(刺人蔘)이라 하여 해열, 진통, 진해, 진정 등에 효능이 있고 신경 쇠약, 정신 분열증, 강심, 이뇨, 당뇨병, 기침, 가래 삭힘 등에 효과가 있다.

약용법
뿌리 1일량 20~30g에 물 900mL를 붓고 반량으로 달여서 매 식후에 복용한다.

땃두릅나무의 기능성 및 효능에 관한 특허 자료

▶ **땃두릅나무 잎 추출물을 포함하는 진통제 조성물**

본 발명은 땃두릅나무 추출물을 유효성분으로 함유하는 진통제 조성물 및 이를 포함하는 통증 개선용 식품 조성물에 관한 것이다.

- 공개번호 : 10-2011-0077087, 출원인 : 한림대학교 산학협력단

▶ **땃두릅나무가 함유된 음료**

본 발명에서 땃두릅나무를 몇 가지 약용식물과 혼합하여 건강음료로 개발하고 약리적 효능을 검정하였다. 본 발명의 건강음료는 물 20리터에 땃두릅나무 뿌리 1kg을 넣고 맛조절을 위하여 늙은 호박 5g, 대추 2g을 첨가하고 음료 품성 개량을 위하여 감초와 갈근 0.2kg, 전분 0.4kg, 생강 0.1kg을 넣고 섭씨 100℃에서 6시간 열수추출한 후 압착 여과하여 고형분을 제거하고 여액을 방냉한 후 저온냉장고(-3℃)에서 3시간 보관하여 침전물을 15,000rpm으로 20분간 원심분리한 후 상층액을 취하여 제조하는 혈당 및 혈압강하 효능이 있는 땃두릅나무를 주체로 하는 혼합음료 제조 방법이다.

- 공개번호 : 10-2002-0093691, 출원인 : 도대홍

【혼동하기 쉬운 나무 비교】

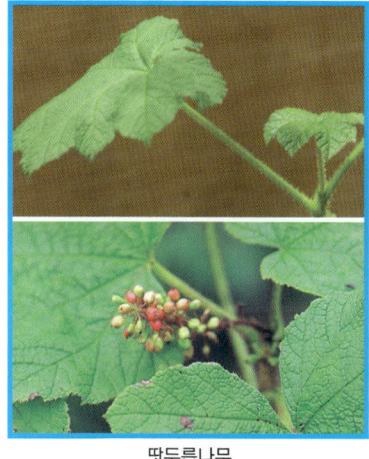

땃두릅나무

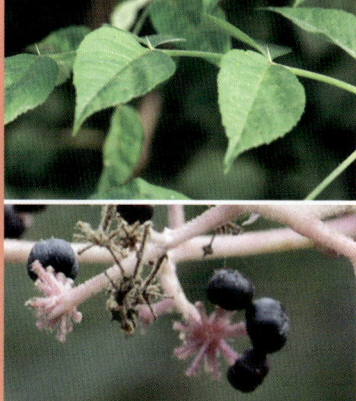

두릅나무

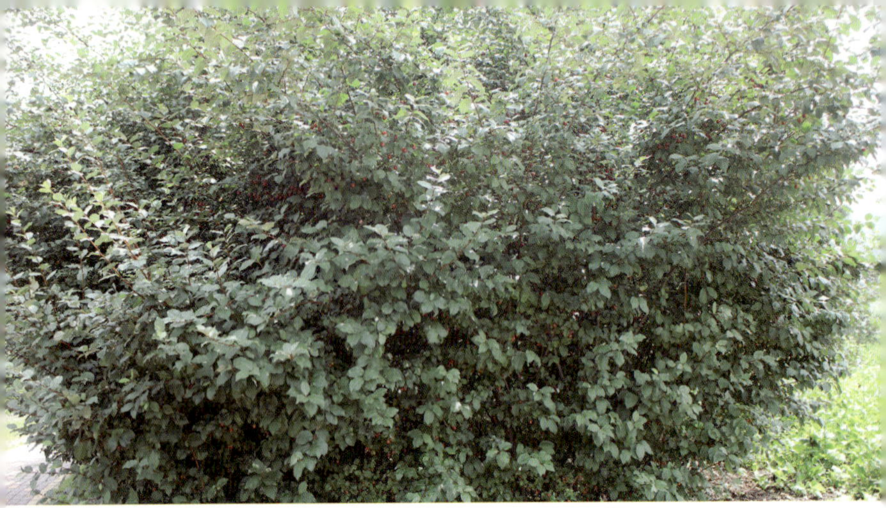

타박상, 천식, 치질을 치료하는

뜰보리수

- **학명** | *Elaeagnus multiflora* Thunb.
- **과명** | 보리수나뭇과(Elaeagnaceae)
- **생약명** | 목반하(木半夏)
- **이명** | 녹비늘보리수나무, 사월자(四月子), 야앵도(野櫻桃)
- **사용부위** | 뿌리 및 뿌리껍질, 열매

- **채취 시기** | 뿌리·뿌리껍질 – 9~10월, 열매 – 가을
- **맛과 약성** | 맛이 담백하고 떫으며 약성은 따뜻하다.
- **적용병증** | 수렴, 종기, 활혈, 타박상, 천식, 이질, 치질, 치창, 항염, 항산화, 피부질환
- **용법** | 내복, 외용

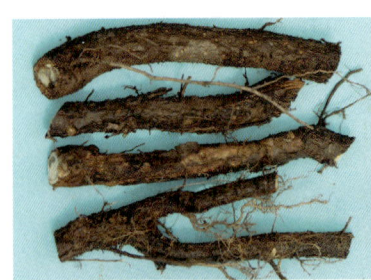
▲ 뜰보리수 뿌리(약재 전형)

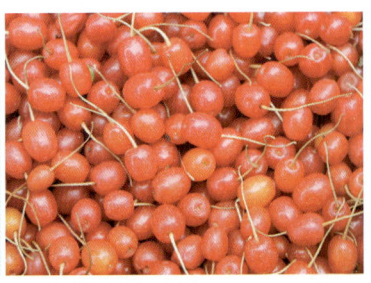
▲ 뜰보리수 열매(채취품)

각 부위별 생김새

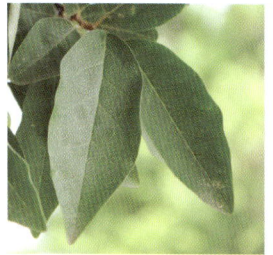
▲ 뜰보리수 잎

생태적 특성
정원이나 뜰에 재배하는 낙엽 활엽관목으로 높이는 3m 전후로 가지는 많이 갈라지고 가시는 없으며 어린 가지는 홍갈색에 인편이 밀생해 있다. 잎은 막질로 타원형에 어긋나고 가장자리는 밋밋하며 밑부분은 넓은 설형이거나 원형이다. 꽃은 1~2개가 잎겨드랑이에 붙어 4~5월에 연황색으로 피고 수술은 4개, 암술은 1개이며 열매는 장타원형에 6~7월에 홍색으로 익는다.

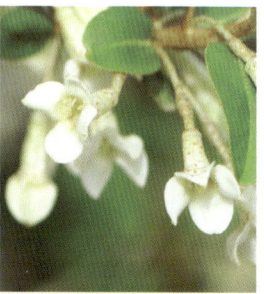
▲ 뜰보리수 꽃

약초 성분
뿌리 및 뿌리껍질은 약효와 성분이 아직 밝혀지지 않았지만 민간약으로 사용되고 있다. 익은 열매에는 사과산이 함유되어 있고 과당, 서당 등 당류가 많이 함유되어 있다.

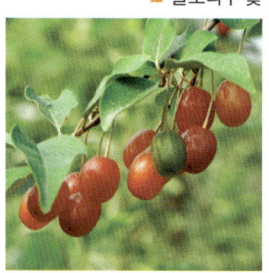
▲ 뜰보리수 익은 열매

뜰보리수 약효
뿌리 또는 뿌리껍질의 생약명은 목반하근(木半夏根)이라고 하여 보허, 행기, 활혈의 효능이 있고 타박상 치질, 치창을 치료한다. 열매를 약용하는데 생약명은 목반하(木半夏)라고 하며 맛은 담백하고 떫으며 약성은 따뜻하다. 수렴, 소종, 활혈, 행기(行氣)의 효능이 있고 타박상, 천식, 이질, 치질, 치창(痔瘡)을 치료한다. 열매의 추출물은 항산화, 항염, 피부 질환

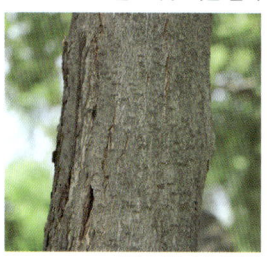
▲ 뜰보리수 나무껍질

치료에 효과가 있는 것으로 밝혀졌다.

약용법 뿌리 또는 뿌리껍질 1일량 40~70g에 물 900mL를 붓고 반량으로 달여서 매 식후에 복용하거나 술을 담가 아침저녁으로 마신다. 외용할 때는 뿌리껍질을 달인 물로 항문을 씻는다. 열매 1일량 30~50g에 물 900mL를 붓고 반량으로 달여서 매 식후에 복용한다.

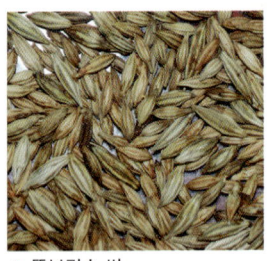
▲ 뜰보리수 씨

뜰보리수의 기능성 및 효능에 관한 특허 자료

▶ 뜰보리수 과실 추출물을 유효성분으로 함유하는 항산화, 항염 및 미백용 조성물

본 발명은 항산화, 항염 및 미백 활성을 갖는 뜰보리수 과실 추출물을 유효성분으로 함유하는 피부 외용 약학조성물 및 화장료 조성물에 관한 것으로, 본 발명의 뜰보리수 과실 추출물은 탁월한 DPPH 자유 라디칼 억제 활성, 환원력, 크산틴 산화효소 저해력, 혈소판 응집 억제 활성, 아질산염 생성 억제 활성 및 티로시나제 억제 활성을 나타내므로 산화적 스트레스로 인한 피부 질환 및 염증 질환의 예방 및 치료에 유용하게 사용할 수 있다.

- 출원번호 : 10-2006-0055830, 특허권자 : 대구한의대학교 산학협력단

【혼동하기 쉬운 나무 비교】

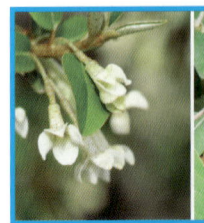 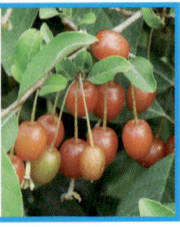 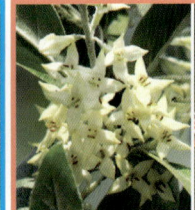 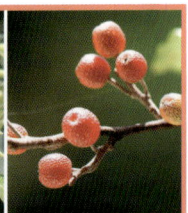

뜰보리수   보리수나무

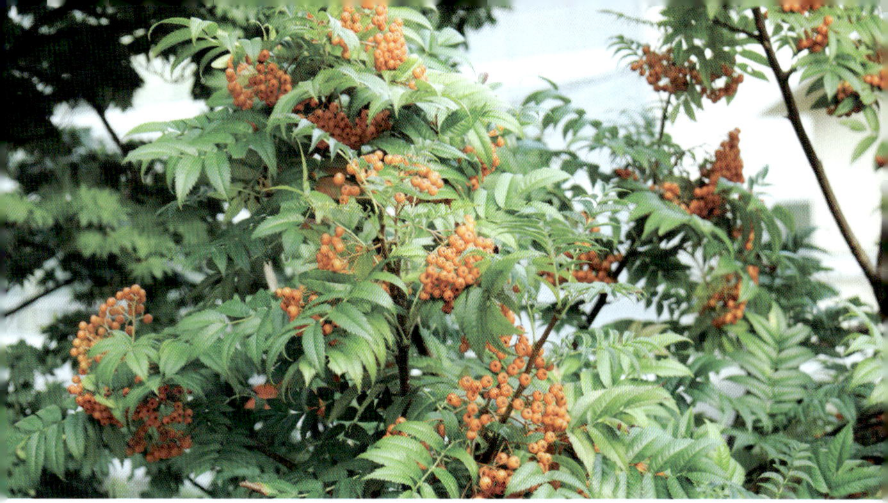

기관지염, 신체 허약, 위염을 치료하는 마가목

- **학명** | *Sorbus commixta* Hedl.
- **과명** | 장미과(Rosaceae)
- **생약명** | 정공피(丁公皮), 마가자(馬家子)
- **이명** | 은빛마가목, 잡화추, 일본화추
- **사용부위** | 나무껍질, 씨, 열매

- **채취 시기** | 나무껍질-봄, 씨-10월
- **맛과 약성** | 나무껍질-맛이 시고 약간 쓰며 약성은 따뜻하다.
- **적용병증** | 강장, 거풍, 진해, 신체 허약, 요슬산통, 기관지염, 해독
- **용법** | 내복

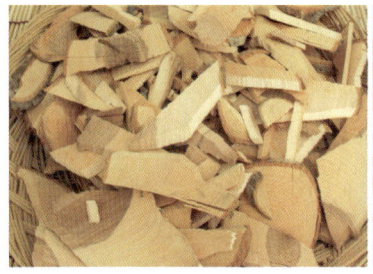
▲ 마가목 나무껍질(약재)

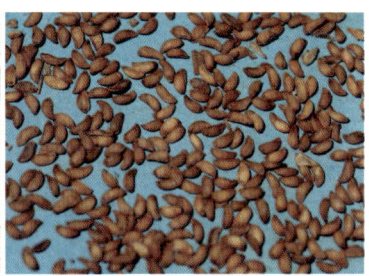
▲ 마가목 씨(약재 전형)

생태적 특성 중·남부 지방에서 자라는 낙엽활엽소교목으로 높이는 6~8m 정도이고 어린 가지와 겨울눈에는 털이 없다. 잎은 깃꼴겹잎이며 어긋나고 잔잎은 9~13개에 피침형, 넓은 피침형 또는 타원상 피침형이고 양면에 털은 없는데 가장자리에 길고 뾰족한 톱니 또는 겹톱니가 있다. 꽃은 복산방꽃차례로 털이 없으며 5~6월에는 백색으로 피고 열매는 이과(梨果)로 둥글고 10월에 적색 또는 황적색으로 익는다.

약초 성분 마가목에는 루페논, 루페올, 베타-시토스테롤(β-sitosterol), 리그난(lignan), 솔비톨(solbitol), 아미그달린(amygdalin), 플라보노이드(flavonoid)류가 함유되어 있다.

마가목 약효 나무껍질을 약용하는데 생약명은 정공피(丁公皮)라고 하여 맛은 맵고 약간 쓰며 약성은 따뜻하고 거풍, 진해, 강장, 신체 허약, 요슬산통(腰膝酸痛), 풍습비통(風濕痺痛), 백발을 치료한다. 씨의 생약명은 마가자(馬家子)라고 하여 진해, 거담, 이수(利水), 지갈(止渴), 강장(强壯), 기관지염, 폐결핵, 수종(水腫), 위염, 신체 허약,

각 부위별 생김새

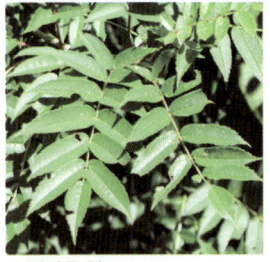
▲ 마가목 잎

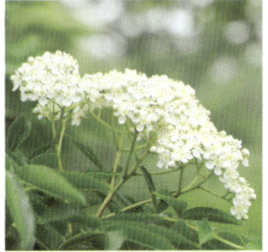
▲ 마가목 꽃

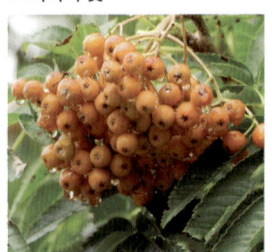
▲ 마가목 열매

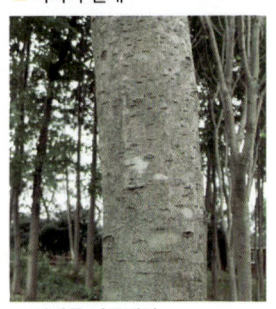
▲ 마가목 나무껍질

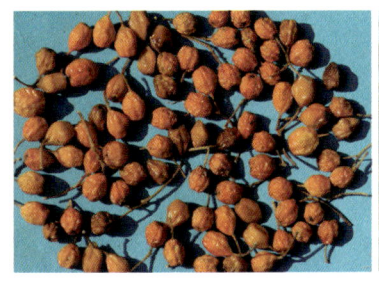
▲ 마가목 열매 건조

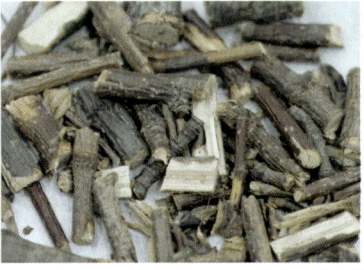
▲ 마가목 잔가지

해독 등을 치료한다. 연구한 결과 마가목의 추출물은 해독작용을 하는 것으로 밝혀졌다.

약용법 나무껍질과 씨 1일량 40~80g에 물 900mL를 붓고 반량으로 달여서 매 식후에 복용하거나 술을 담가 마신다.

마가목의 기능성 및 효능에 관한 특허 자료

▶ 마가목 추출물을 유효성분으로 하는 흡연독성 해독용 약제학적 조성물
본 발명은 흡연독성 해독용 약제학적 조성물에 관한 것으로서, 구체적으로는 마가목 추출물을 유효성분으로 하는 흡연독성 해독용 약제학적 조성물에 관한 것이다.

- 출원번호 : 10-2011-0044223, 특허권자 : 남종현

【혼동하기 쉬운 나무 비교】

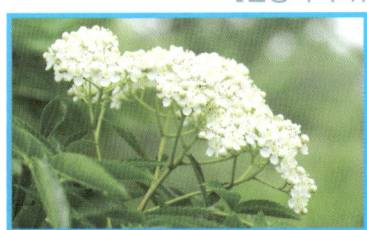
마가목

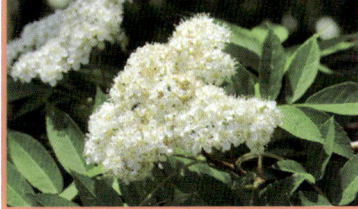
당마가목

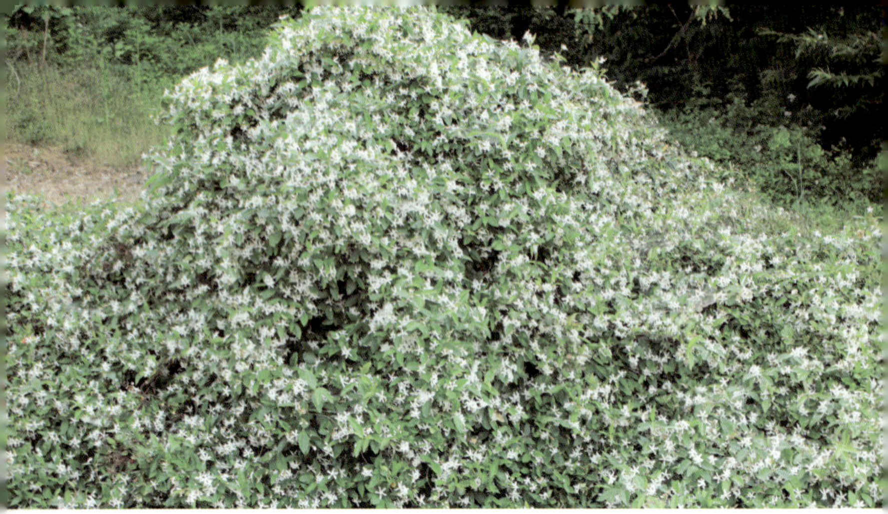

출혈, 통증, 종기, 근골통을 치료하는

마삭줄

- **학명** | *Trachelospermum asiaticum* (Siebold & Zucc.) Nakai
- **과명** | 협죽도과(Apocynaceae)
- **생약명** | 낙석등(絡石藤)
- **이명** | 마삭나무, 조선마삭나무, 왕마삭줄, 민마삭나무, 겨우사리덩굴, 왕마삭나무, 민마삭줄, 마삭덩굴, 마삭풀, 낙석(絡石), 마삭나무, 내동(耐冬)
- **사용부위** | 줄기와 잎, 열매

- **채취 시기** | 줄기와 잎-가을, 열매-8~9월(열매가 덜 익었을 때)
- **맛과 약성** | 맛이 쓰고 약성은 시원하다.
- **적용병증** | 거풍, 지혈, 어혈, 통락(通絡), 관절통, 옹종, 토혈, 타박상, 근골통, 진통, 통경
- **용법** | 내복, 외용

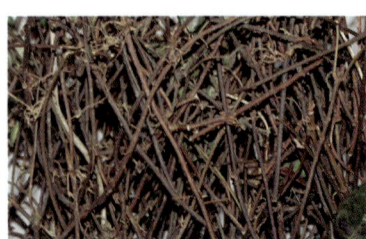
▲ 마삭줄 줄기(약재 전형)

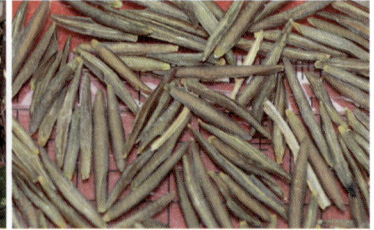
▲ 마삭줄 열매(약재 전형)

각 부위별 생김새

생태적 특성 남부 지방에 분포하며 산기슭의 바위나 큰 나무를 감아 올라가며 자라는 상록활엽 덩굴나무로, 덩굴의 길이가 5m 이상 자란다. 잎은 타원형, 난형 또는 긴 타원형에 마주나고 표면은 짙은 녹색이며 윤채가 있고 가장자리는 톱니가 없어 밋밋하다. 꽃은 취산꽃차례로 줄기 끝이나 잎겨드랑이에서 5~7월에 백색으로 피어 차츰 황색으로 변한다. 열매는 골돌과로 꼬투리 모양인데, 2개가 아래로 늘어지고 9~10월에 익는다.

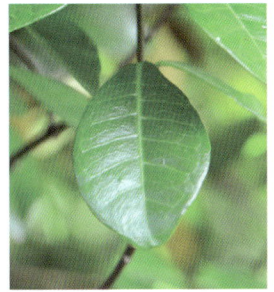
▲ 마삭줄 잎

약초 성분 줄기에는 악틴(arctiin), 마타이레시노사이드(matairesinoside), 트라케로사이드(tracheloside), 담보니톨(dambonitol), 베타-시토스테롤-글루코사이드(β-sitosterol-glucoside), 놀트라케로사이드(nortracheloside), 시마로스(cymarose) 등이 함유되어 있다. 이 중 악틴(arctiin)은 혈관 확장, 혈압 강하를 일으키며 냉혈 및 온혈 동물에게 경련을 일으키고 실험 동물인 쥐의 피부를 발적(發赤)시키거나 설사를 일으킨다.

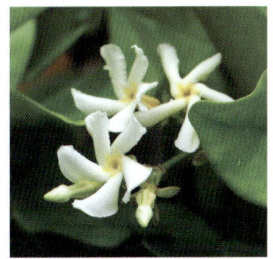
▲ 마삭줄 꽃

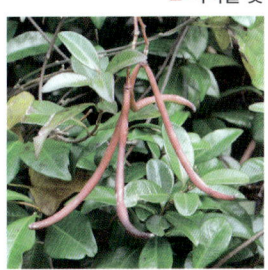
▲ 마삭줄 열매

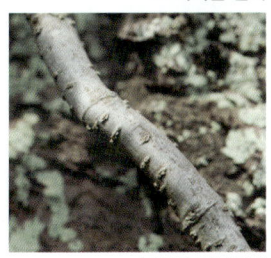
▲ 마삭줄 나무껍질

마삭줄

마삭줄 약효 줄기 또는 잎의 생약명은 낙석등(絡石藤)이라 하며 맛은 쓰고 약성은 시원하며 거풍, 지혈, 진통, 통경 등을 치료한다. 열매의 생약명은 낙석과(絡石果)라 하여 근골통을 치료한다.

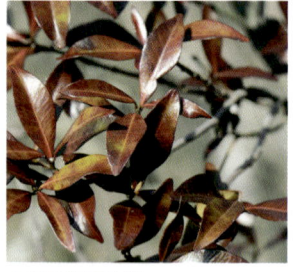
▲ 마삭줄 겨울 잎

약용법 줄기 또는 잎 1일량 30~50g에 물 900mL를 붓고 반량으로 달여서 매 식후에 복용한다. 외용할 때는 분말로 만들어 고루 바르거나 혹은 짓찧어 즙을 내어 그 즙액으로 씻는다. 열매 1일량 20~50g에 물 900mL를 붓고 반량으로 달여서 매 식후에 복용한다.

주의 : 마삭줄은 두충, 목단, 창포, 패모 등과 함께 복용을 금지한다.

【혼동하기 쉬운 나무 비교】

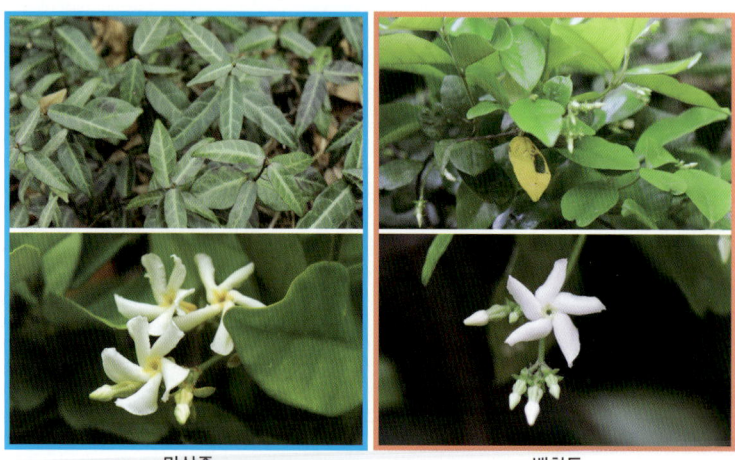

마삭줄 / 백화등

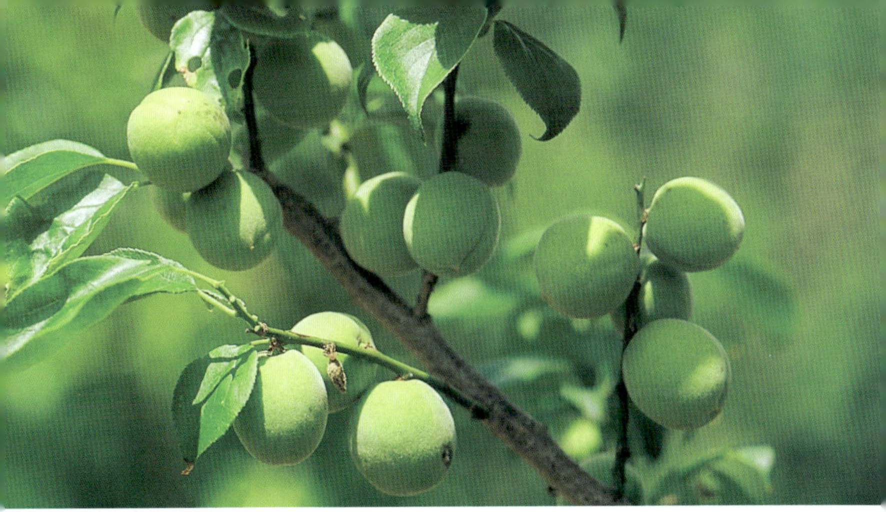

알레르기, 식중독, 복통을 치료하는 매실나무

- **학명** | *Prunus mume* (Siebold) Siebold & Zucc.
- **과명** | 장미과(Rosaceae)
- **생약명** | 오매(烏梅), 매실(梅實)
- **이명** | 매화나무, 매화수(梅花樹), 육판매(六瓣梅), 천지매(千枝梅)
- **사용부위** | 열매, 뿌리, 잎 및 가지, 꽃봉오리, 씨
- **채취 시기** | 열매 - 7월, 뿌리 - 연중 수시, 잎 및 가지 - 여름, 꽃봉오리 - 2~3월(꽃이 피기 전), 씨 - 7월
- **맛과 약성** | 열매 - 맛이 시고 약성은 따뜻하다. 뿌리 - 맛이 시고 약성은 평범하다. 잎 및 가지 - 맛이 시고 약성은 평범하며 무독하다. 꽃봉오리 - 맛이 시고 떫고 약성은 평범하며 무독하다. 씨 - 맛이 시고 약성은 평범하며 독성이 조금 있다.
- **적용병증** | 항균, 수렴, 구충, 해수, 이질, 혈변, 혈뇨, 복통, 구토, 담낭염, 곽란, 식욕 부진, 항알레르기
- **용법** | 내복, 외용

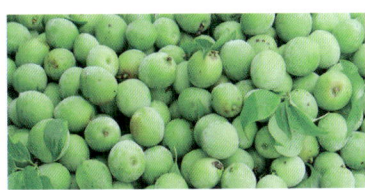
▲ 매실나무 열매(채취품)

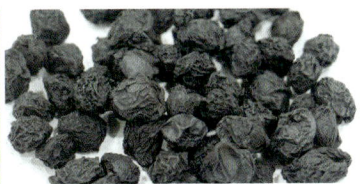
▲ 매실나무 열매(약재 전형)

각 부위별 생김새

생태적 특성 중·남부 지방에서 재배하는 낙엽활엽소교목으로 높이는 5m 정도로 자라고 나무껍질은 담회색 또는 담녹색에 가지가 많이 갈라진다. 잎은 어긋나고 잔잎은 난형 또는 장타원상 난형에 양면으로 잔털이 있거나 뒷면의 잎맥 위에 털이 있고 가장자리에도 예리한 긴 톱니가 있으며, 잎자루 밑부분에 선형의 턱잎이 2개가 있다. 꽃은 4월에 백색 또는 담홍색으로 잎보다 먼저 피고 좋은 향기를 내며 꽃잎은 광도란형이다. 열매는 핵과로 둥글고 7월에 녹색에서 황색으로 익는다.

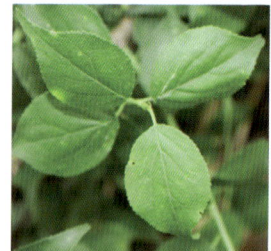
▲ 매실나무 잎

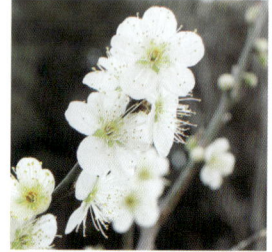
▲ 매실나무 꽃(백색)

약초성분 열매에는 구연산, 사과산, 호박산, 탄수화물, 시토스테롤(sitosterol), 납상물질(蠟狀物質), 올레아놀릭산(oleanolic acid)과 같은 물질이 함유되어 있다. 꽃봉오리에 정유가 함유되어 있으며 그 속에 벤즈알데하이드(benzaldehyde), 이소루게놀(isolugenol), 안식향산 등이 들어 있다. 씨 속에는 아미그달린(amygdalin)이 함유되어 있다.

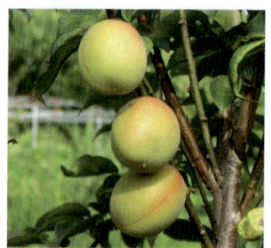
▲ 매실나무 익은 열매

매실나무 약효 덜 익은 열매[靑梅]를 볏짚이나 왕겨에 그을려 검게 된 것을 생약명으로 오매(烏梅)라고 하는데 맛은 시고

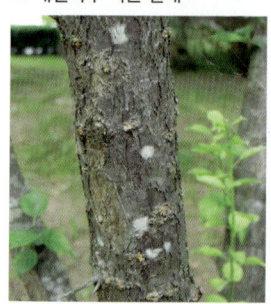
▲ 매실나무 나무껍질

약성은 따뜻하며 수렴, 지사, 이질, 항균, 항진균작용이 있고 구충, 해수, 혈변, 혈뇨, 혈붕(血崩), 복통, 구토, 식중독 등을 치료한다. 뿌리의 생약명은 매근(梅根)이라고 하여 담낭염을 치료한다. 잎이 달린 줄기와 가지의 생약명은 매경(梅莖)이라고 하여 습관성 유산을 치료하는 데 도움을 준다. 잎의 생약명은 매엽(梅葉)이라고 하여 곽란(霍亂)을 치료한다. 꽃봉오리의 생약명은 백매화(白梅花)라고 하여 식욕 부진, 화담(化痰)을 치료한다. 열매 속 씨의 생약명은 매핵인(梅核仁)이라고 하며 번열, 청서(淸暑), 명목(明目), 진해 거담, 서기곽란(暑氣霍亂)을 치료한다. 매실의 추출물은 항알레르기, 항응고, 혈전 용해, 화상 등에 치료 효과가 있다는 것이 연구 결과 밝혀졌다.

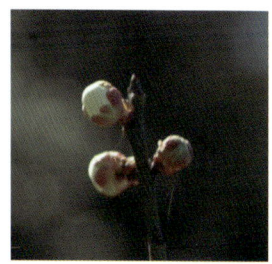
▲ 매실나무 꽃봉오리

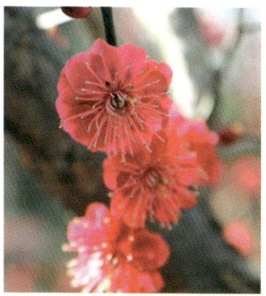
▲ 매실나무 꽃(홍색)

약용법 덜 익은 열매[烏梅] 1일량 10~20g에 물 900mL를 붓고 반량으로 달여서 매 식후에 복용한다. 외용할 때는 강한 불로 볶거나 태워서 분말로 살포하거나 환부에 붙인다. 뿌리 1일량 30~50g에 물 900mL를 붓고 반량으로 달여서 매 식후에 복용한다. 잎이 달린 줄기와 가지[梅莖] 1일량 20~30g에 물 900mL를

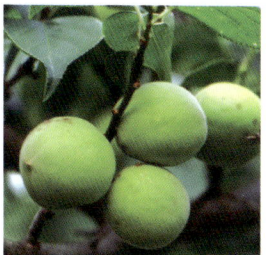
▲ 매실나무 덜 익은 열매

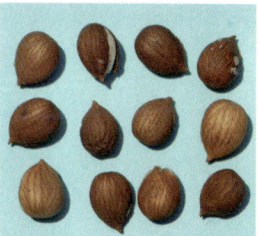
▲ 매실나무 씨

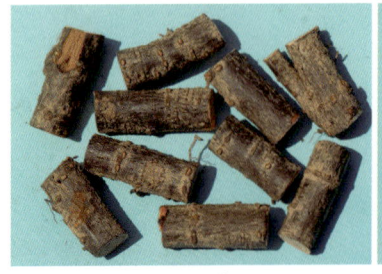
▲ 매실나무 뿌리(약재 전형)

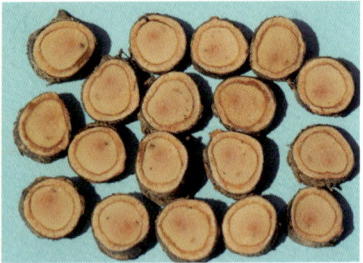
▲ 매실나무 뿌리(약재)

붓고 반량으로 달여서 매 식후에 복용한다. 잎은 말려서 분말로 만들어 1일량 10~20g에 매 식후에 복용한다. 꽃봉오리 1일량 10~20g에 물 900mL를 붓고 반량으로 달여서 매 식후에 복용한다. 열매 속 씨 1일량 10~20g에 물 900mL를 붓고 반량으로 달여서 매 식후에 복용한다. 외용할 때는 짓찧어서 환부에 도포한다.

매실나무의 기능성 및 효능에 관한 특허 자료

▶ **매실 추출물을 함유하는 피부 알레르기 완화 및 예방용 조성물**
매실 추출물이 알레르기의 주된 인자인 히스타민의 유리를 탁월하게 억제하는 것으로부터 착안하여 피부 알레르기 완화를 목적으로 하는 조성물에 대한 것이다.
- 등록번호 : 10-0827195, 출원인 : (주)엘지생활건강

▶ **항응고 및 혈전용해 활성을 갖는 매실 추출물**
천연물로부터 유래되어 인체에 안전할 뿐 아니라 항응고 및 혈전 용해효과가 뛰어난 매실 추출물의 유효성분을 함유하는 식품 및 의약 조성물을 제공한다.
- 공개번호 : 10-2011-0036281, 출원인 : 정산생명공학(주)

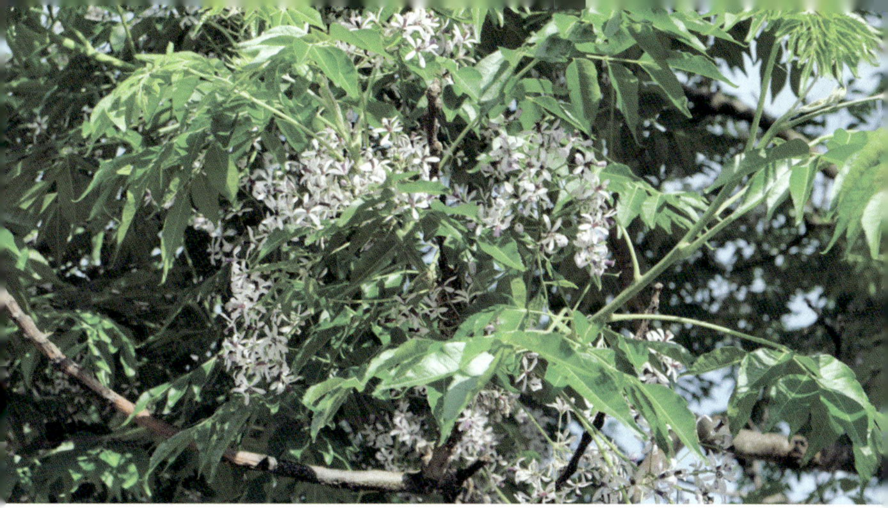

복통, 회충, 땀띠, 치매를 치료하는
멀구슬나무

- **학명** | *Melia azedarach* L.
- **과명** | 멀구슬나뭇과(Meliaceae)
- **생약명** | 고련(苦楝), 천련자(川楝子)
- **이명** | 말구슬나무, 구주목, 구주나무
- **사용부위** | 열매, 잎, 꽃, 뿌리껍질, 나무껍질
- **채취 시기** | 열매 – 가을(열매가 익었을 때), 잎 – 여름·가을, 꽃 – 5월(꽃이 피었을 때), 뿌리껍질·나무껍질 – 연중 수시
- **맛과 약성** | 맛이 쓰고 약성은 차며 독성이 있다. 잎은 독성이 적다.
- **적용병증** | 진통, 살충, 타박종통, 구충, 피부 습진, 땀띠, 청열, 풍진(風疹), 개선(疥癬), 치매
- **용법** | 내복, 외용

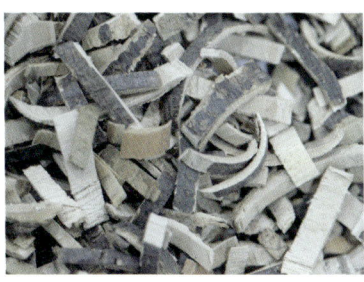
▲ 멀구슬나무 나무껍질(약재)

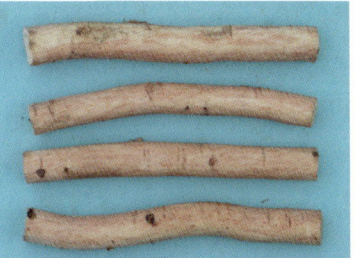
▲ 멀구슬나무 뿌리(약재 전형)

각 부위별 생김새

생태적 특성 경남·전남 지방 및 제주도에 분포하는 낙엽활엽교목으로 높이는 15m 정도로 자라고 가지는 많이 갈라지며 끝에 잎이 달려 있다. 잎은 어긋나고 2~3회 홀수깃꼴겹잎으로 잎자루는 길고 아랫부분이 굵다. 잔잎은 난형 또는 타원형에 양끝이 뾰족하고 가장자리에 톱니가 있거나 가장자리가 깊이 패어 들어간다. 잎의 표면에 털이 없고 뒷면에는 털이 있으나 점차 없어진다. 꽃은 원뿔꽃차례로 가지 끝에 달리고 5월에 연보라색으로 피며 열매는 타원형이거나 원형에 가깝고 9월에 황색으로 익으며 잎이 떨어진 후에도 이듬해 1~2월까지 매달려 있다.

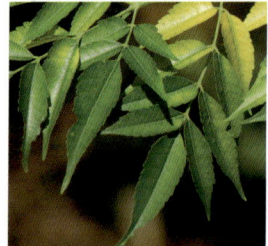
▲ 멀구슬나무 잎

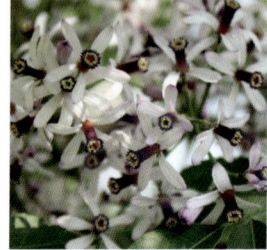
▲ 멀구슬나무 꽃

약초 성분 열매에 투센다닌(toosendanin)이 함유되어 있고 프락시네론(fraxinelone), 쿠리논(kulinone), 쿠락톤(kulactone), 메리안트리올(meliantriol), 산도락톤(sandolactone), 오키닌아세테이트(ochinine acetate), 산다놀(sandanol) 등도 함유되어 있다. 잎에는 퀘르시트린(quercitrin), 루틴(rutin)이 함유되어 있다. 꽃에는 플라보노이드(flavonoid) 배당체인 미리시트린(myricitrin), 아스트라갈린(astragalin)이 함유

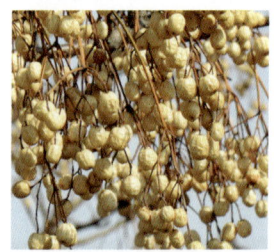
▲ 멀구슬나무 익은 열매

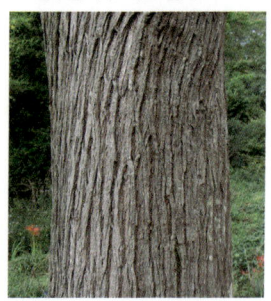
▲ 멀구슬나무 나무껍질

되어 있다. 뿌리껍질이나 나무껍질에는 여러 종류의 고미(苦味)가 있는 트리테르페노이드(triterpenoid) 성분이 함유되어 있다. 주요한 성분은 멜소신(mersosin)으로, 그 외 바닐릭산(vanillic acid)과 dl-카테콜(dl-cathecol)이 들어 있다.

멀구슬나무 약효 열매를 약용하는데 생약명은 천련자(川楝子)라고 하여 맛이 쓰고 약성은 차며 약간의 독성이 있으므로 주의하여 사용한다. 진통, 살충, 구충, 해열, 회충으로 인한 복통을 치료한다. 열매의 추출물은 치매를 예방하거나 치료하는 데 효과가 있는 것으로 확인되었다. 잎의 생약명은 연엽(楝葉)이라 하여 진통, 살충, 회충, 타박 종통(打撲腫痛), 정창(疔瘡), 피부 습진을 치료한다. 잎의 추출물은 패혈증 또는 내독소 혈증을 예방하거나 치료하는 데 효과가 있는 것으로 밝혀졌다. 꽃의 생약명은 연화(楝花)라고 하여 땀띠를 치료한다. 뿌리껍질 및 나무껍질의 생약명은 고련피(苦楝皮)라고 하여 청열, 살충, 회충, 요충, 풍진, 가려움증을 치료한다.

약용법 열매 1일량 15~30g에 물 900mL를 붓고 반량으로 달여서 매 식후에 복용하고 구충제로 사용할 때는 아침저녁 식전 1시간에 복용한다. 잎 1일량 20~30g에 물 900mL를 붓고 반량으로 달여서

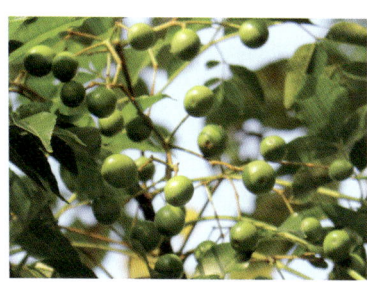
▲ 멀구슬나무 덜 익은 열매

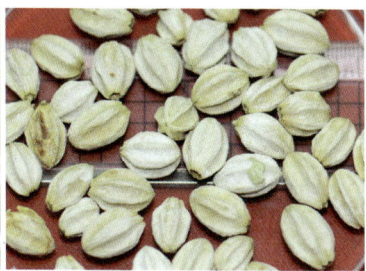
▲ 멀구슬나무 씨

매 식후에 복용하고, 외용할 때는 달인 액으로 환부를 깨끗이 씻거나 액즙을 바르며 분말을 만들어 살포하거나 참기름과 조합하여 바른다. 건

주의 : 비위나 체질이 허약한 자는 멀구슬나무의 복용을 금한다.

조한 꽃을 외용할 때는 분말로 만들어 살포하거나 달인 액을 바른다. 뿌리껍질과 나무껍질 1일량 20~30g에 물 900mL를 붓고 반량으로 달여서 매 식후에 복용하며, 외용할 때는 달인 액으로 씻는다.

멀구슬나무의 기능성 및 효능에 관한 특허 자료

▶ **투센다닌 또는 멀구슬나무 추출물을 유효성분으로 함유하는 치매 예방 또는 치료용 조성물**

본 발명은 투센다닌 또는 멀구슬나무 추출물을 유효성분으로 함유하는 치매 예방 또는 치료용 조성물에 관한 것으로서 보다 상세하게는 투센다닌 또는 멀구슬나무 추출물을 유효성분으로 함유하는 치매 예방 또는 치료용 약학적 조성물에 관한 것이다. 본 발명의 멀구슬나무 추출물 또는 투센다닌을 유효성분으로 함유하는 약학적 조성물은 치매 예방 또는 치료에 효과적이다. 특히 본 발명의 조성물은 베타아밀로이드 생성 억제작용 및 신경세포 보호효과를 나타내는 APPα 생성 촉진을 유도하는 작용이 우수하여 알츠하이머병 같은 치매의 예방 또는 치료에 우수한 효능을 가진다.

– 공개번호 : 10-2010-0136713, 특허권자 : 일동제약(주)

▶ **인도산 멀구슬나무 잎 추출물을 유효성분으로 함유하는 패혈증 또는 내독소혈증의 예방 및 치료용 조성물**

본 발명은 인도산 멀구슬나무의 잎 추출물을 유효성분으로 함유하는 패혈증 또는 내독소혈증의 예방 및 치료용 약학조성물 또는 건강기능식품 조성물에 관한 것으로, 상세하게는 본 발명의 추출물이 LPS-유도 RAW 264.7 세포에서의 생존율 시험, tumor necrosis factor-α(TNF-α), NO 생성 및 iNOS 단백질 발현에 미치는 효과뿐만 아니라 C57BL/6 마우스를 이용한 패혈증 동물 모델 실험을 통하여 강력한 억제효과를 나타냄을 확인함으로써 상기 조성물은 패혈증 또는 내독소혈증의 예방 및 치료용 약학조성물 및 건강기능식품의 제공으로 유용하게 이용할 수 있다.

– 공개번호 : 10-2012-0139413, 출원인 : 원광대학교 산학협력단

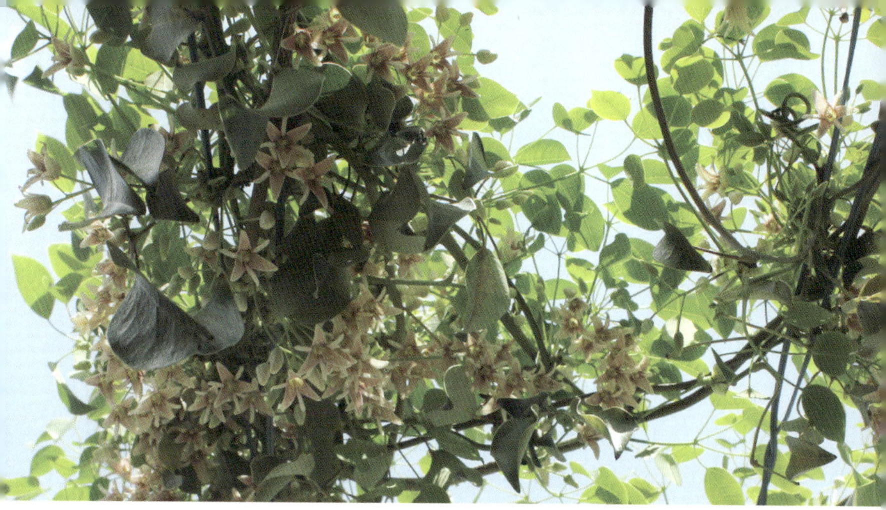

피로, 숙취, 부종을 치료하는

멀꿀

- **학명** | *Stauntonia hexaphylla* (Thunb.) Decne. = [*Rajania hexaphylla* Thunb.]
- **과명** | 으름덩굴과(Lardizabalaceae)
- **생약명** | 야목과(野木瓜)
- **이명** | 멀꿀나무, 멀굴, 육엽야목과(六葉野木瓜), 칠조매등(七租妹藤)
- **사용부위** | 덩굴줄기, 잎, 뿌리

- **채취 시기** | 가을
- **맛과 약성** | 맛이 조금 쓰고 약성은 평범하다.
- **적용병증** | 강심, 이뇨, 진통, 간장 보호, 피로 해소, 숙취 해소
- **용법** | 내복

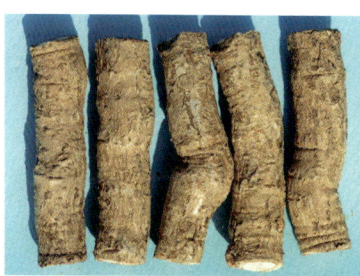
▲ 멀꿀 뿌리(약재 전형)

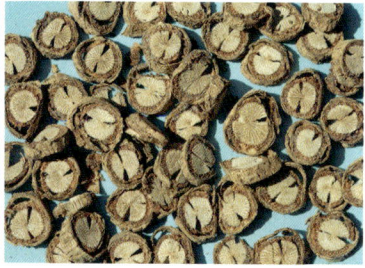
▲ 멀꿀 뿌리(약재)

각 부위별 생김새

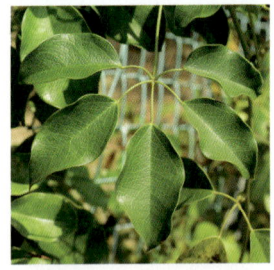
▲ 멀꿀 잎

생태적 특성 남부 지방 및 제주도의 산기슭 또는 산 중턱 계곡에서 자라는 상록활엽덩굴성 식물로서 덩굴의 길이가 15m 내외이다. 잎은 손꼴겹잎으로 어긋나고 5~7개의 잔잎은 타원형 혹은 난형에 끝은 짧고 날카로우며 가장자리에는 톱니가 없어 밋밋하다. 꽃은 암수한그루에 총상꽃차례로 5월에 백색 또는 담황색으로 피고 열매의 장과로 난원형에 적자색으로 익으며 과육은 황색이고 그 속에 흑색 씨앗이 많이 들어 있다.

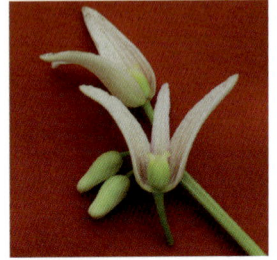
▲ 멀꿀 암꽃

약초 성분 줄기와 잎에는 사포닌(saponin), 페놀(phenol)류, 아미노산(amino acid)이 함유되어 있다. 씨에는 세 종류의 트리테르페노이드사포닌(triterpenoid-saponin), 즉 무베닌(mubenin) A·B·C가 분리되어 추출된다. 건조된 씨에는 지방이 함유되어 있다.

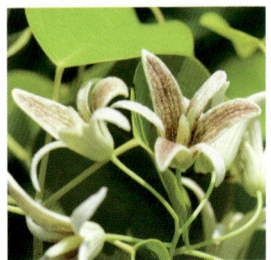
▲ 멀꿀 수꽃

멀꿀 약효 줄기와 잎, 뿌리 등 모두 약용하는데 생약명은 야목과(野木瓜)라고 하며 맛이 약간 쓰고 약성은 평범하며 강심, 이뇨, 진통, 부종을 치료한다. 멀꿀 추출물은 간장 보호, 피로 해소, 숙취 해소에 효과가 있는 것으로 밝혀졌다.

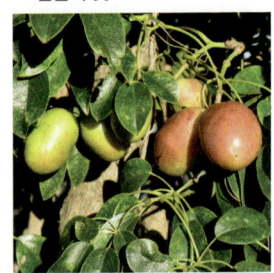
▲ 멀꿀 열매

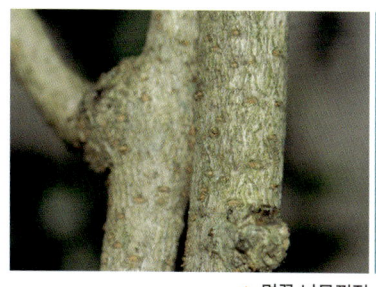
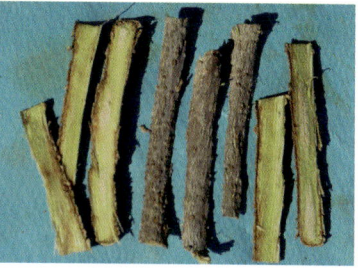

▲ 멀꿀 나무껍질　　　　　▲ 멀꿀 나무껍질(약재 전형)

약용법 　덩굴줄기 및 잎, 뿌리 1일량 50~100g에 물 900mL를 붓고 반량으로 달여서 매 식후에 복용한다.

멀꿀의 기능성 및 효능에 관한 특허 자료

▶ **멀꿀 추출물을 유효성분으로 포함하는 간 보호용 조성물**

본 발명은 멀꿀 추출물을 유효성분으로 포함하는 간 보호용 조성물에 관한 것이다. 또한 본 발명은 멀꿀 추출물 또는 간 보호용 조성물을 유효성분으로 포함하는 간 질환 치료 또는 예방용 조성물 또는 간 보호 및 간 기능 개선용 식품 조성물에 관한 것이다. 본 발명의 멀꿀 추출물은 식용으로 사용되는 식물 유래 추출물로서 부작용이나 안전성에 대한 문제가 없고, 간 독성 물질인 사염화탄소 또는 아세트아미노펜(APAP)을 처리한 간 독성 유도 실험동물 모델에서 유의적으로 지질과 산화를 억제하고, 혈청 중 GOT 및 GPT 수치 증가를 억제하며, 사이토크롬 P450의 mRNA 발현량을 효과적으로 억제하여 간 보호, 간 손상 예방 및 간 기능 개선효과가 있는 것으로 확인되었다. 따라서 본 발명의 조성물은 간 질환 치료 또는 예방용 의약조성물 또는 간 기능 개선 또는 간 보호용 식품 조성물뿐만 아니라 피로해소 또는 숙취해소와 관련된 다양한 용도로 응용될 수 있다.

- 공개번호 : 10-2013-0020095, 출원인 : 재단법인 전라남도생물산업진흥재단

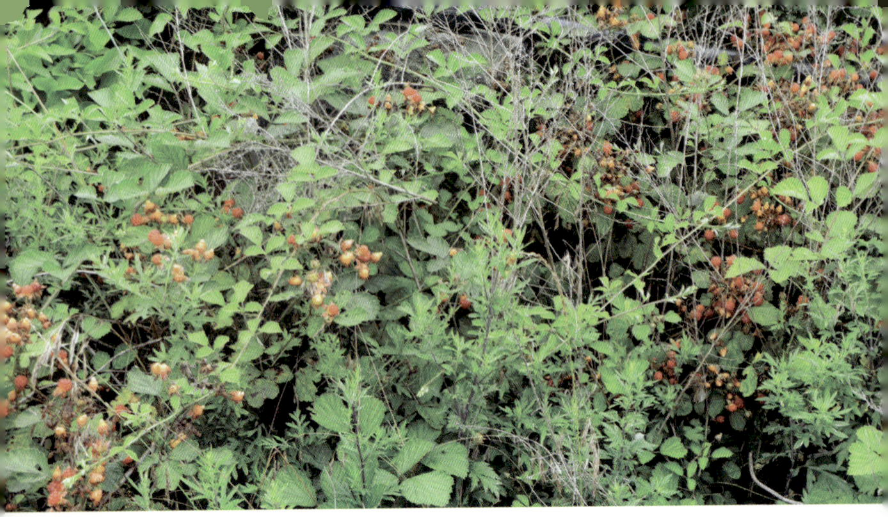

고열, 진통, 감염, 치질을 치료하는
멍석딸기

- **학명** | *Rubus parvifolius* L.
- **과명** | 장미과(Rosaceae)
- **생약명** | 호전표(薅田藨)
- **이명** | 산멍덕딸기, 두메딸기, 긴잎멍석딸기, 멧딸기, 산매, 아매, 소엽현구자, 번둥딸나무
- **사용부위** | 전목, 뿌리

- **채취 시기** | 전목-7~8월, 뿌리-봄, 가을
- **맛과 약성** | 전목-맛은 달고 시며 약성은 평범하고 무독하다. 뿌리-맛이 달고 쓰며 약성은 평범하다.
- **적용병증** | 진통, 어혈, 해독, 토혈, 이질, 치질, 청열, 소종, 활혈, 거풍, 인후종통, 간염, 설사, 피로 해소
- **용법** | 내복, 외용

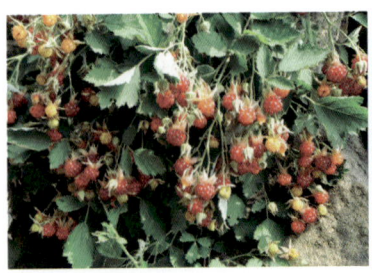

▲ 멍석딸기 덩굴줄기

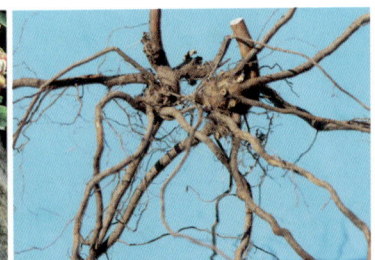

▲ 멍석딸기 뿌리(채취품)

각 부위별 생김새

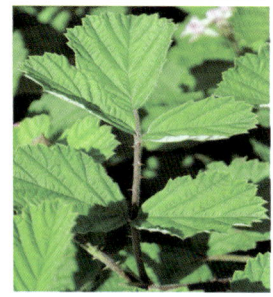
▲ 멍석딸기 잎(앞면)

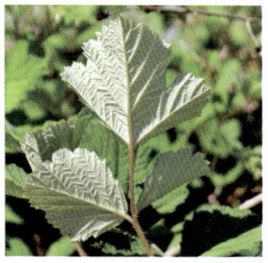
▲ 멍석딸기 잎(뒷면)

생태적 특성 전국의 산이나 들에서 자생하는 낙엽활엽관목으로 높이는 1m 전후로 자라며 가지는 덩굴처럼 아치형으로 구부러지고 짧고 부드러운 털과 갈고리 모양의 가시가 있다. 잎은 홀수깃꼴겹잎으로 어긋나고 잔잎은 보통 3개인데 5개씩 달리는 것도 있다. 위쪽의 잔잎은 능상 난형 또는 넓은 도란형이고 옆쪽의 잔잎은 넓은 도란형에 약간 작고 가장자리가 얕게 째져 있으며 끝은 둔하고 가장자리에 톱니가 있다. 꽃은 산방 또는 원뿔꽃차례로 꽃자루에는 가시와 털이 있어 5~6월에 분홍색으로 핀다. 열매는 취과로 둥글며 7~8월에 붉게 익는다.

약초 성분 구연산, 과당, 사과산, 비타민 C, 타닌(tannin), 당(糖), 플라보노이드(flavonoid) 배당체가 함유되어 있다.

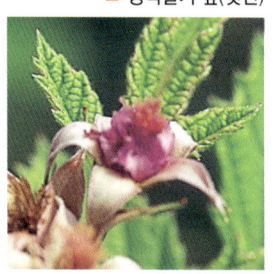
▲ 멍석딸기 꽃

멍석딸기 약효 전목(全木)을 약용하는데 생약명은 호전표(薅田藨)라고 하며 맛이 달고 시며 약성은 평범하고 독성은 없으며 진통, 해독, 살충, 어혈, 토혈, 타박도상(打撲刀傷), 산후어체복통(産後瘀滯腹痛), 이질, 치질, 개창(疥瘡) 등을 치료한다. 뿌리의 생약명은 호전표근(薅田藨根)이라 하며

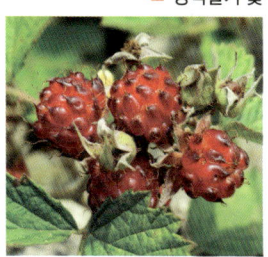
▲ 멍석딸기 열매

멍석딸기 **139**

청열 해독, 거풍, 이습(利濕), 활혈(活血), 소종, 감기로 인한 고열, 인후종통, 간염, 류머티즘에 따른 비통(痺痛), 설사, 신염부종, 요로 감염, 결석, 타박상, 정창종상(疔瘡腫傷) 등을 치료한다.

약용법 전목 1일량 30~60g에 물 900mL를 붓고 반량으로 달여서 매 식후에 복용한다. 외용할 때는 짓찧어서 붙이거나 분말을 만들어 살포한다. 뿌리 1일량 20~50g에 물 900mL를 붓고 반량으로 달여서 매 식후에 복용한다. 외용할 때는 짓찧어서 환부에 붙이거나 분말로 만들어 연고 기제와 조합하여 붙인다.

멍석딸기의 기능성 및 효능에 관한 특허 자료

▶ **멍석딸기 추출물을 유효성분으로 함유하는 피부미백용 화장료 조성물**

본 발명은 멍석딸기 추출물을 유효성분으로 함유하는 피부미백용 화장료 조성물에 관한 것으로, 멍석딸기 추출물은 강력한 항산화 활성을 가질 뿐만 아니라 멜라닌 생성을 저해하며 티로시나아제 활성을 억제하고, 특히 세포 독성이 거의 나타나지 않기 때문에 피부미백용 화장료 조성물로 유용하게 사용될 수 있다.

- 공개번호 : 10-2009-0011682, 특허권자 : (주)더페이스샵코리아

【혼동하기 쉬운 나무 비교】

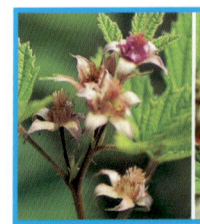 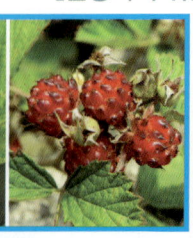

멍석딸기

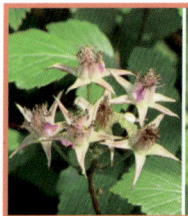 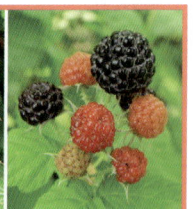

복분자딸기

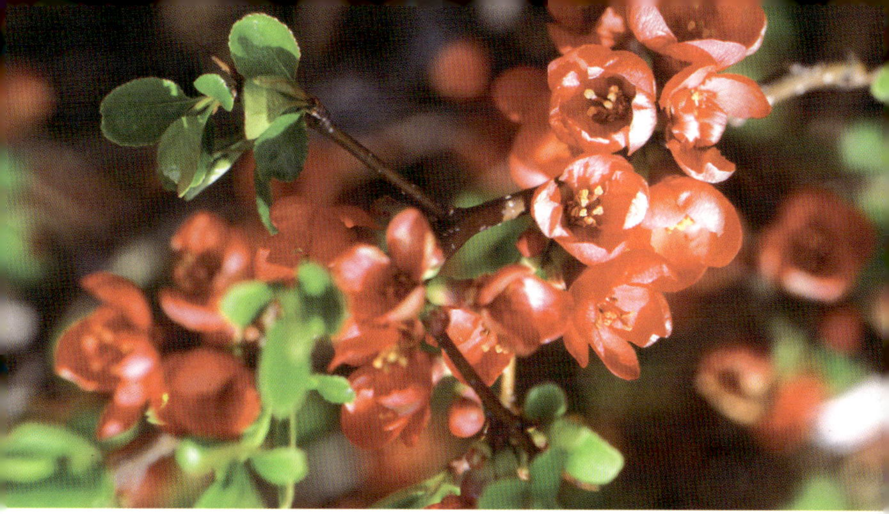

구토, 설사, 근육 경련, 신경통을 치료하는
명자나무

- **학명** | *Chaenomeles speciosa* (Sweet) Nakai
- **과명** | 장미과(Rosaceae)
- **생약명** | 목과(木瓜), 추목과(皺木瓜)
- **이명** | 가시덱이, 명자꽃, 당명자나무, 잔털명자나무, 자주해당, 첩경해당(貼梗海棠), 백해당(白海棠)
- **사용부위** | 열매, 뿌리, 가지, 씨
- **채취 시기** | 열매·씨-9~10월, 뿌리-연중 수시, 가지-봄·가을·겨울
- **맛과 약성** | 열매-맛이 시고 약성은 따뜻하다. 뿌리·가지-맛이 시고 떫으며 약성은 따뜻하며 무독하다. 씨-맛이 떫고 약성은 따뜻하다.
- **적용병증** | 건위, 보간, 거습(祛濕), 구토, 설사, 근육 경련, 류머티즘에 따른 마비, 각기, 수종, 이질, 토사곽란
- **용법** | 내복

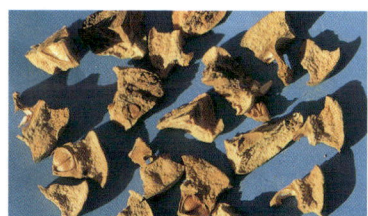
▲ 명자나무 열매(약재)

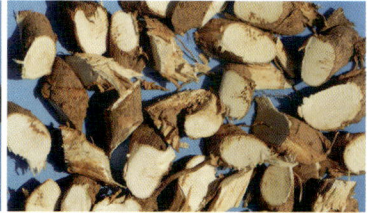
▲ 명자나무 뿌리(약재)

생태적 특성 전국의 정원이나 울타리에 관상용으로 심는 낙엽활엽관목으로 높이는 1~2m 정도로 자라고 일년생 가지에 가시가 있다. 잎은 타원형에 어긋나고 가장자리에는 잔톱니가 있고 잎자루는 짧은 편이다. 꽃은 단성화로 4~5월에 백색, 분홍색, 붉은색으로 핀다. 꽃잎은 원형, 도란형 또는 타원형에 밑부분이 뾰족하며 수술은 30~50개이고 암술대는 5개로 밑부분에 잔털이 있다. 꽃받침은 종 모양 또는 통 모양으로 짧으며 5개로 갈라지고 열편의 모양은 둥글다. 열매는 타원형으로 길이가 10cm 정도이며 9~10월에 익는다.

약초 성분 열매에 사포닌(saponin), 비타민 C, 플라보노이드(flavonoid), 타닌(tannin)이 함유되어 있으며 씨에는 시안화수소산(hydrocyanic acid)이 함유되어 있다.

명자나무 약효 열매를 약용하는데 생약명은 목과(木瓜) 혹은 추목과(皺木瓜)로 맛은 시고 약성은 따뜻하며 건위, 보간, 거습, 구토, 설사, 근육 경련, 류머티즘에 따른 마비, 각기, 수종, 이질을 치료한다. 열매를 많이 먹으면 치아 및 뼈를 약하게

각 부위별 생김새

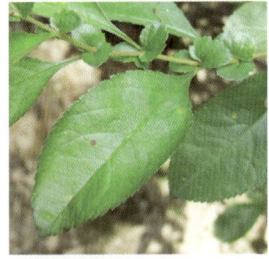
▲ 명자나무 잎

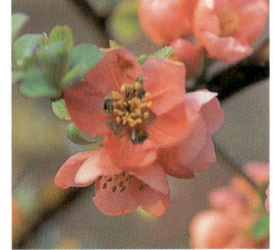
▲ 명자나무 꽃

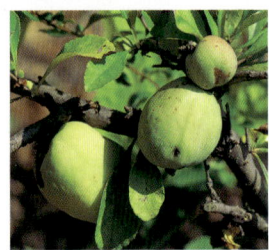
▲ 명자나무 열매

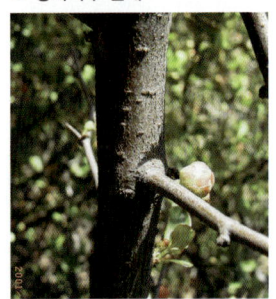
▲ 명자나무 나무껍질

손상시키므로 많이 먹지 않는 것이 좋다. 뿌리의 생약명은 목과근(木瓜根)이라고 하며 각기, 신경통, 풍습마비를 치료한다. 가지의 생약명은 목과지(木瓜枝)라고 하며 관절통, 토사곽란을 치료한다. 씨의 생약명은 목과핵(木瓜核)이라고 하며 곽란, 번조(煩躁)를 치료한다.

약용법

열매 1일량 15~30g에 물 900mL를 붓고 반량으로 달여서 매 식후에 복용한다. **뿌리** 200~300g에 소주 500mL를 붓고 담가 60일 동안 숙성하여 매 식전에 50mL씩 마신다. **가지** 1일량 20~30g에 물 900mL를 붓고 반량으로 달여서 매 식후에 복용한다. **씨**는 한 번에 10개씩 매 식후에 씹어서 섭취한다. 달여서 복용해도 된다.

주의 : 명자나무는 많이 먹거나 오래 복용하면 치아나 뼈를 약하게 손상시키므로 주의한다.

명자나무의 기능성 및 효능에 관한 특허 자료

▶ **명자나무 등 한방 추출물을 함유한 기능성음료 및 방향제 조성물, 그제품 및 이의 제조방법**

한방 추출물을 함유한 기능성 음료 및 방향제 조성물, 그 제품 및 이의 제조방법이 개시되어 있다. 상기 기능성 음료 및 방향제 조성물은 증류수에 갈근, 지구자, 오가피, 명자나무, 적양, 감나무, 갈화, 미나리로 구성된 한방재를 추출하여 얻은 추출물을 함유한다. 부가적으로, 상기 추출물에 감초, 황기, 대나무로 구성된 한방재를 추출하여 얻은 추출물이 더 함유된다. 더욱 바람직하기로는, 천궁, 작약, 계피, 숙지황, 당귀, 산사자, 대추로 구성된 한방 추출물을 더 함유하는 것이 바람직하다. 이와같이 구성되어 제조된 기능성 음료는 구강구취제거, 잇몸질환치료, 체내의 노폐물제거 및 간기능 강화효과가 있으며, 방향제 제품은 냉장고의 악취에 대한 탁월한 탈취효과가 있는 동시에 은은한 향기를 제공하는 뛰어난 효과가 있다.

– 공개번호 : 특2001-0107032 출원인 : 산초마을 주식회사

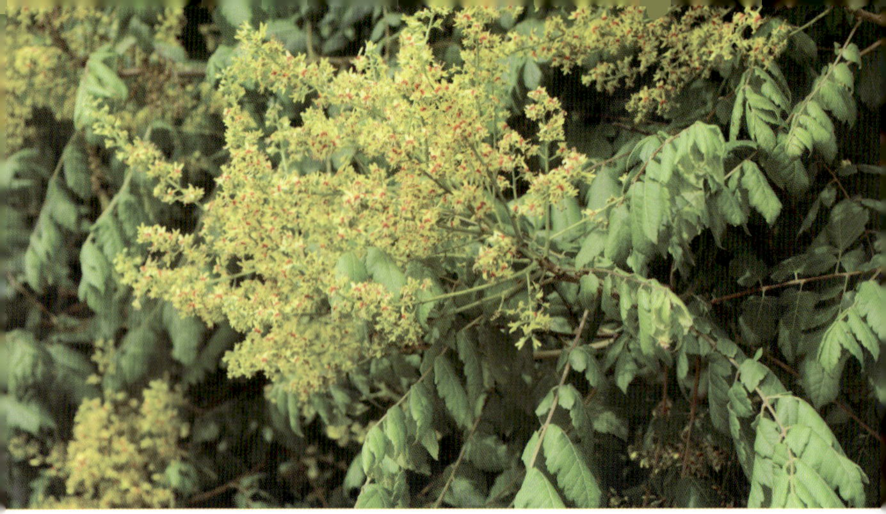

안구 충혈, 부종, 간염, 신경통을 치료하는
모감주나무

- **학명** | *Koelreuteria paniculata* Laxmann
- **과명** | 무환자나뭇과(sapindaceae)
- **생약명** | 난화(欒花)
- **이명** | 염주나무, 흑엽수(黑葉樹), 산황율두(山黃栗頭)
- **사용부위** | 꽃 및 열매
- **채취 시기** | 꽃-6~7월(꽃이 피었을 때), 열매-9~10월
- **맛과 약성** | 꽃-맛이 쓰고 약성은 차다. 열매-맛이 약간 달고 쓰고 약성은 차다.
- **적용병증** | 목통유누(目痛流淚), 간염, 종통, 요도염, 소화 불량, 이질, 부종, 항염, 해독, 진통, 신경통
- **용법** | 내복

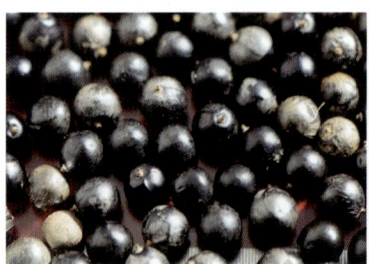
▲ 모감주나무 씨(채취품)

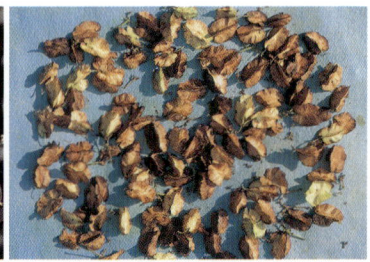
▲ 모감주나무 열매(약재 전형)

각 부위별 생김새

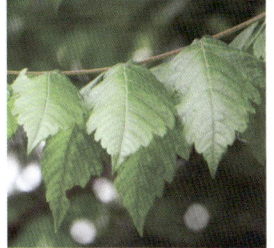
▲ 모감주나무 잎

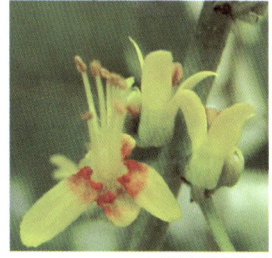
▲ 모감주나무 꽃

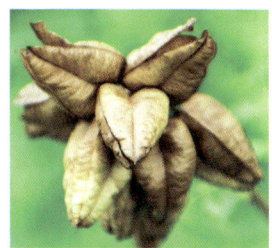
▲ 모감주나무 익은 열매

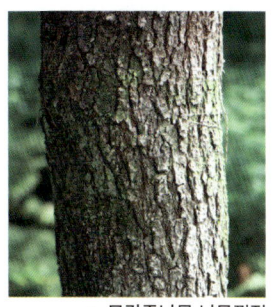
▲ 모감주나무 나무껍질

생태적 특성 주로 전국의 절이나 마을 부근에서 많이 자라는 낙엽활엽소교목 또는 관목으로 높이는 10m 전후이다. 잎은 어긋나고 홀수깃꼴겹잎으로 잔잎은 7~15개이며 난형 또는 난상 장타원형에 불규칙하게 둔한 톱니가 나 있다. 꽃은 원뿔꽃차례로 가지에 달리고 6~7월에 담황색으로 피지만 중심부는 자색이다. 꽃받침은 거의 5개로 갈라지며 꽃잎은 4개로 뒤로 젖혀지며 긴 털이 드문드문 나 있고 수술은 8개, 암술은 1개이다. 열매는 삭과로 꽈리 모양이며 9~10월에 익는데, 그 속에는 둥글고 흑색인 씨 3개가 들어 있다.

약초 성분 열매에는 스테롤(sterol), 사포닌(saponin), 플라보노이드(flavonoid) 배당체, 안토시아닌(anthocyanin), 타닌(tannin), 폴리우론산(polyuron acid)이 함유되어 있다. 사포닌 중에는 난수 사포닌 A·B가 분리되어 있다. 건조된 씨에는 수분, 조단백, 레시틴, 인산, 전분, 무기성분, 지방유가 함유되어 있다. 씨앗에는 지방유가 함유되어 있는데 스테롤(sterol)과 팔미트산(palmitic acid)으로 분해된다. 잎에는 몰식자산 메틸에스테르(methylester)가 함유되어 있어 여러 종류의 세균이나 진균에 대해서 억제작용을 한다.

모감주나무 약효

꽃을 약용하는데 생약명은 난화(欒花)라고 하여 맛이 쓰고 약성은 차다. 눈이 아파 눈물을 흘리거나 붉게 충혈이 되었을 때 치료 효과가 있고 소화 불량, 간염, 장염, 종통(腫痛), 요도염, 이질을 치료한다. 꽃의 추출물은 부종과 항염의 치료에도 효과적이다. 열매를 약용하는데 생약명은 난수자(欒樹子)라고 하여 청열, 소종, 활혈(活血), 해독, 진통, 황달, 이뇨, 창독, 신경통, 단독, 하리 등을 치료한다. 잎에는 다종류의 세균이나 진균을 억제하는 작용을 하는 것으로 확인되었다.

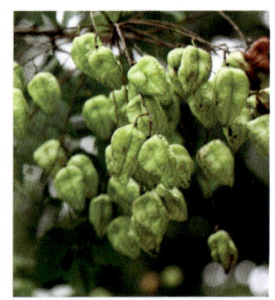
▲ 모감주나무 덜 익은 열매

약용법

꽃 1일량 10~20g에 물 900mL를 붓고 반량으로 달여서 매 식후에 복용한다.

모감주나무의 기능성 및 효능에 관한 특허 자료

▶ **모감주나무의 꽃(난화) 추출물 또는 이의 분획물을 유효성분으로 함유하는 부종 또는 다양한 염증의 예방 또는 치료용 항염증 조성물**

본 발명은 모감주나무의 꽃(난화) 추출물 또는 이의 분획물을 유효성분으로 함유하는 부종 또는 다양한 염증의 예방 또는 치료용 항염증 조성물에 관한 것으로서, 본 발명의 모감주나무의 꽃(난화) 추출물 또는 이의 분획물은 염증성 매개체인 사이토카인 및 케모카인의 생산 또는 분비를 억제하며 염증성 부종을 억제하므로, 이를 유효성분을 함유하는 조성물은 부종 또는 다양한 염증의 예방, 치료 또는 개선을 위한 의약품, 건강기능식품 또는 화장품에 유용하게 사용될 수 있다.

- 공개번호 : 10-2010-0066076, 특허권자 : 한국한의학연구원

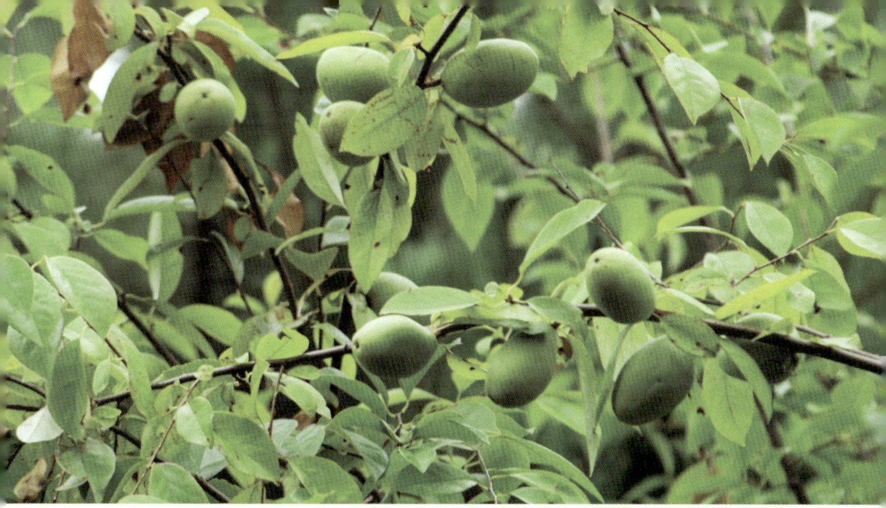

당뇨병, 이질, 근골통을 치료하는
모과나무

- **학명** | *Chaenomeles sinensis* (Thouin) Koehne
- **과명** | 장미과 (Rosaceae)
- **생약명** | 목과(木瓜), 명사(榠樝)
- **이명** | 모과, 산목과(酸木瓜), 토목과(土木瓜), 화이목(花梨木), 화류목(華榴木), 향목과(香木瓜), 대이(大李), 목이(木李)
- **사용부위** | 열매
- **채취 시기** | 9~10월(열매가 익었을 때)
- **맛과 약성** | 맛이 시고 약성은 평범하다.
- **적용병증** | 수종, 구토, 보혈, 폐결핵, 곽란, 소담, 거풍습, 오심, 이질, 근골통, 당뇨병
- **용법** | 내복

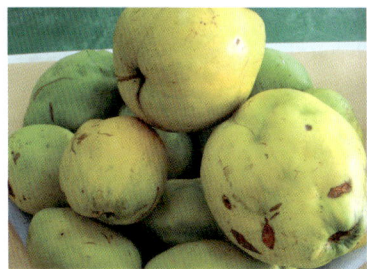

▲ 모과나무 열매(채취품)

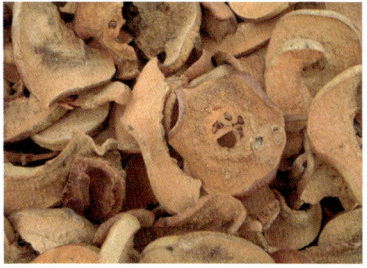

▲ 모과나무 열매(약재)

각 부위별 생김새

생태적 특성 중·남부 지방의 산야에서 야생하거나 과수로 재배하는 낙엽활엽소교목 또는 교목으로 높이는 10m 전후로 자란다. 어린 가지에는 가시가 없고 털이 있으나 자라면서 자갈색에 윤태가 생긴다. 잎은 타원상 난형 또는 장타원형에 어긋나며 양끝이 좁고 가장자리에 뾰족한 잔톱니가 있고 어릴 때는 뒷면에 털이 있으나 점차 없어진다. 꽃은 4~5월에 분홍색으로 피고 열매는 원형 또는 타원형에 9~10월경 황색으로 익으며 그윽한 향기를 풍기지만 과육은 시큼하다.

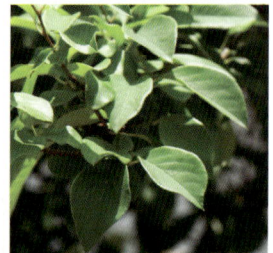
▲ 모과나무 잎

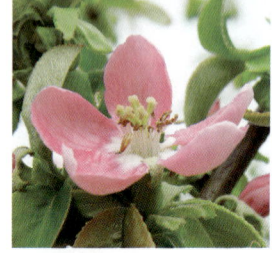
▲ 모과나무 암꽃

약초 성분 열매에는 사과산, 주석산, 구연산, 마린산(malic acid), 타타린산(tartaric acid), 시트린산(citric acid) 등의 유기산, 아스코르브산(비타민 C) 등이 함유되어 있다.

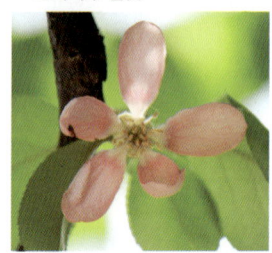
▲ 모과나무 수꽃

모과나무 약효 열매를 약용하는데 생약명은 목과(木瓜) 또는 명사(榠樝)라 하며 맛은 시고 약성은 평범하며 소담(消痰), 거풍습(祛風濕)의 효능이 있고 오심, 이질, 근골통 등을 치료한다. 열매의 추출물은 당뇨병을 예방하는 데에도 도움을 준다는 연구 결과가 나왔다.

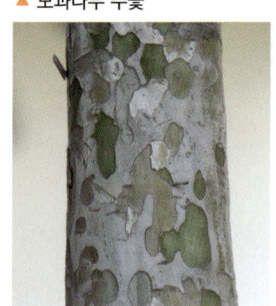
▲ 모과나무 나무껍질

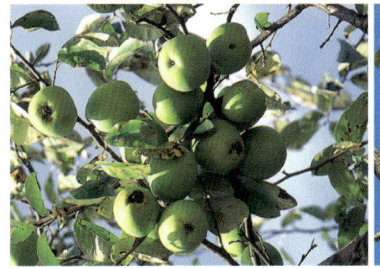
▲ 모과나무 덜 익은 열매

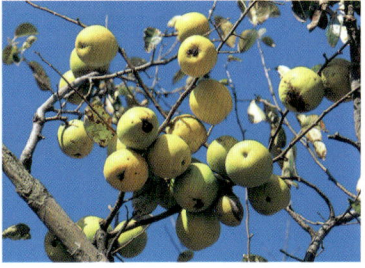
▲ 모과나무 익은 열매

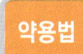 건조한 열매 1일량 10~30g에 물 900mL를 붓고 반량으로 달여서 매 식후에 복용한다.

주의 : 모과는 많이 먹거나 오래 복용하면 치아나 뼈를 약하게 손상시키므로 주의하여 사용한다.

모과나무의 기능성 및 효능에 관한 특허 자료

▶ **모과 열매 추출물을 유효성분으로 함유하는 당뇨병의 예방 및 치료용 약학조성물 및 건강식품 조성물**

본 발명은 모과 열매의 용매 추출물을 유효성분으로 함유하는 당뇨병의 예방 및 치료용 약학조성물 및 건강기능식품에 관한 것이다.
- 공개번호 : 10-2011-0000323, 출원인 : 공주대학교 산학협력단

▶ **모과 추출물을 함유하는 미백 조성물**

본 발명은 모과 추출물을 함유하는 미백 조성물에 관한 것으로, 더 상세하게는 천연 미백 소재인 모과의 열수 추출물 또는 에탄올 추출물을 함유하는 미백 조성물에 관한 것이다.
- 공개번호 : 10-2003-0090126, 출원인 : 메디코룩스(주)

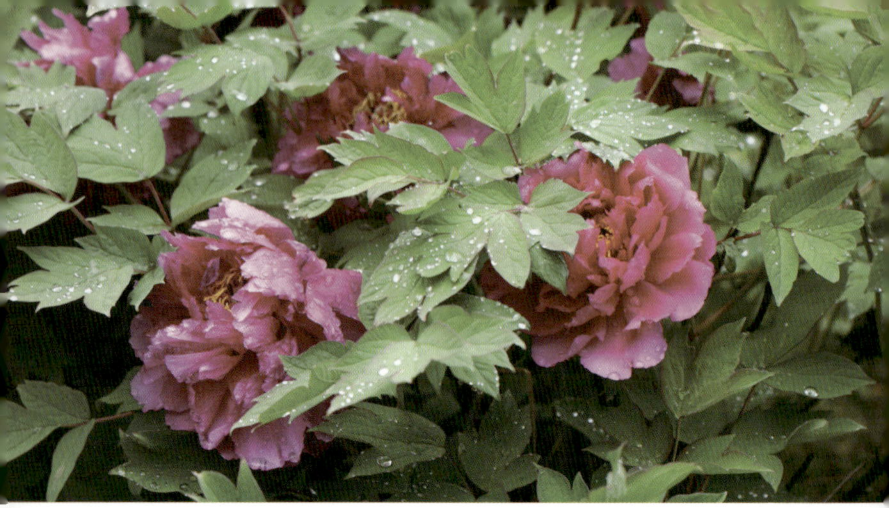

고혈압, 통증, 월경 불순, 타박상을 치료하는
모란

- **학명** | *Paeonia suffruticosa* Andrews
- **과명** | 작약과(Paeoniaceae)
- **생약명** | 목단피(牧丹皮)
- **이명** | 목단(牧丹), 부귀화, 모단(牡丹)
- **사용부위** | 뿌리껍질, 꽃
- **채취 시기** | 뿌리껍질 - 가을부터 초봄(보통 4~5년생), 꽃 - 4~5월(꽃이 피었을 때)

- **맛과 약성** | 뿌리껍질 - 맛이 맵고 쓰며 약성은 시원하다. 꽃 - 맛이 쓰고 담백하며 약성은 평범하고 무독하다.
- **적용병증** | 진정, 최면, 진통, 항균, 청열, 양혈(凉血), 어혈, 지혈, 타박상, 옹양(癰瘍)
- **용법** | 내복

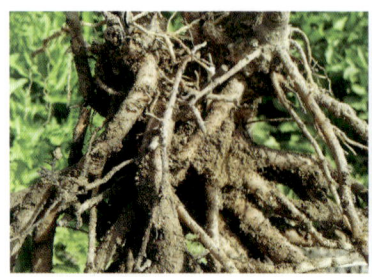
▲ 모란 뿌리(채취품)

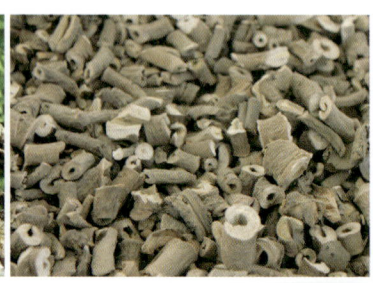
▲ 모란 뿌리껍질(약재)

각 부위별 생김새

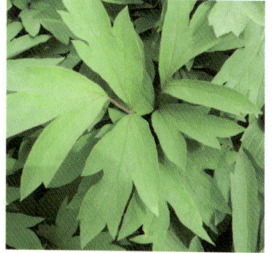
▲ 모란 잎

생태적 특성 전국의 정원이나 꽃밭에서 관상용으로 심어 가꾸는 낙엽활엽관목으로 높이는 1.5m 전후로 가지가 많이 갈라지며 굵고 튼튼하다. 잎은 2회 깃꼴겹잎으로 어긋나고 잔잎은 난형 또는 광난형에 대개 3개로 갈라지며 표면에는 털이 없으나 뒷면에는 잔털이 있다. 꽃은 양성화로 4~5월에 진홍색, 홍색, 자색, 백색 등으로 피고 열매는 골돌과로 2~5개가 모여서 8~9월에 익는다.

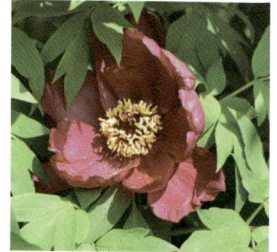
▲ 모란 꽃

약초 성분 뿌리 또는 뿌리껍질에는 페오놀(paeonol), 페오노사이드(paeonoside), 페오니플로린(paeoniflorin)이 함유되어 있고 이 외에는 정유 및 피토스테롤(phytosterol) 등이 함유되어 있다. 꽃에는 아스트라갈린(astragalin)이 함유되어 있다.

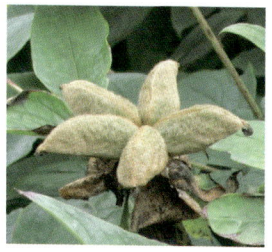
▲ 모란 열매

모란 약효 뿌리껍질을 약용하는데 생약명은 목단피(牧丹皮)라고 하며 맛은 맵고 쓰며 약성은 시원하여 진정, 최면, 진통, 고혈압, 항균, 청열, 양혈, 어혈, 지혈, 타박상, 옹양 등을 치료한다. 꽃의 생약명을 목단화(牧丹花)라고 하며 조경, 활혈의 효능이 있고 월경 불순, 경행복통(徑行腹痛)을 치료한다.

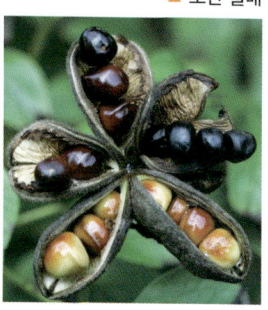
▲ 모란 씨

약용법 뿌리껍질 1일량 15~30g에 물 900mL를 붓고 반량으로 달여서 매 식후에 복용한다. 꽃 1일량 10~20g에 물 900mL를 붓고 반량으로 달여서 매 식후에 복용한다.

주의 : 모란은 혈허한 자(血虛寒者), 임산부, 월경 과다자는 주의하여 사용한다.

모란의 기능성 및 효능에 관한 특허 자료

▶ **모란 뿌리, 상지 및 호이초 추출물의 혼합물을 포함하는 미백 화장료**

본 발명은 모란 뿌리, 상지 및 호이초 추출물의 혼합물을 포함하는 미백 화장료에 관한 것으로, 본 발명의 미백 화장료는 모란 뿌리 추출물, 상지 추출물 및 호이초 추출물의 혼합물을 화장료 총 건조중량에 대하여 0.001~2중량%로 포함하며, 이때 모란 뿌리 추출물, 상지 추출물 및 호이초 추출물의 혼합물의 혼합비가 1:1~5:1~5인 것을 특징으로 한다. 본 발명의 미백 화장료는 모란 뿌리, 상지 및 호이초 추출물을 함께 포함함으로써 티로시나제의 활성 및 멜라노사이트의 생성을 저해하고, 동시에 멜라닌의 자동산화를 방지하여 뛰어난 미백효과를 나타낸다.

- 공개번호 : 2002-0094349, 출원인 : (주)코리아나화장품

▶ **모란꽃 식물 태좌 세포 배양 추출물을 함유한 항노화, 항염, 항산화 화장료 조성물**

본 발명은 미나리아재비목 식물의 태좌 세포 배양물 또는 그 추출물을 함유하는 화장료 조성물에 관한 것으로, 더욱 상세하게는, 모란꽃 식물의 태좌 세포 배양물 또는 그 추출물을 유효성분으로 함유하는 피부개선용 화장료 조성물에 관한 것이다. 본 발명에 따른 모란꽃 식물세포 배양물 또는 그 추출물 함유 화장료 조성물은 피부 세포에 독성이 없으면서도 피부 콜라겐 합성능이 탁월하며 모공축소, 미백, 피지분비억제, 보습, 항염, 여드름개선 효능을 가지고 있다.

- 공개번호 : 10-2015-0039187, 출원인 : (주)바이오에프디엔씨

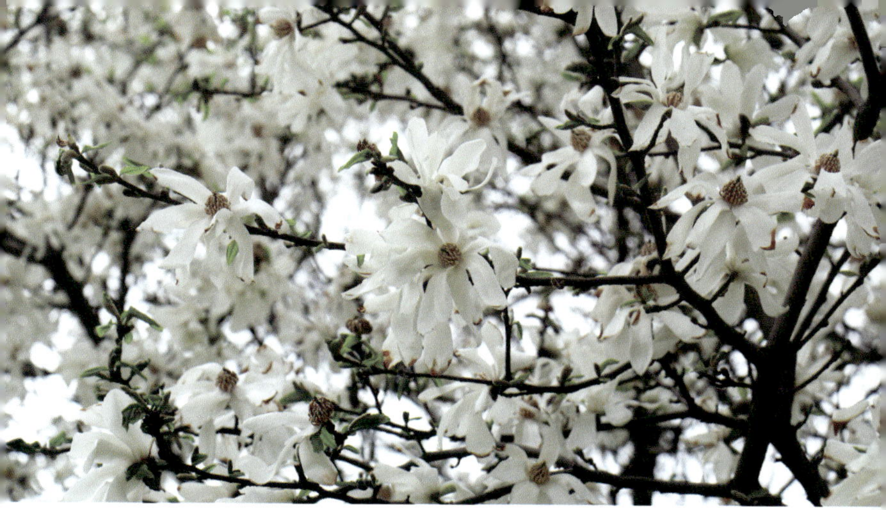

축농증, 비염, 치통, 고혈압, 천식을 치료하는
목련

- **학명** | *Magnolia kobus* DC.
- **과명** | 목련과(Magnoliaceae)
- **생약명** | 신이(辛夷)
- **이명** | 생정(生庭), 목필화(木筆花), 영춘(迎春), 방목(房木)
- **사용부위** | 꽃봉오리, 꽃

- **채취 시기** | 꽃봉오리 – 2~3월(꽃이 피기 전), 꽃 – 꽃이 피기 시작할 때
- **맛과 약성** | 맛이 맵고 약성은 따뜻하다.
- **적용병증** | 고혈압, 항진균, 거풍, 두통, 축농증, 비염, 치통, 생리통, 중추 신경 질환, 췌장암, 천식
- **용법** | 내복, 외용

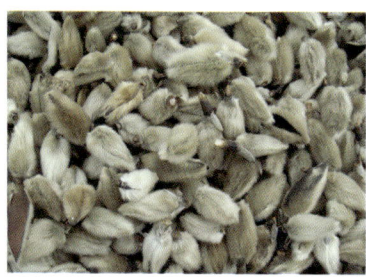
▲ 목련 꽃봉오리(약재)

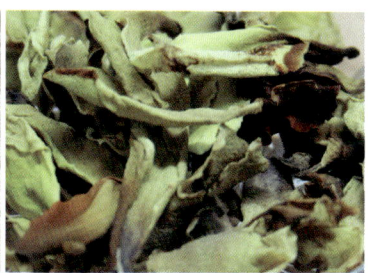
▲ 목련 꽃(약재 전형)

각 부위별 생김새

생태적 특성 남부 지방 및 제주도에서 자생하거나 재배하는 낙엽활엽교목으로 높이 10m 전후로 자라고 나무껍질은 회백색으로 조밀하게 갈라지며 어린 가지는 녹색이다. 잎은 도란상 타원형으로 중맥 기부에 백색 털이 있고 뒷면은 회녹색이며 잎자루에는 백색 털이 있다. 꽃은 3~4월에 백색으로 잎보다 먼저 피고 열매는 골돌과로 원통형이며 9~10월에 익는다.

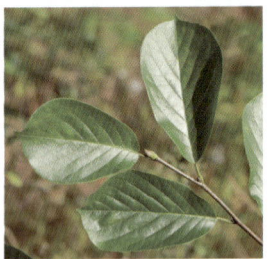
▲ 목련 잎

약초 성분 꽃봉오리에는 정유가 함유되어 있으며 그 속에는 시트랄(citral), 오이게놀(eugenol), 1,8-시네올(1,8-cineol)이 함유되어 있다. 뿌리에는 마그노플로린(magnoflorine)이 함유되어 있고, 잎과 열매에는 페오니딘(peonidin)의 배당체가 함유되어 있으며 꽃에는 마그놀롤(magnolol), 호노키올(honokiol) 등이 함유되어 있다.

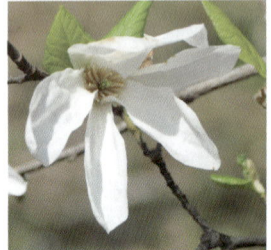
▲ 목련 꽃

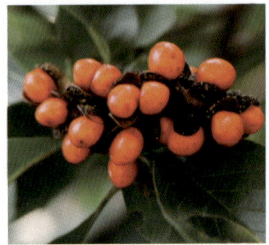
▲ 목련 열매

목련 약효 꽃봉오리를 약용하는데 생약명은 신이(辛夷)라고 하여 고혈압, 항진균, 거풍, 두통, 축농증, 비염, 비색(鼻塞), 치통, 소담(消痰) 등을 치료한다. 꽃의 생약명은 옥란화(玉蘭花)라고 하여 꽃 피기 시작할 때 채취하여 사용하면 생리통, 불임증을 치료하는 데 도움을 준다. 목련의

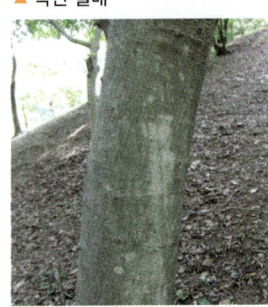
▲ 목련 나무껍질

추출물은 퇴행성 중추 신경계 질환 증상의 개선, 무방부 화장료, 골질환의 예방 및 치료, 췌장암과 천식의 치료에 효과가 있다는 연구 결과가 확인되었다.

약용법 꽃봉오리 1일량 20~30g에 물 900mL를 붓고 반량으로 달여서 매 식후에 복용한다. 외용할 때는 분말로 만들어 코 안에 넣거나 살포한다. 꽃이 피기 시작할 때 채취한 꽃 1일량 15~30g에 물 900mL를 붓고 반량으로 달여서 매 식전에 복용한다.

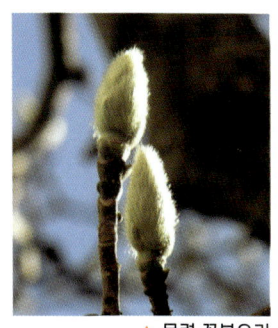

▲ 목련 꽃봉오리

주의 : 창포(菖蒲), 황연(黃連), 석고(石膏) 등은 목련 꽃봉오리와 배합을 금한다.

목련의 기능성 및 효능에 관한 특허 자료

▶ **퇴행성 중추신경계 질환 증상의 개선을 위한 목련 추출물을 함유하는 기능성식품**
본 발명은 목련 추출물 또는 목련으로부터 단리된 에피유데스민(Epieudesmin)을 함유함을 특징으로 하는 퇴행성 중추신경계 질환 증상의 개선을 위한 기능성식품에 관한 것이다.
 - 공개번호 : 10-2005-0111257, 출원인 : 대한민국

▶ **신이 추출물을 유효성분으로 함유하는 골 질환 예방 및 치료용 조성물**
본 발명은 신이 추출물을 유효성분으로 함유하는 골 지환 예방 및 치료용 조성물에 관한 것으로 본 발명에 의한 조성물은 독성이 적으며 파골세포의 형성 및 파골세포에 의한 골 흡수를 억제하여 효과적인 골 질환 치료제를 제공할 수 있다. 또한 최근 골 손상 치료에 쓰이는 비스포스포네이트 계열의 치료제의 단점인 턱뼈 괴사 및 뼈나 관절의 무력화와 같은 문제점을 보완할 수 있다.
 - 공개번호 : 10-2012-0123626, 출원인 : 연세대학교 산학협력단

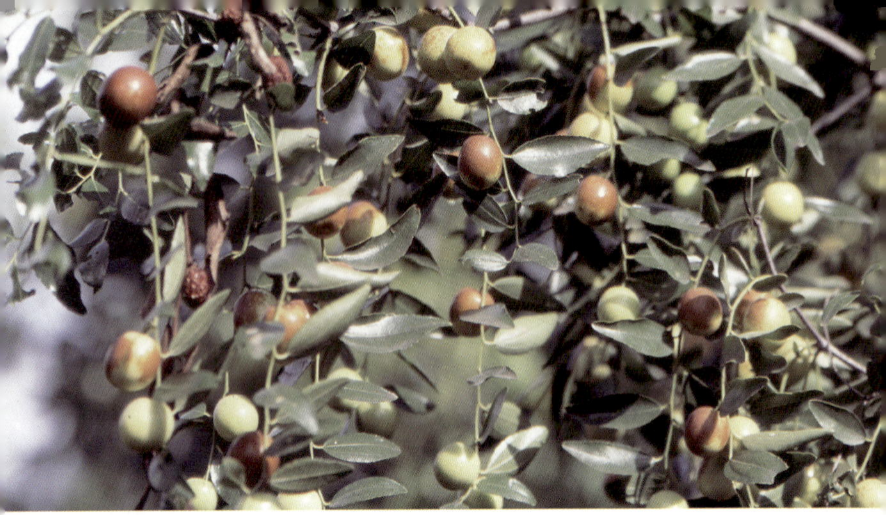

우울증, 경련, 종기를 치료하는

묏대추나무

- **학명** │ *Ziziphus jujuba* var. *spinosa* (Bunge) Hu ex H. F. Chou
- **과명** │ 갈매나뭇과(Rhamnaceae)
- **생약명** │ 산조인(酸棗仁)
- **이명** │ 산대추나무, 메대추, 산대추, 살매나무, 멧대추나무, 조인(棗仁)
- **사용부위** │ 열매, 씨, 뿌리 및 뿌리껍질, 가시
- **채취 시기** │ 열매・씨-9~10월(열매가 익었을 때), 뿌리・뿌리껍질-가을~봄, 가시-여름~겨울
- **맛과 약성** │ 열매・씨-맛이 달고 약성은 평범하며 무독하다. 뿌리・뿌리껍질-맛이 떫고 약성은 따뜻하다. 가시-맛이 맵고 약성은 차다.
- **적용병증** │ 진정, 최면, 진통, 항경련, 혈압 강하, 화상, 지혈, 보신, 보정, 종기, 요통, 성장 호르몬 분비 촉진, 우울증
- **용법** │ 내복, 외용

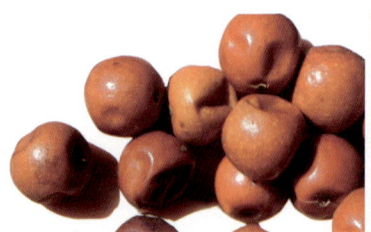
▲ 묏대추나무 열매(채취품)

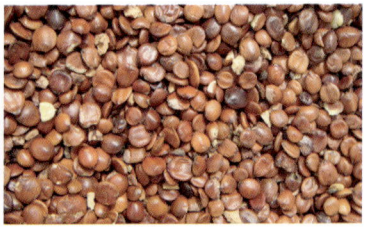
▲ 묏대추나무 씨(약재 전형)

각 부위별 생김새

생태적 특성 전국의 산비탈 양지나 인가 근처에 자생하거나 재배하는 낙엽활엽소교목으로 높이 3m 정도이며 오래된 가지는 갈색이고, 햇가지는 녹색으로 가지 중간에는 가시가 있다. 잎은 난형에 어긋나고 잎자루는 매우 짧으며 윤채가 나고 잎 모양은 타원형 또는 난상 피침형으로 가장자리에 둔한 톱니가 있다. 꽃은 잎겨드랑이에 2~3개씩 모여나는데 5~6월에 연녹색으로 핀다. 열매는 핵과로 둥글고 9~10월에 적갈색 또는 암갈색으로 익으며 대추에 비하여 과육이 적고 신맛이 있다.

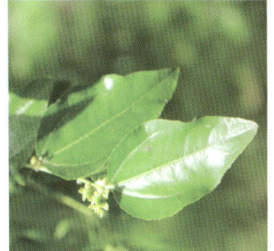
▲ 묏대추나무 잎

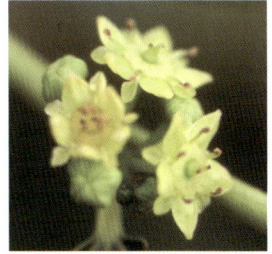
▲ 묏대추나무 꽃

약초 성분 열매에 다량의 지방질과 단백질, 두 종의 스테롤(sterol)이 함유되어 있다. 베툴린산(betulinic acid)과 베툴린(betulinic)의 트리테르페노이드(triterpenoid)가 들어 있고 주주보사이드(jujuboside)라는 사포닌이 함유되어 있는데, 이것의 과수 분해물이 주주보게닌(jujubogenin)이다. 벌써 오래전에 우리나라에서는 싸이크로페프타이드 알칼로이드(cyclopeptide alkaloid)로서 산조이닌(sanjoinine), n-메틸아시미로빈(n-methyl

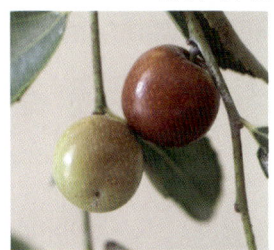
▲ 묏대추나무 열매

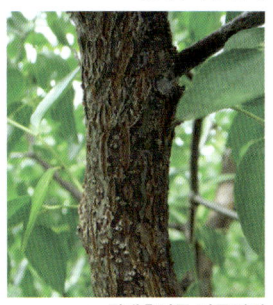
▲ 묏대추나무 나무껍질

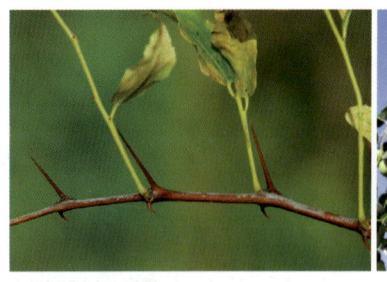
▲ 묏대추나무 가시

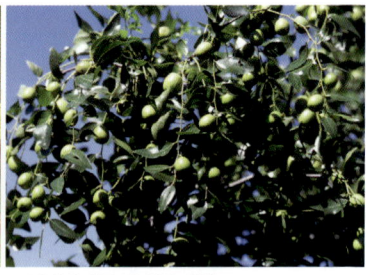
▲ 묏대추나무 덜 익은 열매

asimilobine), 카아베린(caaverine) 등이 밝혀졌다. 잎에는 루틴(rutin), 베르베린(berberine), 프로토핀(protopine), 세릴알코올(ceryl alcohol), 비타민 C 및 사과산, 주석산 등이 함유되어 있다.

묏대추나무 약효 열매의 생약명은 산조실(酸棗實)이라고 하여 과육이 적지만 식용할 수 있고 자양강장, 피로 해소제로 사용한다. 열매의 딱딱한 씨를 약용하는데 생약명은 산조인(酸棗仁)이라고 하여 진정, 최면, 진통, 강온작용이 있고 혈압 강하, 항경련, 안신, 불안, 초조, 수렴, 번갈, 허한을 치료한다. 이 씨는 잠이 많이 올 때는 생것을 복용하고 불안, 초조, 불면에는 열을 가해 볶아서 복용해야 한다. 산조인의 추출물은 성장 호르몬 분비 촉진, 우울증의 치료에도 사용할 수 있다는 연구 결과가 나왔다. 뿌리 및 뿌리껍질의 생약명은 산조근피(酸棗根皮)라고 하여 혈변, 화상, 고혈압, 유정(遺精), 임탁(淋濁), 백대(白帶), 출혈을 치료한다. 가시의 생약명은 극침(棘針)이라고 하여 보신, 보정, 종기, 진통, 옹종, 심복통, 혈뇨, 음위(陰痿), 정력 감퇴, 발기 불능, 유정(遺精), 요통(腰痛)을 치료한다.

약용법 열매 1일량 20~30개를 매 식후에 복용한다. 씨는 1일량 20~50g에 물 900mL를 붓고 반량으로 달여서 매 식후에 복용한다. 뿌리 및 뿌리껍질 1일량 50~100g에 물 900mL를 붓고 반량으로 달여서 매 식후에 복용한다. 외용할 때는 열탕으로 달인 액을 열을 가해 졸여서 환부에 바른다. 가시 1일량 10~20g에 물 900mL를 붓고 반량으로 달여서 매 식후에 복용한다. 외용할 때는 달인 액을 환부에 바른다.

묏대추나무의 기능성 및 효능에 관한 특허 자료

▶ **산조인 추출물 또는 베툴린산을 유효성분으로 함유하는 성장호르몬 분비 촉진용 조성물**

본 발명의 산조인 추출물 또는 베툴린산은 성장호르몬 분비량을 현저하게 증가시키므로 소인증, 왜소증, 소아의 발육부진 및 성장저하와 같은 성장질환의 예방 및 치료에 유용하게 사용될 수 있다.
- 공개번호 : 10-2007-0093573, 출원인 : 한국한의학연구원

▶ **산조인 추출물을 유효성분으로 함유하는 속효성 우울증 예방 및 치료용 약학적 조성물**

본 발명의 산조인 추출물은 기존 우울증 치료제에 비하여 신속한 항우울 효과를 나타내므로, 상기 산조인 추출물은 우울증 예방 및 치료용 약학적 조성물 또는 상기 목적의 건강식품의 개발에 효과적으로 이용될 수 있다.
- 공개번호 : 10-2013-0086459, 출원인 : 경희대학교 산학협력단

▶ **산조인 성분을 함유한 진정제**

본 발명은 통상의 껌베이스에 볶거나 날것을 파쇄하거나 물과 혼합하여 달인 후 엑기스로 추출한 산조인 성분과 꿀을 첨가한 껌에 관한 것으로 껌을 씹을 때 각각 진정작용 또는 각성작용을 하게 하여 스트레스로 인해 각종 각성제와 진정제를 남용하는 현대인들을 위한 껌에 관한 것이다.
- 공개번호 : 10-2008-0090736, 출원인 : 김덕산

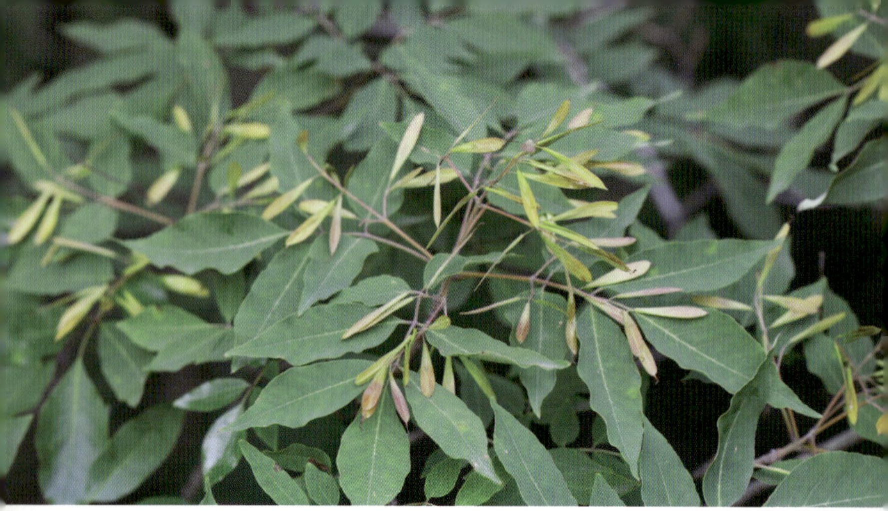

천식, 기침, 가래, 장염을 치료하는
물푸레나무

- **학명** | *Fraxinus rhynchophylla* Hance
- **과명** | 물푸레나뭇과(Oleaceae)
- **생약명** | 진피(秦皮)
- **이명** | 쉬청나무, 떡물푸레나무, 광능물푸레나무, 민물푸레나무, 고력백랍수(苦櫪白蠟樹), 대엽백사수(大葉白蠟樹)
- **사용부위** | 나무껍질

- **채취 시기** | 봄, 가을
- **맛과 약성** | 맛은 쓰고 약성은 차다.
- **적용병증** | 청열, 천식, 진해, 거담, 명목(明目), 항균, 장염, 백대하, 피부 미백
- **용법** | 내복, 외용

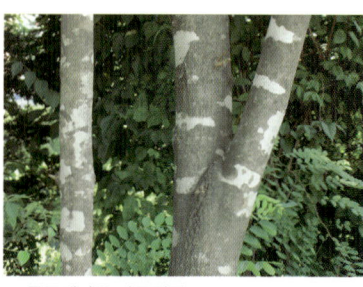
▲ 물푸레나무 나무껍질

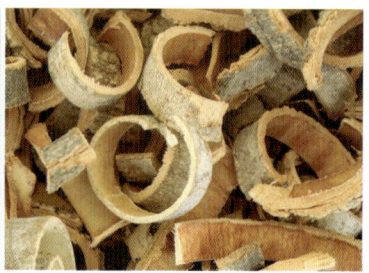
▲ 물푸레나무 나무껍질(약재)

각 부위별 생김새

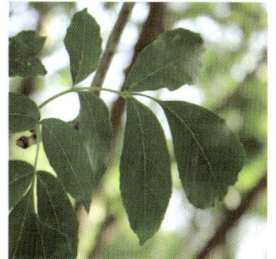
▲ 물푸레나무 잎

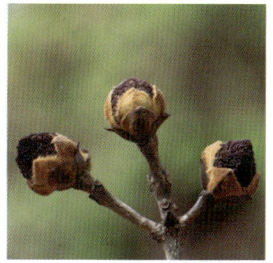
▲ 물푸레나무 꽃봉오리

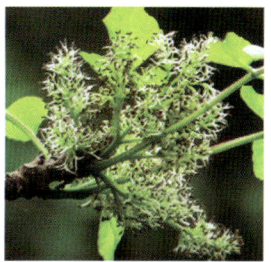
▲ 물푸레나무 꽃

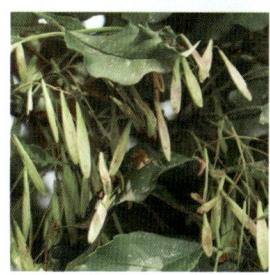
▲ 물푸레나무 열매

생태적 특성 전국의 산기슭, 골짜기, 개울가에서 자생하는 낙엽활엽교목으로 높이는 10m 전후로 나무껍질은 회갈색이다. 잎은 홀수깃꼴겹잎에 마주나고 잔잎은 보통 5개인데 3개 또는 7개인 것도 있다. 잔잎의 잎자루는 짧고 모양은 난형이며 가장 끝에 달린 1개가 가장 크며 밑부분에 있는 한 쌍은 작고 가장자리에는 얕은 톱니가 있다. 꽃은 원뿔꽃차례로 4~5월에 연한 백록색으로 잎과 함께 피거나 잎보다 조금 늦게 핀다. 열매는 익과(翼果)로 긴 도피침형이고 9~10월에 익는다.

약초 성분 나무껍질에는 에스쿨린(aesculin), 에스쿨레틴(aesculetin) 및 $\alpha \cdot \beta \cdot d$-글루코사이드(glucoside)인 에스쿨린(aesculin)이 함유되어 있다.

물푸레나무 약효 나무껍질을 약용하는데 생약명은 진피(秦皮)라고 하며 맛이 쓰고 약성은 차며 청열, 천식, 기침, 가래, 명목, 항균, 세균성 이질, 장염, 백대하, 만성 기관지염, 목적종통(目赤腫痛), 눈물 분비 과다증 등을 치료한다. 최근에 물푸레나무의 추출물에서 피부미백작용이 있다는 것이 밝혀졌다.

약용법 **나무껍질** 1일량 20~30g에 물 900mL를 붓고 반량으로 달여서 매 식후에 복용한다. 외용할 때는 달인 액으로 환부를 씻는다.

주의 : 대극과 산수유는 물푸레나무와 같이 복용해서는 안된다.

물푸레나무의 기능성 및 효능에 관한 특허 자료

▶ **물푸레나무 추출물의 발효물을 포함하는 피부미백용 조성물**
본 발명은 물푸레나무 추출물의 발효물을 유효성분으로 포함하는 피부미백용 조성물을 개시한다.
- 공개번호 : 10-2013-0003171, 출원인 : (주)아모레퍼시픽

【혼동하기 쉬운 나무 비교】

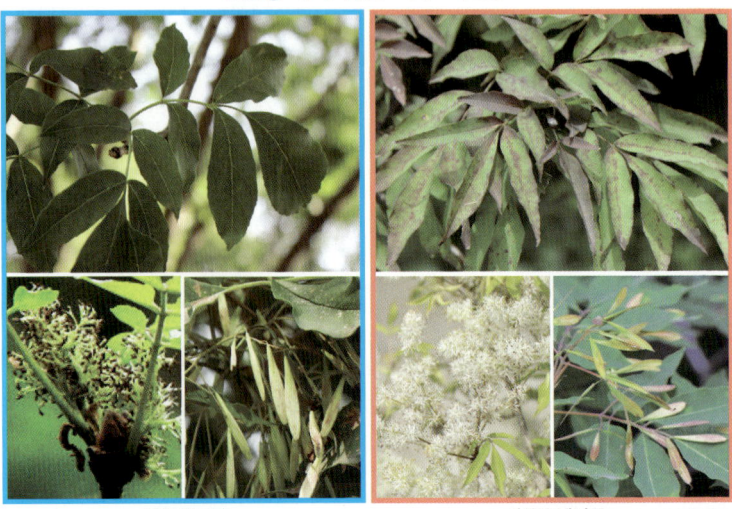

물푸레나무　　　　　　　　　　　쇠물푸레나무

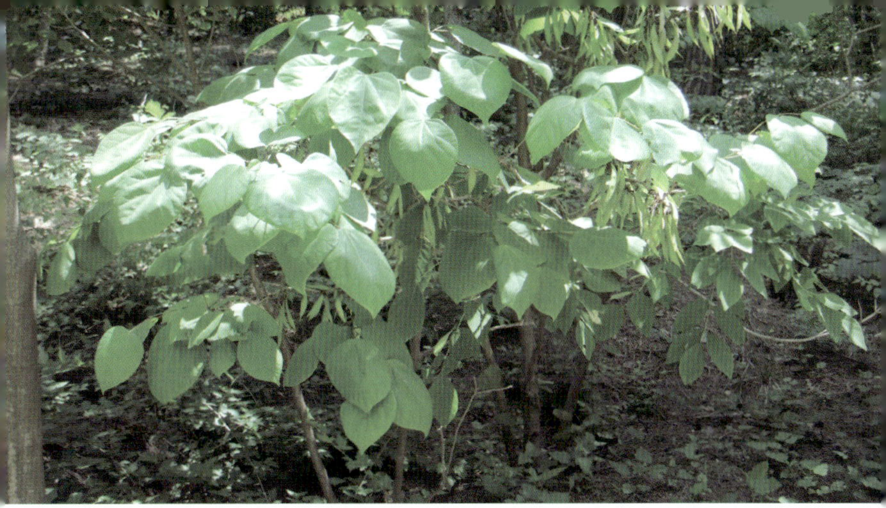

월경통, 타박상, 종기를 치료하는
박태기나무

- **학명** | *Cercis chinensis* Bunge
- **과명** | 콩과(Leguminosae)
- **생약명** | 자형(紫荊)
- **이명** | 소방목, 밥태기꽃나무, 구슬꽃나무, 나지수(裸枝樹), 자형목(紫荊木), 소방목(蘇方木)
- **사용부위** | 나무껍질, 뿌리껍질, 목질부, 꽃, 열매
- **채취 시기** | 나무껍질 – 7~8월, 뿌리껍질 – 가을·겨울, 목질부 – 연중 수시, 꽃 – 4월, 열매 – 8~9월
- **맛과 약성** | 나무껍질 – 맛이 쓰고 약성은 평범하다. 뿌리껍질·목질부 – 맛이 쓰고 약성은 평범하며 무독하다. 꽃·열매 – 맛이 약간 쓰고 약성은 평범하다.
- **적용병증** | 종기, 해독, 활혈, 임질, 옹종, 타박상, 사충교상(蛇蟲咬傷), 어혈, 청열, 거풍
- **용법** | 내복, 외용

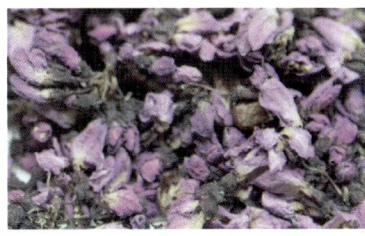
▲ 박태기나무 꽃(채취품)

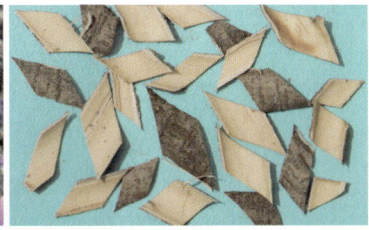
▲ 박태기나무 뿌리껍질(약재)

각 부위별 생김새

생태적 특성 전국의 정원이나 인가에서 관상용으로 심어 가꾸는 낙엽활엽관목으로 높이는 3~5m 정도이며 몇 개의 줄기가 올라와 포기를 형성한다. 어린 가지에는 껍질눈이 많고 골 속은 사각형과 비슷하다. 잎은 어긋나고 혁질이며 심장형으로 표면은 윤태가 있어서 반들반들하다. 꽃은 4월에 자홍색으로 잎보다 먼저 피고 7~8개가 오래된 가지에 모여나며 꽃받침은 종 모양이고 가장자리에 5개의 둔한 톱니가 있다. 열매는 평평하고 8~9월에 익으며 씨는 타원형에 황록색이다.

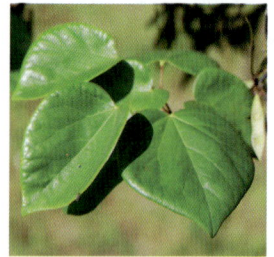
▲ 박태기나무 잎

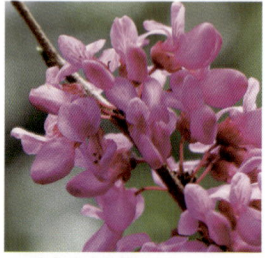
▲ 박태기나무 꽃

약초 성분 박태기나무에는 타닌(tannin)이 함유되어 있고, 씨에는 미량의 유리 리신(lysin)과 아스파라긴산(asparagin acid)이 함유되어 있다.

박태기나무 약효 나무껍질을 약용하는데 생약명은 자형피(紫荊皮)라 하며 맛이 쓰고 약성은 평범하며 종기, 해독, 활혈, 월경통, 월경 폐지, 임질, 옹종(癰腫), 개선(疥癬), 타박상, 사충교상(蛇蟲咬傷)을 치료한다. 뿌리껍질의 생약명은 자형근피(紫荊根皮)라고 하여 어혈, 종기, 해독, 활혈, 광견교상(狂犬咬傷)을 치료한다. 목질의 생약

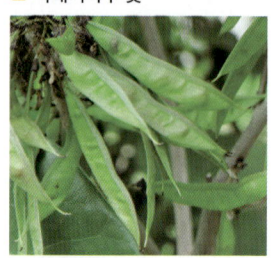
▲ 박태기나무 열매

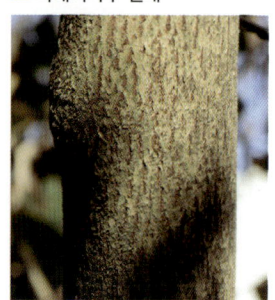
▲ 박태기나무 나무껍질

명은 자형목(紫荊木)이라 하여 어혈, 복통, 임병, 활혈, 통림(通淋)을 치료한다. 꽃의 생약명은 자형화(紫荊花)라고 하여 청열과 거풍, 해독, 양혈(凉血), 류머티즘에 따른 근골통 등을 치료한다. 열매의 생약명은 자형과(紫荊果)라고 하여 해수와 임산부의 심통을 치료한다. 박태기나무의 추출물은 항산화, 노화억제작용이 있다는 것이 확인되었다.

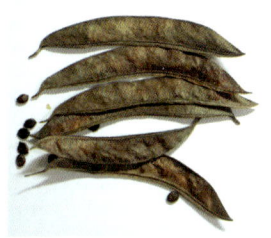

▲ 박태기나무 열매와 씨

약용법 나무껍질 1일량 20~40g에 물 900mL를 붓고 반량으로 달여서 매 식후에 복용한다. 뿌리껍질 1일량 20~40g에 물 900mL를 붓고 반량으로 달여서 매 식후에 복용한다. 외용할 때는 짓찧어서 환부에 붙인다. 목질부 1일량 50~100g에 물 900mL를 붓고 반량으로 달여서 매 식후에 복용한다. 꽃 1일량 10~20g에 물 900mL를 붓고 반량으로 달여서 매 식후에 복용한다. 열매 1일량 20~40g에 물 900mL를 붓고 반량으로 달여서 매 식후에 복용한다.

주의 : 임산부는 박태기나무의 복용을 금지한다.

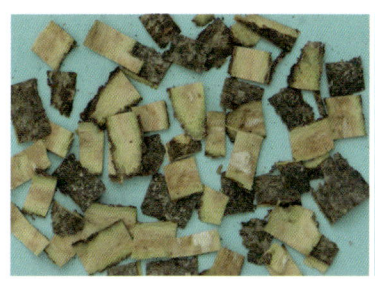

▲ 박태기나무 나무껍질(약재)

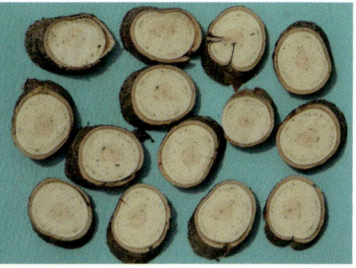

▲ 박태기나무 뿌리(약재)

박태기나무의 기능성 및 효능에 관한 특허 자료

▶ **항산화 및 노화 억제 활성을 가지는 박태기나무 추출물 및 이를 함유하는 항산화, 피부노화 억제 및 주름 개선용 화장료 조성물**

본 발명은 항산화, 피부노화 억제, 피부탄력 유지 또는 주름억제용 박태기나무 추출물 및 이를 유효성분으로 함유하는 피부노화 억제 및 주름개선용 화장료 조성물에 관한 것으로서, 보다 상세하게는 자원 확보가 용이하고 기존에 항산화 활성 및 피부세포 노화 억제 활성에 관한 보고가 없었던 박태기나무의 알코올 조추출물을 용매 분획한 후, 항산화 활성을 보이는 에틸아세테이트 분획과 부탄올 분획으로부터 분리한 항산화 활성, 노화 억제 활성을 갖는 화학식 1내지 화학식 20으로 표시되는 화합물을 포함하는 박태기나무 추출물 및 이를 포함하는 피부노화 억제용 화장료 조성물에 관한 것이다. 본 발명의 박태기나무 추출물은 피부의 노화를 유발하는 산화적 스트레스를 억제하는 기능이 우수할 뿐 만 아니라 노화와 관련된 텔로미어 길이의 단축 속도를 늦춤으로써 피부세포의 수명을 연장시킬 수 있으므로, 박태기나무 추출물을 포함하는 화장료 조성물은 피부노화 방지, 피부탄력 유지 또는 주름 완화를 위한 피부 외용 제형의 화장료로서 유용하게 이용될 수 있다.

- 공개번호 : 10-2004-0060729, 특허권자 : (주)한국신약

【혼동하기 쉬운 나무 비교】

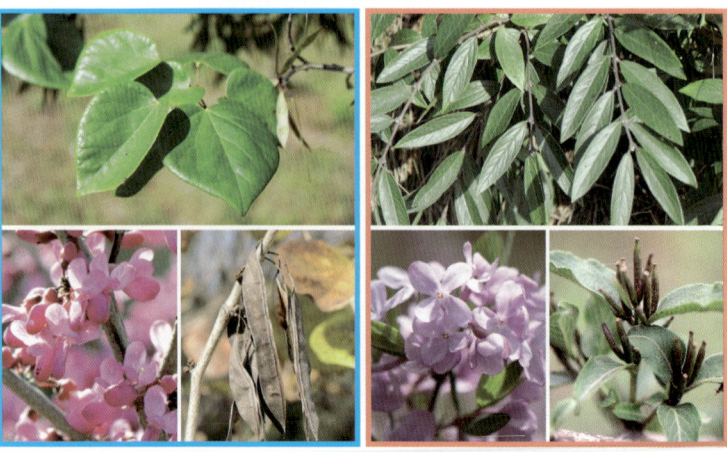

박태기나무   팥꽃나무

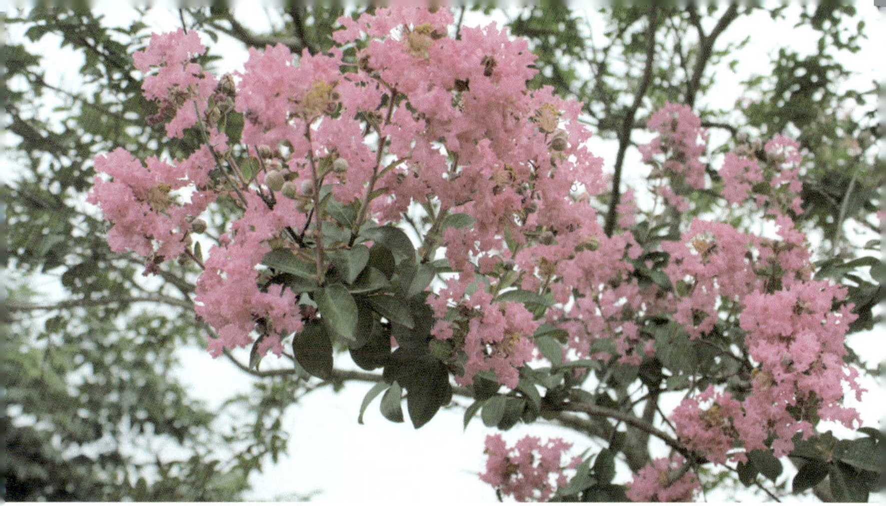

산후 출혈, 알레르기, 치통, 아토피를 치료하는
배롱나무

- **학명** | *Lagerstroemia indica* L.
- **과명** | 부처꽃과(Lythraceae)
- **생약명** | 자미화(紫薇花)
- **이명** | 백일홍(百日紅), 오리향(五里香), 홍미화(紅微花)
- **사용부위** | 꽃, 뿌리, 잎

- **채취 시기** | 꽃-8~9월, 뿌리-연중 수시, 잎-봄~초가을
- **맛과 약성** | 맛이 약간 시고 약성은 차다.
- **적용병증** | 옹저창독, 치통, 이질, 산후출혈, 소아태독, 항진균, 항알레르기, 아토피
- **용법** | 내복, 외용

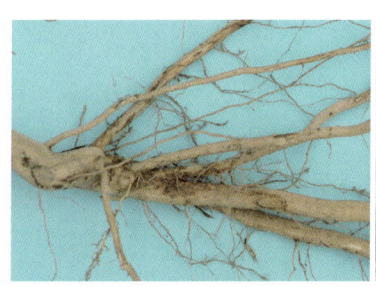
▲ 배롱나무 뿌리(채취품)

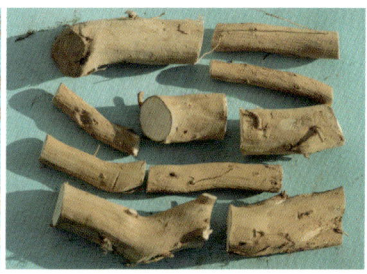
▲ 배롱나무 뿌리(약재 전형)

각 부위별 생김새

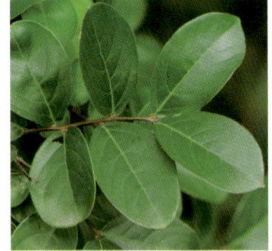
▲ 배롱나무 잎

생태적 특성 중·남부 지방의 정원이나 도로변 가로수로 심는 낙엽활엽관목 또는 소교목으로 높이는 5m 전후에 가지는 윤기가 있고 매끄러우며 햇가지에는 4개의 능선이 있다. 잎은 마주나고 가지 위로 올라가면서 어긋난다. 잎자루는 거의 없고 타원형 또는 도란형이다. 꽃은 원뿔꽃차례로 가지 끝에 달려 8~9월에 붉은색, 분홍색, 백색 등으로 피고 열매는 삭과로 광타원형이며 10~11월에 익는다.

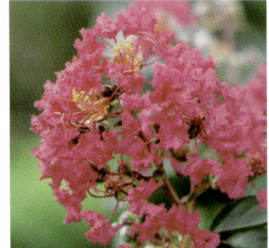
▲ 배롱나무 꽃(붉은색)

약초 성분 꽃에는 델피니딘-3-아라비노사이드(delphinidin-3-arabinoside), 페투니딘-3-아라비노사이드(petunidin-3-arabinoside), 몰식자산, 몰식자산메틸에스테르, 엘라그산(ellagic acid) 등이 함유되어 있고 또 알칼로이드의 메틸라게린(methyl lagerine)도 함유되어 있다. 뿌리에는 시토스테롤(sitosterol), 3,3′,4-트리메틸엘라그산(trimethyl ellagic acid)이 함유되어 있으며, 잎에는 데시닌(decinine), 데카민(decamine), 라겔스트로에민(lagerstroemine), 라게린(lagerine), 디하이드로벨티실라틴(dihydroverticillatine), 데코딘(decodine) 등의 알칼로이드(alkaloid)가 함유되어 있다.

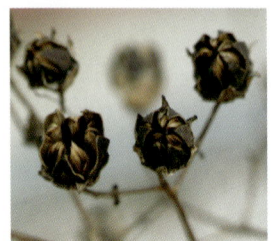
▲ 배롱나무 익은 열매

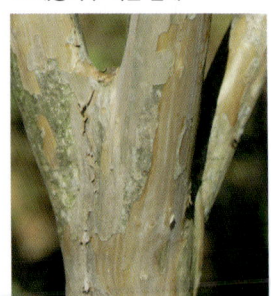
▲ 배롱나무 나무껍질

배롱나무 약효

꽃을 약용하는데 생약명은 자미화(紫薇花)라고 하며 맛은 약간 시고 약성은 차며 산후 출혈, 소아태독(小兒胎毒), 대하증 등을 치료한다. 뿌리의 생약명은 자미근(紫薇根)이라 하여 옹저창독(癰疽瘡毒), 치통, 이질 등을 치료한다. 잎의 생약명은 자미엽(紫薇葉)이라고 하여 항진균작용을 하며 이질, 습진, 창상 출혈(瘡傷出血)을 치료한다. 배롱나무의 추출물은 항알레르기, 아토피 피부염, 천식 개선 등에 효과가 있다는 연구 결과가 밝혀졌다.

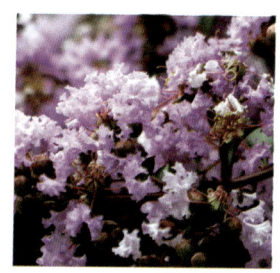
▲ 배롱나무 꽃(분홍색)

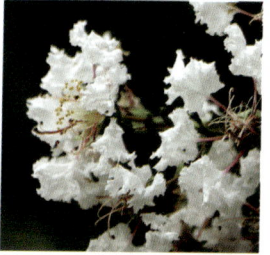
▲ 배롱나무 꽃(백색)

약용법

꽃 1일량 10~30g에 물 900mL를 붓고 반량으로 달여서 매 식후에 복용한다. 외용할 때는 달인 액으로 환부를 씻는다. 뿌리 1일량 30~50g에 물 900mL를 붓고 반량으로 달여서 매 식후에 복용한다. 외용할 때는 분말로 만들어서 조합하여 환부에 붙인다. 잎 1일량 20~30g에 물 900mL를 붓고 반량으로 달여서 매 식후에 복용한다. 외용할 때는 달인 액으로 환부를 씻는다. 또는 짓찧어서 환부에 붙이거나 분말을 살포한다.

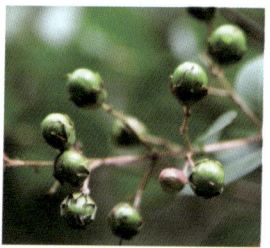
▲ 배롱나무 덜 익은 열매

배롱나무의 기능성 및 효능에 관한 특허 자료

▶ **배롱나무의 추출물을 유효성분으로 함유하는 알레르기 예방 또는 개선용 약학적 조성물**

본 발명은 천연물을 유효성분으로 하는 항아토피용 약학조성물에 관한 것으로, 보다 상세하게는 배롱나무 추출물 및 이를 유효성분으로 함유하는 알레르기 예방 또는 개선용 약학조성물에 관한 것으로, 상기 본 발명에 따른 약학조성물은 인체에 무해하고 피부에 전혀 자극이 없으며, 염증성 사이토카인 및 케모카인(chemokine)의 분비 조절, 면역 글로불린 IgE의 합성 억제 등에 작용하여 홍반 감소, 가려움증 소멸작용, 항균작용, 면역 억제 및 조절작용 등의 효과를 나타내어 아토피 또는 천식의 개선 또는 치료의 개선에 적용함으로써 유용하게 이용할 수 있다.

- 공개번호 : 10-2011-0050938, 특허권자 : 대전대학교 산학협력단

【혼동하기 쉬운 나무 비교】

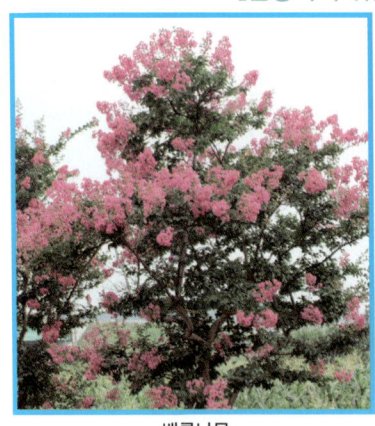 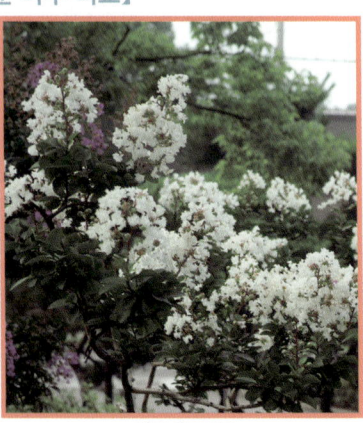

배롱나무   흰꽃배롱나무

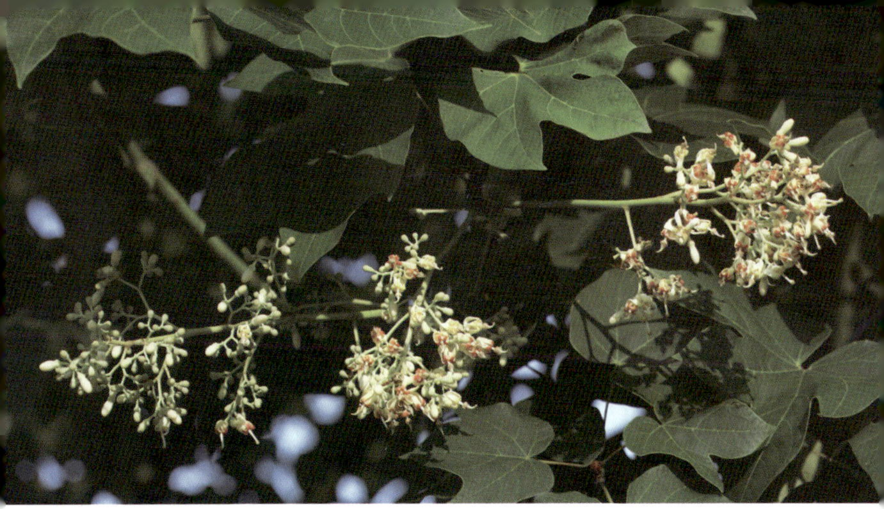

고혈압, 월경 불순, 위통을 치료하는 벽오동

- **학명** | *Firmiana simplex* (L.) W. Wight
- **과명** | 벽오동과(Sterculiaceae)
- **생약명** | 오동(梧桐), 오동자(梧桐子), 오동근(梧桐根), 오동백피(梧桐白皮), 오동엽(梧桐葉), 오동화(梧桐花)
- **이명** | 벽오동나무, 청오동나무, 오동수, 청피수, 청청동목(靑桐木), 동마수(洞麻樹)
- **사용부위** | 열매, 뿌리, 나무껍질, 잎, 꽃
- **채취 시기** | 열매-10월(열매가 익었을 때), 뿌리-10월, 나무껍질-가을·겨울, 잎-여름, 꽃-6~7월
- **맛과 약성** | 열매·꽃-맛이 달고 약성은 평범하다. 뿌리-맛이 담백하고 약성은 평범하고 무독하다. 나무껍질·잎-맛이 쓰고 약성은 차며 무독하다
- **적용병증** | 건위, 위통, 월경 불순, 거풍, 진통, 청열, 해독, 고혈압, 장풍하혈(腸風下血), 항산화
- **용법** | 내복, 외용

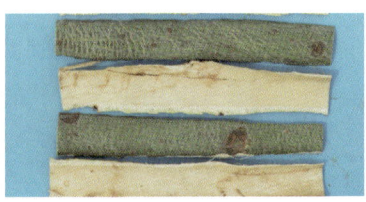

▲ 벽오동 나무껍질(약재 전형)

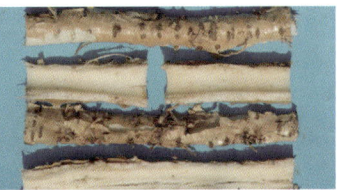

▲ 벽오동 뿌리껍질(약재 전형)

각 부위별 생김새

생태적 특성 남부 지방의 인가나 과수원 주위에 재배하는 낙엽활엽교목으로 높이가 15m 전후로 자라고 원줄기는 가지와 더불어 오랫동안 평활(平滑)하며 녹색이다. 잎은 어긋나고 가지 끝에서 모여나며 끝이 3~5개로 갈라진다. 잎의 밑부분은 심장형에 끝은 날카롭고 어릴 때는 표면에 털이 있다가 자라면서 털이 없어진다. 잎의 뒷면은 별 모양의 털이 덮여 있고 손바닥 모양이며 잎자루의 길이는 잎 길이와 거의 같고 갈색의 털로 덮여 있다. 꽃은 매우 작고 원뿔꽃차례에 단성화로 6~7월에 가지 끝에서 담녹색으로 핀다. 꽃받침 잎은 5개이고 타원형에 1cm 정도로 뒤로 젖혀지고 꽃잎은 없으며 열매는 10월에 익는다.

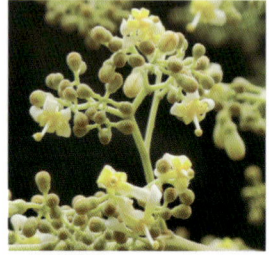
▲ 벽오동 잎

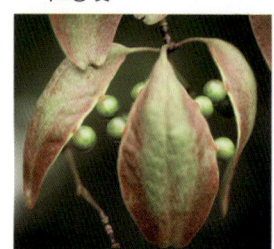
▲ 벽오동 꽃

약초 성분 열매에는 카페인(caffeine), 스테르쿨린산(sterculic acid)이 함유되어 있다. 나무껍질에는 펜토산(pentosan), 펜토오스(pentose), 옥타코사놀(odtacosanol), 루페논(lupenone), 갈락탄(galactan), 우론산(uronic acid) 등이 함유되어 있다. 잎에는 베타인(betaine), 콜린(choline), 헨트리아콘탄(hentriacontane), 베타-아미린(β-amyrin), 루틴, 베타-아미린아세테이트(β-amyrinacetate),

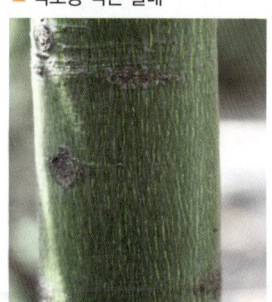
▲ 벽오동 익은 열매

▲ 벽오동 나무껍질

베타-시토스테롤(β-sitosterol) 등이 함유되어 있다.

벽오동 약효 열매의 생약명은 오동자(梧桐子)라고 하며 맛이 달고 약성은 평범하며 위통, 건위, 식체, 소아구창 등을 치료한다. 뿌리의 생약명은 오동근(梧桐根)이라고 하여 거풍습, 류머티즘에 따른 관절통, 월경 불순, 타박상, 장풍하혈을 치료한다. 나무껍질의 생약명은 오동백피(梧桐白皮)라고 하며 거풍, 활혈, 진통, 류머티즘에 따른 마비통, 이질, 단독(丹毒), 월경 불순, 타박상 등을 치료한다. 잎의 생약명은 오동엽(梧桐葉)이라 하여 거풍(祛風), 제습(蔭濕), 청열, 해독, 류머티즘에 따른 동통, 마비, 종기, 창상 출혈, 고혈압 등을 치료한다. 꽃의 생약명은 오동화(梧桐花)라 하여 청열, 해독, 부종, 화상 등을 치료하고, 외용할 때는 분말을 만들어 살포한다. 벽오동의 추출물은 항산화제로 쓰인다.

약용법 열매 1일량 50~100g에 물 900mL를 붓고 반량으로 달여서 매 식후에 복용하며, 외용할 때는 열매를 볶아 약간 태워 분말로 만든 후, 환부에 살포한다. 뿌리, 나무껍질, 잎, 꽃 등은 열매와 같은 방법으로 사용한다.

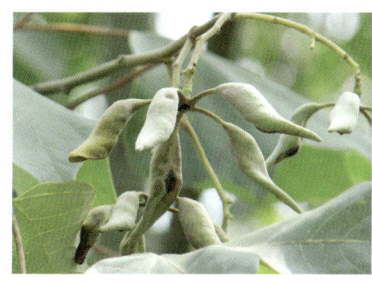
▲ 벽오동 열매

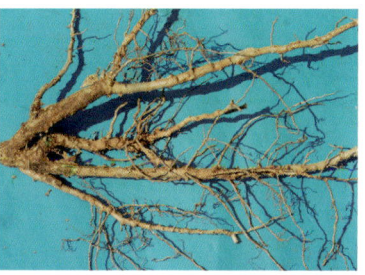
▲ 벽오동 뿌리(채취품)

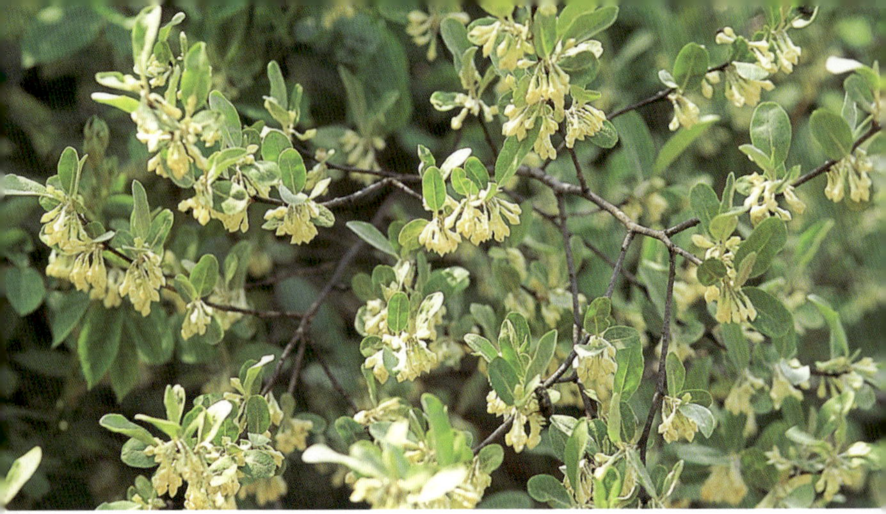

기침, 고열, 설사를 치료하는
보리수나무

- **학명** | *Elaeagnus umbellata* Thunb.
- **과명** | 보리수나뭇과(Elaeagnaceae)
- **생약명** | 우내자(牛奶子)
- **이명** | 볼네나무, 보리장나무, 보리화주나무, 보리똥나무, 산보리수나무
- **사용부위** | 뿌리, 잎, 열매

- **채취 시기** | 뿌리-겨울·봄, 잎-여름, 열매-가을
- **맛과 약성** | 맛이 달고 쓰고 시며 약성은 시원하다.
- **적용병증** | 청열이습(淸熱利濕), 해수(咳嗽), 하리(下痢), 이질, 임병(淋病), 붕대(崩帶)
- **용법** | 내복

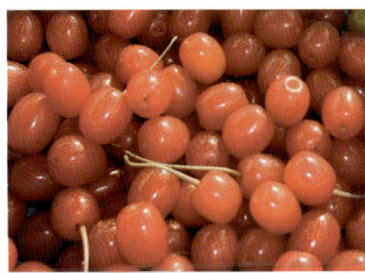
▲ 보리수나무 열매(채취품)

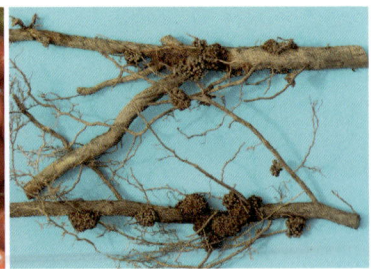
▲ 보리수나무 뿌리(채취품)

각 부위별 생김새

생태적 특성 전국의 산기슭 및 계곡에 자생하는 낙엽활엽관목으로 높이는 3~4m 정도로 자라고 가지에는 가시가 돋아나 있다. 잎은 타원형 또는 난상 피침형에 어긋나고 끝은 둔형으로 짧고 뾰족하며 밑부분은 원형에서 넓은 설형이다. 잎의 가장자리는 말려서 오그라들고 톱니는 없다. 꽃은 5~6월에 백색으로 피어 연황색으로 변하고 향기가 있으며 열매는 잡과로 둥글고 9~10월에 옅은 홍색으로 익는다.

약초성분 뿌리, 잎, 열매의 씨 등에 세로토닌(serotonin)이 함유되어 있다.

보리수나무 약효 뿌리와 잎, 열매를 약용하는데 생약명은 우내자(牛奶子)라고 하여 맛은 달고 쓰고 시며 약성은 시원하고 청열이습, 해수, 하리, 이질, 임병, 붕대를 치료한다.

약용법 뿌리와 잎, 열매 등 1일량 30~50g에 물 900mL를 붓고 반량으로 달여서 매 식후에 복용한다.

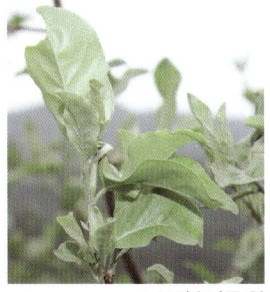
▲ 보리수나무 잎

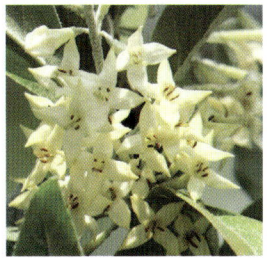
▲ 보리수나무 꽃

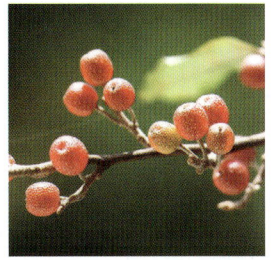
▲ 보리수나무 열매

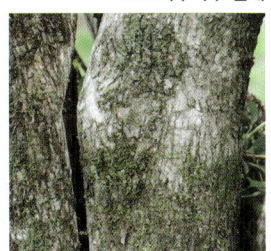
▲ 보리수나무 나무껍질

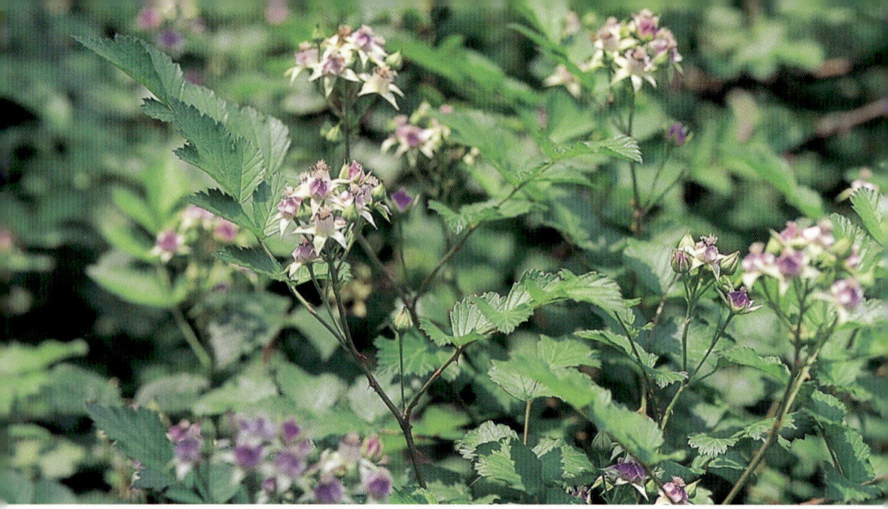

골다공증, 치매, 정력 감퇴를 치료하는
복분자딸기

- **학명** | *Rubus coreanus* Miq.
- **과명** | 장미과(Rosaceae)
- **생약명** | 복분자(覆盆子)
- **이명** | 곰딸, 곰의딸, 복분자딸, 복분자, 교맥포자, 조선현구자, 호수묘, 삽전포
- **사용부위** | 열매, 뿌리, 줄기와 잎
- **채취 시기** | 열매－7~8월(열매가 익기 전), 뿌리－연중 수시, 줄기와 잎－봄~가을

- **맛과 약성** | 열매－맛이 달고 시며 약성은 평범하다. 뿌리－맛이 짜고 시며 약성은 평범하고 무독하다. 줄기와 잎－맛이 짜고 시며 약성은 평범하고 무독하다.
- **적용병증** | 보간, 보신, 정력 감퇴, 명목, 활혈, 월경 불순, 골다공증, 기억력 개선, 우울증, 치매
- **용법** | 내복, 외용

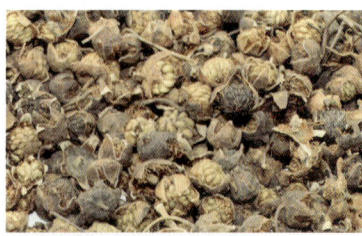
▲ 복분자딸기 열매(약재 전형)

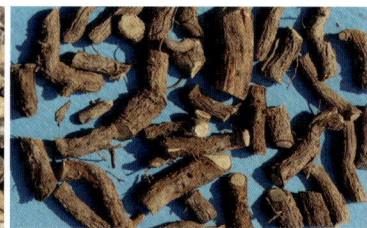
▲ 복분자딸기 뿌리(약재)

생태적 특성 중·남부 지방의 산기슭 계곡 양지에 자생하거나 재배하는 낙엽활엽관목으로 높이는 3m 전후로 자라고 줄기는 곧게 서지만 그 끝이 덩굴처럼 휘어져 땅에 닿으면 뿌리를 내린다. 새로 난 가지는 적갈색에 백분(白粉)으로 덮여 있고 갈고리 모양의 가시가 있다. 잎은 홀수깃꼴겹잎이 어긋나고 잎자루가 있으며 잔잎은 3~7개인데 5개가 많다. 가지의 끝 쪽에 붙어 있는 잔잎이 비교적 크고 난형으로 끝은 날카롭고 가장자리에는 불규칙한 크고 날카로운 톱니가 나 있다. 꽃은 산방꽃차례로 가지 끝 쪽이나 잎겨드랑이에 달려 5~6월에 담홍색으로 피고 열매는 취합과로 둥글고 7~8월에 적색으로 익지만 나중에 흑색이 된다.

약초 성분 열매에는 필수 아미노산과 비타민 B₂, 비타민 E, 주석산, 구연산, 트리테르페노이드 글리코사이드(triterpenoid glycoside), 칼본산(carvonic acid) 및 소량의 비타민 C, 당류가 함유되어 있다. 뿌리 및 줄기와 잎에는 플라보노이드(flavonoid) 배당체가 함유되어 있다.

각 부위별 생김새

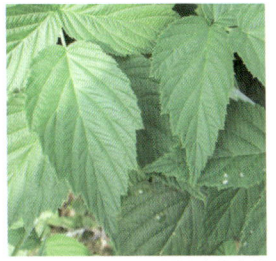
▲ 복분자딸기 잎

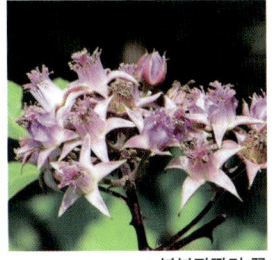
▲ 복분자딸기 꽃

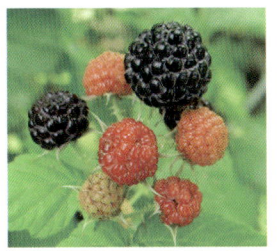
▲ 복분자딸기 열매

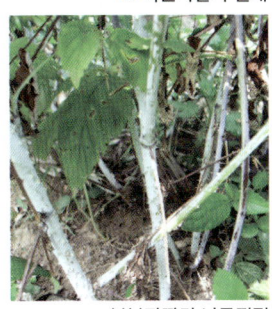
▲ 복분자딸기 나무껍질

복분자딸기 약효 덜 익은 열매를 약용하는데 생약명은 복분자(覆盆子)라 하며 맛은 달고 시며 약성은 평범하고 독성이 없으므로 보간(補肝), 보신(補腎), 정력 감퇴, 명목(明目), 양위(陽痿), 유정(遺精) 등을 치료한다. 뿌리의 생약명은 복분자근(覆盆子根)이라 하여 지혈, 활혈(活血), 토혈, 월경 불순, 타박상 등을 치료한다. 줄기와 잎의 생약명은 복분자경엽(覆盆子莖葉)이라고 하여 명목(明目), 지누(止淚), 다누(多淚), 습기수렴(濕氣收斂), 치통, 염창(臁瘡) 등을 치료한다. 복분자 추출물은 골다공증, 기억력 개선, 비뇨기 기능 개선, 우울증, 치매 등의 예방 및 치료에 효과가 있다.

약용법 열매 1일량 30~50g에 물 900mL를 붓고 반량으로 달여서 매 식후에 복용한다. 또 술을 담가 마시거나 산제(散劑), 환제(丸劑), 고제(膏齊)를 만들어 사용한다. 뿌리 1일량 20~30g에 물 900mL를 붓고 반량으로 달여서 매 식후에 복용한다. 또 술을 담가 마신다. 외용할 때는 뿌리를 짓찧어서 붙인다. 줄기와 잎은 짓찧어서 즙을 내어 살균한 후 점안하거나 달인 액을 그대로 점안한다. 또는 분말로 만들어 환부에 살포한다.

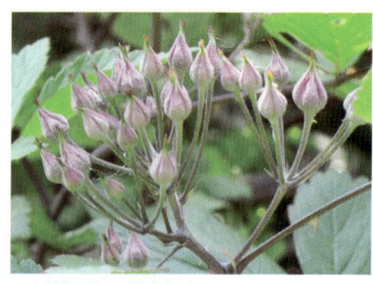
▲ 복분자딸기 꽃봉오리

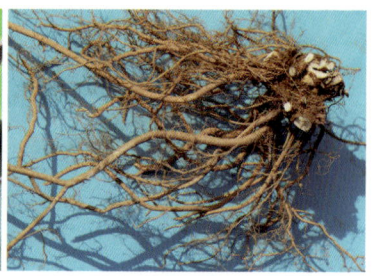
▲ 복분자딸기 뿌리(채취품)

복분자딸기의 기능성 및 효능에 관한 특허 자료

▶ **복분자 추출물을 함유하는 골다공증 예방 또는 치료용 조성물**

본 발명의 조성물은 조골세포 활성 유도뿐만 아니라 파골세포 활성 억제 효과를 동시에 나타내므로 다양한 원인으로 인해 유발되는 골다공증의 예방 또는 치료에 유용하게 사용될 수 있다.

– 등록번호 : 10-0971039, 출원인 : 한재진

▶ **복분자 추출물을 포함하는 기억력 개선용 식품 조성물**

본 발명은 복분자 추출물을 유효성분으로 포함하는 기억력 개선용 식품 조성물에 관한 것으로, 인체에 무해하고 부작용이 문제되지 아니한 복분자 추출물을 유효성분으로 포함하는 기억력 개선용 식품 조성물에 관한 것이다.

– 공개번호 : 10-2012-0090140, 출원인 : 한림대학교 산학협력단 외

▶ **복분자 추출물을 이용한 비뇨 기능 개선용 조성물**

본 발명의 복분자 추출물은 비뇨 기능 개선용 의약품 및 건강기능성식품의 조성물로 제공할 수 있다.

– 등록번호 : 10-1043596, 출원인 : 전라북도 고창군

▶ **복분자 추출물을 포함하는 불안 및 우울증의 예방 및 치료용 약학조성물**

복분자 추출물을 포함하는 불안, 우울증 및 치매의 예방 및 치료와 기억 증진용 조성물에 관한 것으로, 현대인들의 불안, 우울증 및 치매의 예방 및 치료와 기억력 증진효과를 유발하는 약제 및 건강보조식품에 이용할 수 있다.

– 등록번호 : 10-0780333, 출원인 : 김성진

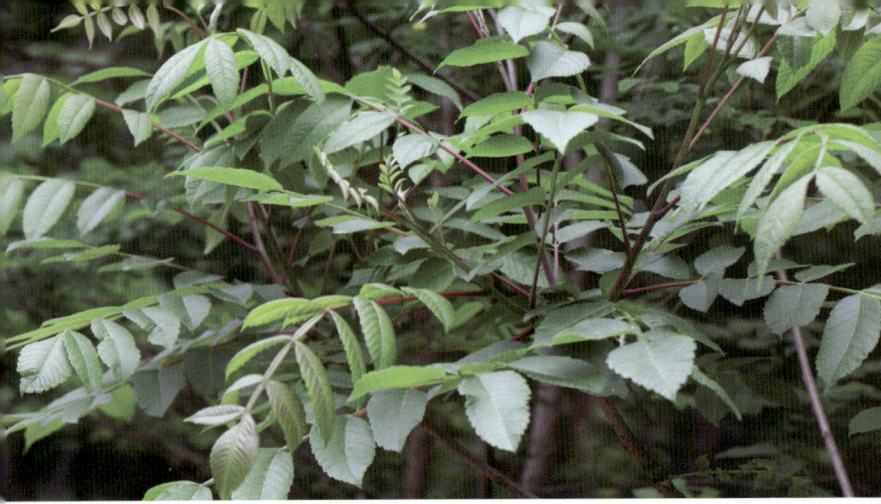

유선염, 기침, 가래, 당뇨병을 치료하는
붉나무

- **학명** | *Rhus javanica* L.
- **과명** | 옻나뭇과(Anacardiaceae)
- **생약명** | 염부자(鹽膚子), 염부자근(鹽膚子根), 염부수근피(鹽膚樹根皮), 염부수백피(鹽膚樹白皮), 염부엽(鹽膚葉), 염부화(鹽膚花)
- **이명** | 오배자나무, 굴나무, 뿔나무, 불나무, 염해자(鹽海子)

- **사용부위** | 열매, 뿌리, 뿌리껍질, 잎, 오배자(잎에 기생하는 오배자벌레의 집)
- **채취 시기** | 열매-10~11월(열매가 익었을 때), 뿌리·뿌리껍질-연중 수시, 잎-여름, 오배자-가을
- **맛과 약성** | 열매-맛이 시고 약성은 시원하다. 뿌리껍질·뿌리-맛이 시고 짜며 떫고 약성은 시원하다. 잎-맛이 시고 짜며 약성은 차다. 오배자-맛이 떫고 약성은 평범하다.
- **적용병증** | 수렴, 지사, 화담, 기침, 가래, 황달, 이질, 완선, 두풍, 감기, 류머티즘에 따른 동통, 유선염, 주독, 해독, 뇌기능 개선, 당뇨병
- **용법** | 내복, 외용

▲ 붉나무 뿌리(약재)

생태적 특성

전국의 산기슭이나 산골짜기에서 자라는 낙엽활엽관목 또는 소교목으로 높이는 7m 전후이며 굵은 가지가 드문드문 있고 어린 가지는 노란색을 띠고 있다. 잎은 홀수깃꼴겹잎으로 어긋나고 잔잎은 7~13개이다. 잔잎은 난형이거나 난상 타원형에 잎자루가 없고 잎줄기에는 날개가 붙어 있으며 끝은 날카롭고 밑부분은 둥글거나 뾰족하며 가장자리에는 거친 톱니가 있다. 꽃은 삼성화에 원뿔꽃차례로 가지 끝에 달려 8~9월에 황백색으로 핀다. 열매는 핵과로 편구형에 10~11월에 황갈색으로 익는다.

약초 성분

열매에는 타닌(tannin)이 50~70% 함유되어 있으며 유기몰식자산이 2~4%, 그 외 지방, 수지, 전분이 함유되어 있으며 유기물에는 사과산, 주석산, 구연산 등이다. 뿌리와 뿌리껍질에는 스코프레틴(scopolein), 3,7,4-트리하이드록시 플라본(trihydroxy flavone), 휘세틴(ficetin)이 함유되어 있다. 잎에는 퀘르세틴(quercetin), 메틸에스테르(methylester), 에라그산(ellag acid) 등이 함유되어 있다. 오배자벌레가 기생하는 벌레혹에는 갈로타닌

각 부위별 생김새

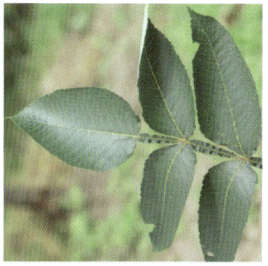

▲ 붉나무 잎

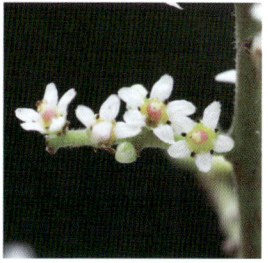

▲ 붉나무 암꽃

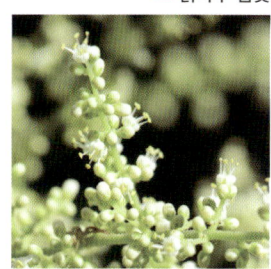

▲ 붉나무 수꽃

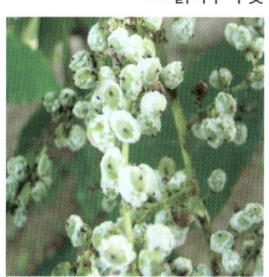

▲ 붉나무 열매

(gallotannin)과 펜타갈로일글루코오스(pentagalloylglucose)가 함유되어 있다.

붉나무 약효 열매를 약용하는데 생약명은 염부자(鹽膚子)라고 하며 맛은 시고 약성은 시원하며 수렴, 지사, 화담의 효능이 있고 해수, 황달, 도한, 이질, 완선, 두풍 등을 치료한다. 뿌리의 생약명은 염부자근(鹽膚子根)이라고 하여 거풍, 소종, 화습(化濕)의 효능이 있고 감기에 따른 발열, 해수, 하리, 수종, 류머티즘에 따른 동통, 타박상, 유선염, 주독 등을 치료한다. 뿌리껍질의 생약명은 염부수근피(鹽膚樹根皮)라 하며 청열, 해독, 어혈(瘀血), 해수(咳嗽), 요통(腰痛), 기관지염, 황달, 외상 출혈, 수종(水腫), 타박상, 종독(腫毒), 독사교상(咬傷) 등을 치료한다. 잎의 생약명은 염부엽(鹽膚葉)이라 하며 수렴, 해독, 진해, 화담의 효능이 있다. 붉나무의 벌레혹을 생약명으로 오배자(五倍子)라고 하는데 수렴(收斂), 지사제로서 지사, 지혈, 지한, 궤양, 습진, 진해, 항균, 항염, 구내염, 창상, 화상, 동상 등의 치료에 사용한다. 붉나무의 추출물은 뇌기능 개선, 당뇨병의 예방 및 치료에도 사용할 수 있다.

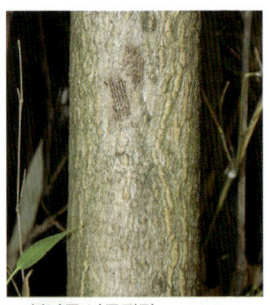
▲ 붉나무 나무껍질

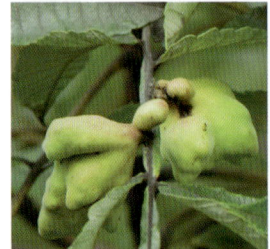
▲ 붉나무 오배자(벌레혹)

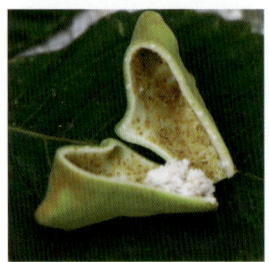
▲ 붉나무 오배자 속

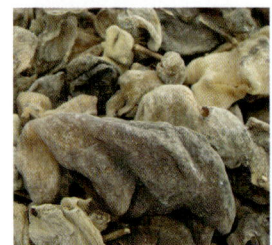
▲ 붉나무 오배자(약재 전형)

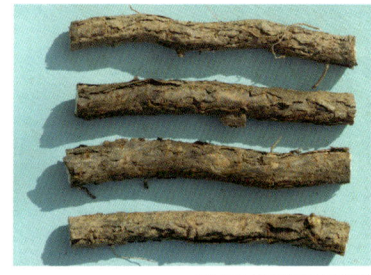
▲ 붉나무 뿌리(약재 전형)

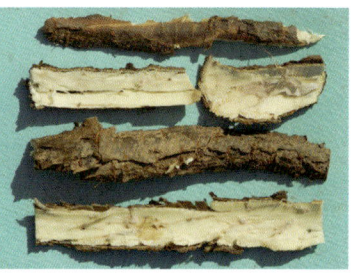
▲ 붉나무 뿌리껍질(약재 전형)

약용법 열매 1일량 30~50g에 물 900mL를 붓고 반량으로 달여서 매 식후에 복용하거나 분말로 만들어 복용한다. 외용할 때는 열매를 달인 액으로 씻거나 짓찧어 환부에 도포하며 분말로 만들어 참기름이나 들기름과 조합하여 도포한다. 뿌리 및 뿌리껍질 1일량 30~50g(생것은 100~150g)에 물 900mL를 붓고 반량으로 달여서 매 식후에 복용하며 외용할 때는 열매의 용법대로 한다. 잎 1일량 생것 100~150g에 물 900mL를 붓고 반량으로 달여서 매 식후에 복용하며, 외용할 때는 잎을 짓찧어서 환부에 도포하거나 즙을 내어 가제에 적셔 도포한다. 오배자 1일량 10~20g에 물 900mL를 붓고 반량으로 달여서 매 식후에 복용하며, 외용할 때는 분말로 만들어 연고 기제와 혼합하여 환부에 도포한다.

붉나무의 기능성 및 효능에 관한 특허 자료

▶ **붉나무 추출물을 포함하는 당뇨병 치료 또는 예방용 조성물**
본 발명은 붉나무 추출물을 유효성분으로 포함하는 당뇨병 치료 또는 예방용 조성물에 관한 것으로 붉나무 추출물은 알파-글루코시다제 저해효과가 우수할 뿐만 아니라, 프로틴 티로신 포스파타제(protein tyrosinephosphatase, PTP1B) 저해효과와 인슐린 저항성 완화효과가 우수하여 당뇨병의 치료 또는 예방 효과가 우수하다.
- 공개번호 : 10-2010-0128668, 출원인 : 목포대학교 산학협력단

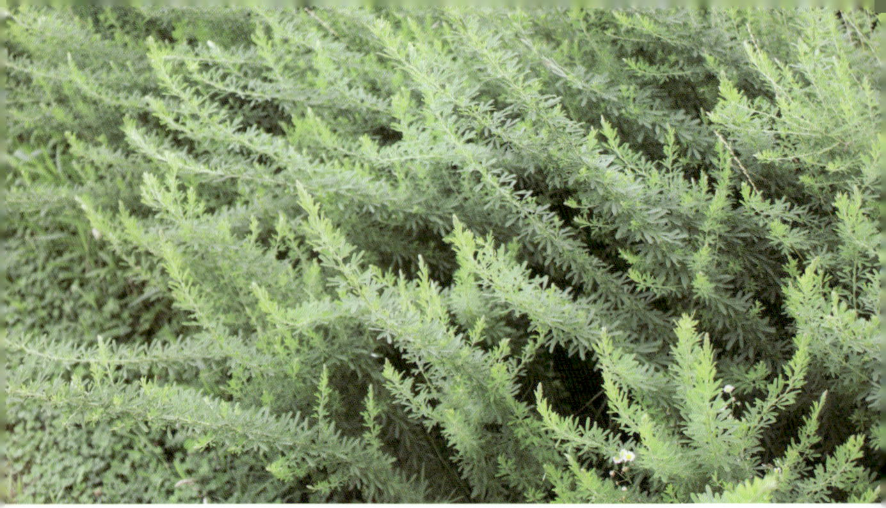

정력 감퇴, 시력 감퇴, 세포 손상을 치료하는
비수리

- **학명** | *Lespedeza cuneata* G.Don
- **과명** | 콩과(Leguminosae)
- **생약명** | 야관문(夜關門)
- **이명** | 철소파(鐵掃把), 철선팔초(鐵線八草), 야계초(野鷄草)
- **사용부위** | 뿌리를 포함한 전목

- **채취 시기** | 8~9월(꽃이 피었을 때)
- **맛과 약성** | 맛이 쓰고 매우며 약성은 시원하다.
- **적용병증** | 보간, 보신, 종기, 유정, 강정, 어혈, 백대, 하리, 시력 감퇴, 목적, 항산화작용, 노화 방지, 세포 손상 보호
- **용법** | 내복

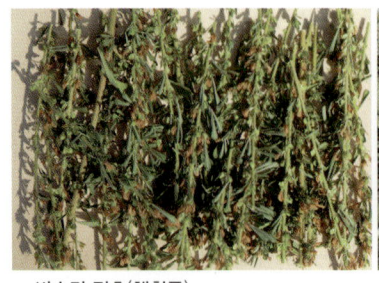
▲ 비수리 전초(채취품)

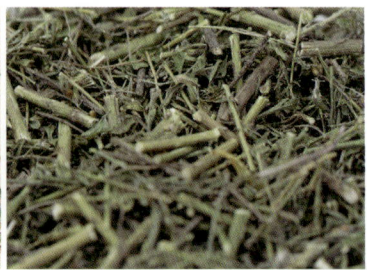
▲ 비수리 전초(약재)

생태적 특성 전국의 산야나 산기슭, 도로변 등에 자생하거나 재배하는 여러해살이풀 또는 낙엽활엽반관목이다. 전체적으로 가는 털이 나 있으며, 줄기는 곧고 위쪽으로 갈수록 가지가 많이 갈라져 높이는 1m 전후로 자란다. 잎은 어긋나고 3출겹잎이며 잔잎은 선상 도피침형으로 표면에 털이 없고 뒷면에는 잔털이 있다. 꽃은 8~9월에 백색으로 피는데 자색의 반점이 있고 꽃받침 조각은 선상 피침형이며 밑부분까지 갈라져 있고 각 열편은 1개의 맥과 견모(絹毛)가 있다. 열매는 협과로 넓은 난형이며 10~11월에 암갈색으로 익는다.

약초 성분 피니톨(pinitol), 플라보노이드(flavonoid), 페놀(phenol), 타닌(tannin) 및 베타-시토스테롤(β-sitosterol)을 함유하고 플라보노이드(flavonoid)에서는 퀘르세틴(quercetin), 캠페롤(kaempferol), 비텍신(vitexin), 오리엔틴(orientin) 등이 분리된다.

비수리 약효 뿌리를 포함한 전목의 생약명은 야관문(夜關門)이라 하는데, 이는 '밤에 문이 열린다'는 뜻으로 정력에 좋다는 것을 강조한 이름이다. 정력작용 외

각 부위별 생김새

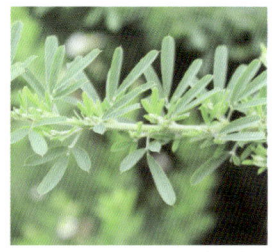
▲ 비수리 잎

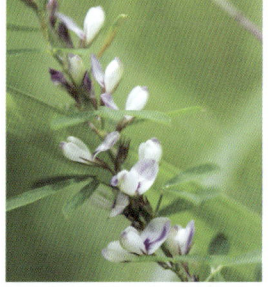
▲ 비수리 꽃

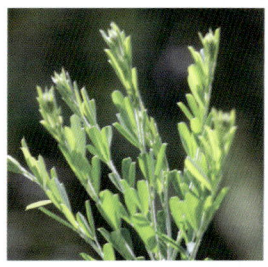
▲ 비수리 새순

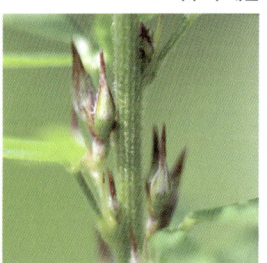
▲ 비수리 꽃봉오리

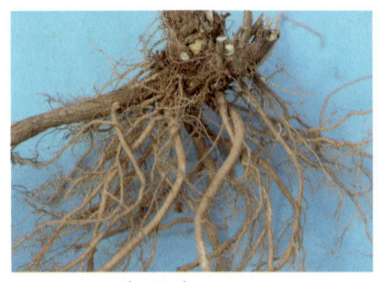
▲ 비수리 뿌리(채취품)

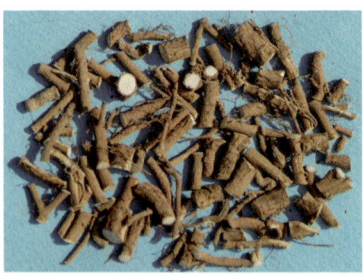
▲ 비수리 뿌리(약재)

에 간장과 신장의 기능 향상을 돕고 폐음(肺陰)을 보익(補益)하며 종기, 유정(遺精), 유뇨(遺尿), 백대(白帶), 위통, 하리, 타박상, 시력 감퇴, 목적(目赤), 결막염, 급성 유선염(乳腺炎) 등을 치료한다. 비수리의 추출물은 항산화작용, 세포 손상 보호, 피부 노화 방지 등에 효과가 있다.

약용법

전목 1일량 50~100g에 물 900mL를 붓고 반량으로 달여서 매 식후에 복용한다.

비수리의 기능성 및 효능에 관한 특허 자료

▶ **항산화작용을 갖는 비수리의 추출물을 포함하는 조성물**

본 발명은 비수리 추출물을 유효성분으로 포함하는 항산화 조성물에 관한 것이다. 비수리 추출물은 1,1-디페닐-2-피크릴 하이드라질 라디칼 소거 활성 및 수산기 라디칼 소거 활성이 우수하고 강한 항산화 활성을 가져 화장료 조성물, 약학조성물, 건강기능식품 등에 다양하게 이용할 수 있다.

- 공개번호 : 10-2012-0055476, 출원인 : 대한민국(산림청 국립수목원장)

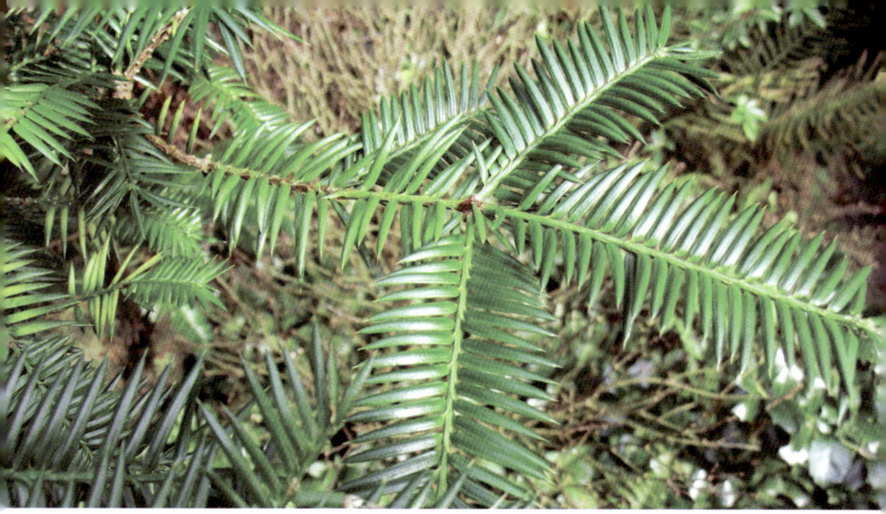

고지혈증, 동맥 경화증, 심장 질환을 치료하는
비자나무

- **학명** | *Torreya nucifera* (L.) Siebold & Zucc.
- **과명** | 주목과(Taxaceae)
- **생약명** | 비자(榧子)
- **이명** | 비실(榧實), 향비(香榧)
- **사용부위** | 씨

- **채취 시기** | 9~10월(열매가 익었을 때)
- **맛과 약성** | 맛이 달고 약성은 평범하다.
- **적용병증** | 구충, 살충, 식적, 충적, 변비, 치창, 뱀교상, 고지혈증, 동맥 경화증, 심장 질환
- **용법** | 내복

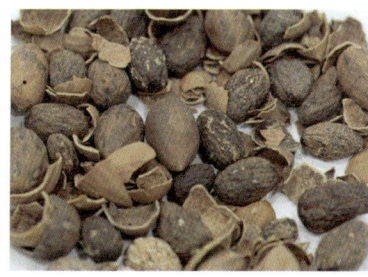
▲ 비자나무 열매(채취품)

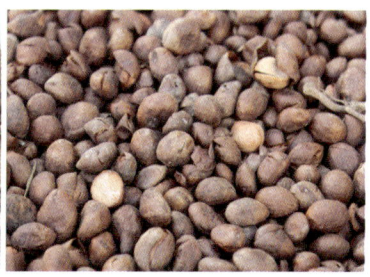
▲ 비자나무 씨(약재 전형)

각 부위별 생김새

생태적 특성
남부 지방의 산기슭이나 골짜기에서 자라는 상록침엽교목으로 높이는 25m 전후로 자라고 나무껍질은 회갈색이다. 잎은 선상 피침형에 날개깃 모양으로 배열되고 길이는 1.2~1.5cm, 너비는 2~3mm로 위로 갈수록 좁아져 끝은 가시 모양처럼 뾰족해지며 가장자리는 밋밋하고 단단하다. 꽃은 암수딴그루로 수꽃은 타원형 또는 난상 원형이고 길이는 1cm로 한 꽃줄기에 10여 개의 꽃이 달린다. 암꽃은 마주나며 불규칙한 난형이고 꽃이 발육하여 1개의 밑씨가 곧게 달린다. 꽃은 4월에 미황색으로 피고, 열매는 핵과로 타원형에 육질로 싸여 있으며 이듬해 9~10월에 익어 다갈색의 씨가 나온다.

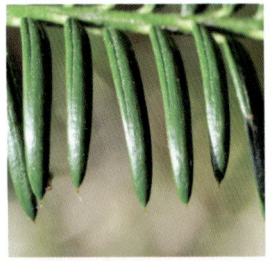
▲ 비자나무 잎

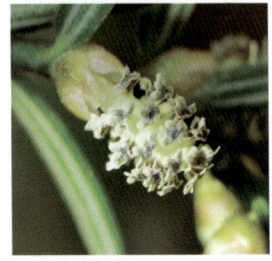
▲ 비자나무 꽃

약초 성분
씨에 지방유가 함유되어 있는데, 그 속에 팔미트산(palmitic acid), 스테아릭산(stearic acid), 올레익산(oleic acid), 리놀레산(linoleic acid), 글리세라이드(glyceride), 스테롤(sterol), 타닌(tannin), 수산(oxalic acid), 포도당, 다당류, 정유 등이 함유되어 있다.

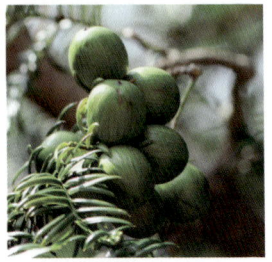
▲ 비자나무 열매

비자나무 약효
씨를 약용하는데 생약명은 비자(榧子)라고 하며 맛이 달고 약

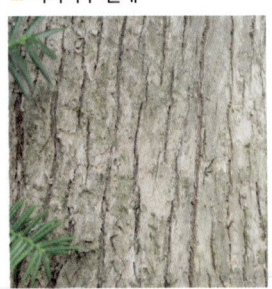
▲ 비자나무 나무껍질

성은 평범하고 살충, 구충, 식적, 충적, 변비, 치질의 치창, 뱀교상 등을 치료하며 만성 소화 불량과 적체된 위장 질환을 치료한다. 기생충으로 인한 위장 내부의 경결(硬結)과 복통을 치료하고, 류머티즘으로 인한 종통(腫痛), 수종(水腫)을 치료한다. 뱀에 물렸을 때도 해독제로 사용한다. 비자나무의 추출물은 심장 순환계의 질환에 약효가 있으며 항균작용을 한다는 것이 밝혀졌다.

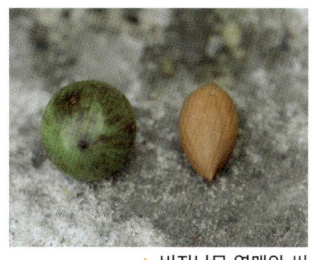

▲ 비자나무 열매와 씨

약용법

씨 1일량 30~40g에 물 900mL를 붓고 반량으로 달여서 매 식후에 복용하거나 환제나 분말을 만들어 복용한다. 구충제로 사용할 때는 아침저녁으로 공복에 복용한다.

비자나무의 기능성 및 효능에 관한 특허 자료

▶ **비자나무 추출물 또는 그로부터 분리된 아비에탄디테르페노이드계 화합물을 유효성분으로 하는 심장순환계 질환의 예방 및 치료용 조성물**

본 발명은 비자나무 추출물 또는 그로부터 분리된 아비에탄디테르페노이드계 화합물을 유효성분으로 하는 심장순환계 질환의 예방 및 치료용 조성물에 관한 것이다. 본 발명의 비자나무 추출물 또는 그로부터 분리된 아비에탄디테르페노이드계 화합물은 저밀도 지질 단백질에 대한 항산화 활성이 우수할 뿐만 아니라 ACAT에 대한 활성을 효과적으로 억제한다. 또한 본 발명의 비자나무 추출물은 혈청 LDL을 감소시킴과 동시에 혈중 콜레스테롤을 낮추어준다. 따라서 본 발명의 조성물은 콜레스테릴 에스테르의 합성 및 축적으로 유발되는 고지혈증 및 동맥경화증과 같은 심장 순환계 질환의 예방 및 치료에 유용하게 사용할 수 있다.

- 공개번호 : 10-2007-0041484, 특허권자 : 한국생명공학연구원

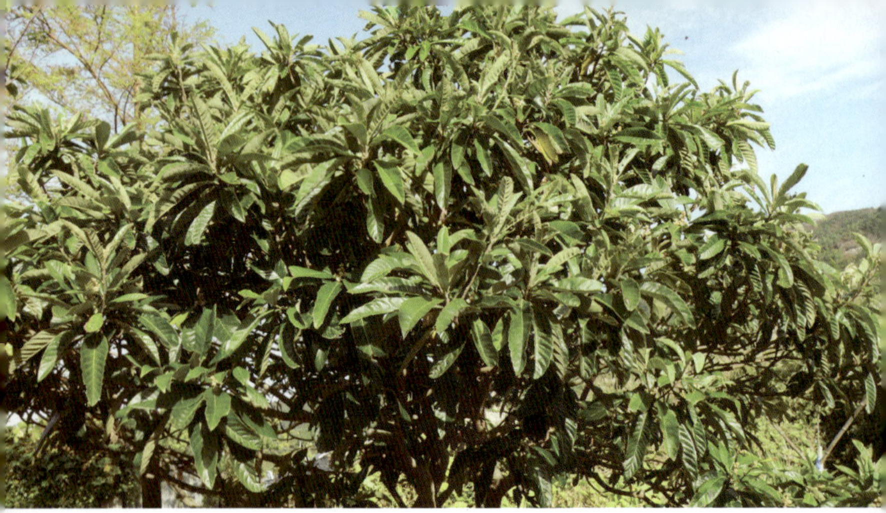

구토, 감기, 가래를 치료하는
비파나무

- **학명** | *Eriobotrya japonica* (Thunb.) Lindl. = [*Mespilus japonica* Nakai]
- **과명** | 장미과(Rosaceae)
- **생약명** | 비파(枇杷), 비파엽(枇杷葉), 비파근(枇杷根), 비파화(枇杷花)
- **이명** | 비파
- **사용부위** | 열매, 잎, 꽃

- **채취 시기** | 열매-6~7월, 잎-연중 수시, 꽃-10~11월
- **맛과 약성** | 열매-맛이 달고 시며 약성은 시원하다. 잎-맛이 쓰고 약성은 시원하다. 꽃-맛이 담백하고 약성은 조금 따뜻하다.
- **적용병증** | 지갈, 하기, 토혈, 비혈, 구토, 건위, 화담, 강기, 진해, 거담
- **용법** | 내복

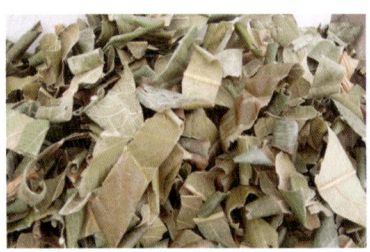
▲ 비파나무 잎(약재)

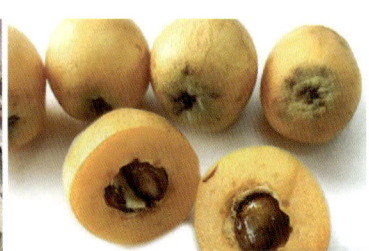
▲ 비파나무 열매(채취품)

각 부위별 생김새

생태적 특성 남부 지방 및 제주도에서 과수 또는 관상용으로 재배하는 상록활엽소교목으로 높이는 10m 내외로 자란다. 어린 가지는 굵고 튼튼하며 가지가 많이 갈라지고 연한 갈색의 가는 털로 덮여 있다. 잎은 어긋나고 혁질의 장타원형 또는 도란상 피침형이며 끝이 짧고 뾰족하다. 잎의 가장자리에는 톱니가 있고 윗면은 심녹색에 광택이 있으며 밑면은 연한 갈색의 가는 털이 밀생해 있다. 꽃은 원뿔꽃차례로 수십 개가 한데 모여서 10~11월에 백색의 꽃이 핀다. 열매는 이과로 둥근 모양 또는 넓은 타원형에 가깝고 이듬해 6~7월에 황색 혹은 등황색으로 익는다.

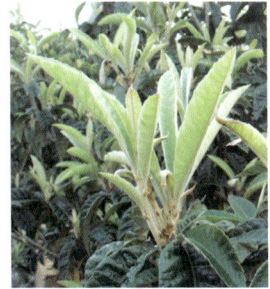
▲ 비파나무 잎

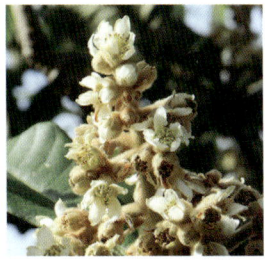
▲ 비파나무 꽃

약초 성분 열매에는 수분, 질소, 탄수화물이 함유되어 있는데, 그중에서 환원당이 70% 이상을 차지하고 있으며 이 밖에는 펜토산(pentosan)과 조섬유가 있다. 과육에는 지방, 당류, 단백질, 셀룰로오스(cellulose), 펙틴(pectin), 타닌(tannin), 회분 중에는 나트륨, 칼륨, 철분, 인 등이 함유되고 비타민 B, 비타민 C도 함유되어 있다. 그리고 크립토잔틴(cryptoxanthin), 베타-카로틴(β-carotene) 등의 색소를 함유하고 열매의

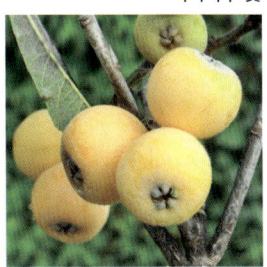
▲ 비파나무 열매

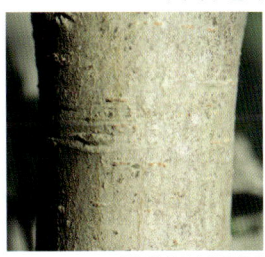
▲ 비파나무 나무껍질

즙에는 포도당, 과당, 서당, 사과산이 함유되어 있다. 잎에는 정유가 함유되어 있으며 그 주성분은 네로리돌(nerolidol) 및 팔네솔(farnesol)이다. 그 외에는 알파-피넨(α-pinene), 베타-피넨(β-pinene), 캄펜, 미르센(myrcene), 파라-시멘(ρ-cymene), 리날룰(linalool), 알파-이란겐(α-ylangene), 알파-팔네센(α-farnesene), 베타-팔네센(β-farnecene), 캄퍼(camphor), 네롤(nerol), 게라니올(geraniol), 알파-카디놀(α-cadinol), 에레몰(elemol), 리날룰 옥사이드(linalool oxide)가 있다. 또 아미그달린(amygdalin), 우르솔산(ursol acid), 올레아놀릭산(oleanolic acid), 주석산, 사과산, 타닌, 비타민 B, 비타민 C, 솔비톨(sorbitol) 등이 함유되어 있다. 꽃에는 정유와 올리고삭카라이드(oligosaccharide)당이 함유되어 있다.

비파나무 약효

열매를 약용하는데 생약명은 비파(枇杷)라고 하며 맛이 달고 시며 약성은 시원하고 독성은 없으며 자양강장작용을 비롯하여 지갈(止渴), 윤폐(潤肺), 하기(下氣), 해수, 토혈, 비혈, 조갈(燥渴), 구토를 치료한다. 잎의 생약명은 비파엽(枇杷葉)이라고 하여 건위, 청폐(淸肺), 강기(降氣), 화담(化痰), 진해, 거담, 비출혈, 구토 등을 치료한다. 꽃의 생약명은 비파화(枇杷花)라고 하여 감기, 해수, 혈담(血痰)을 치료한다.

약용법

열매 1일량 10~15개를 생것으로 매 식후에 복용한다. 또는 10~15개에 물 900mL를 붓고 반량으로 달여서 매 식후에 복용한다. **잎** 1일량 20~30g에 물 900mL를 붓고 반량으로 달여서 매 식후에 복용한다. **꽃** 1일량 20~30g에 물 900mL를 붓고 반량으로 달여서 매 식후에 복용한다.

비파나무의 기능성 및 효능에 관한 특허 자료

▶ 비파나무 잎차(불로장수 복복차)의 제조방법

본 발명은 비파나무 잎차의 제조방법에 관한 것으로, 더욱 상세하게는 바다 부근 야산에서 서식하는 비파나무에서 산출되는 잎을 이용하여 맛과 향이 우수한 비파나무 차를 제조하는 것으로, 비파나무 잎을 채취하는 단계(A)와 채취한 비파나무 잎을 깨끗이 세척하는 단계(B)와 세척된 비파나무 잎을 2~3cm의 크기로 절단하는 단계(C)와 절단된 비파나무 잎을 소금물에 투입하는 단계(D)와 소금물에 투입된 비파나무 잎을 건져 물기를 제거하는 단계(E)와 물기가 제거된 비파나무 잎을 쪄내는 단계(F)와 쪄낸 비파나무 잎을 냉각시켜 털어서 엉킨 잎을 풀어주는 단계(G)와 냉각된 비파나무 잎을 높은 온도에서 낮은 온도로 덖는 단계(H)와 덖어진 비파나무 잎을 건조시키는 단계(I) 및 건조시킨 비파나무 잎을 미세하게 마쇄하는 단계(J)를 포함하여 이루어지는 것을 특징으로 한다. 또한 본 발병은 분말화된 비파나무 잎 분말 2~5중량%에 우유 90~96중량% 및 인삼 분말 2~5중량%을 혼합하여 비파나무 잎차 함유 음료를 제조함을 특징으로 한다.

– 등록번호 : 10-0554449-0000, 출원인 : 오경자 · 신혜원 · 신희림

▶ 비파나무 추출물을 함유한 염모제용 조성물 및 그에 의해 제조된 염모제

본 발명은 비파나무 추출물을 함유한 염모제용 조성물에 관한 것으로, 더욱 상세하게는 비파나무 추출물을 염모제에 함유시켜 비파나무가 갖고 있는 효능을 제공하여 모발 건강에 도움을 줄 수 있는 비파나무 추출물을 함유한 염모제용 조성물 및 그에 의해 제조된 염모제를 제공하는데 그 목적이 있다. 상기 목적을 달성하기 위한 본 발명은 염모제용 조성물에 있어서 염료와 기제, 정제수 및 비파나무 추출물을 소정 비율로 포함하여 이루어지는 비파나무 추출물을 함유하는 염모제용 조성물을 제공하며, 염모제용 조성물은 비파나무 추출물 40중량%, 염료 0.001 내지 5.0중량%, 기제 10 내지 40중량% 그리고 정제부를 잔부로 하여 이루어질 수 있다.

– 공개번호 : 10-2014-0132081, 출원인 : (주)씨에이치하모니

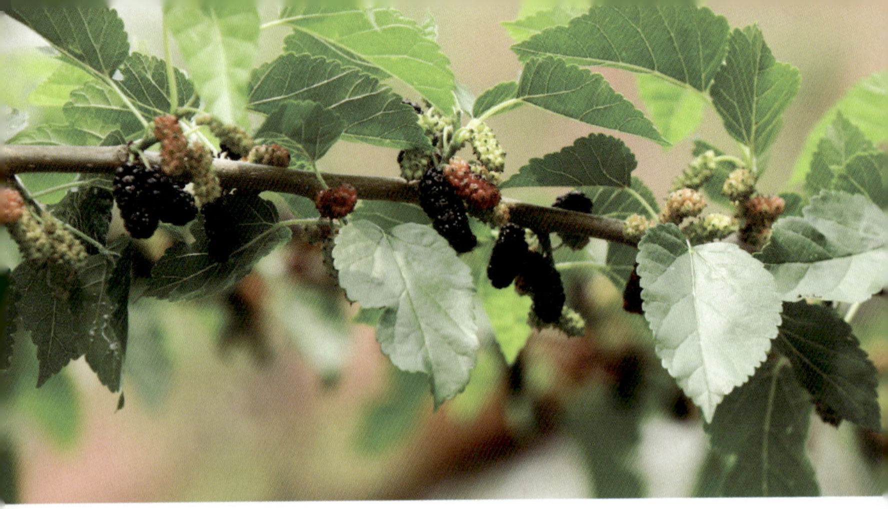

고혈압, 당뇨병, 황달을 치료하는
뽕나무

- **학명** | *Morus alba* L.
- **과명** | 뽕나뭇과(Moraceae)
- **생약명** | 상엽(桑葉), 상근백피(桑根白皮), 상근(桑根), 상지(桑枝), 상심(桑椹)
- **이명** | 오디나무, 새뽕나무, 상목(桑木)
- **사용부위** | 잎, 뿌리, 뿌리껍질, 가지, 열매
- **채취 시기** | 잎-봄·여름, 뿌리·뿌리껍질-겨울, 가지-늦은 봄~초여름, 열매-6~7월(열매가 익었을 때)

- **맛과 약성** | 잎-맛이 쓰고 달며 약성은 차다. 뿌리-맛이 달고 약성은 따뜻하며 무독하다. 뿌리껍질·열매-맛이 달고 약성은 차다. 가지-맛이 쓰고 약성은 평범하다.
- **적용병증** | 청열, 거풍, 양혈, 구갈, 이뇨, 고혈압, 진해, 황달, 자양강장, 당뇨병, 변비, 지혈, 항진균작용
- **용법** | 내복, 외용

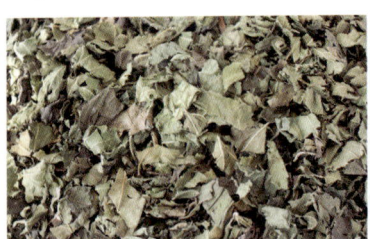

▲ 뽕나무 잎(약재)

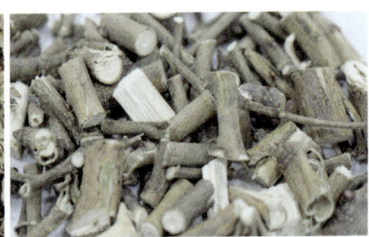

▲ 뽕나무 가지(약재)

생태적 특성 전국의 산기슭이나 마을 부근에 자생하거나 재배하는 낙엽활엽교목 또는 관목으로 어린 가지가 많고 회백색이나 회갈색의 잔털이 있으나 차츰 없어진다. 잎은 난상 원형 또는 긴 타원상 난형으로 3~5개로 갈라지고 가장자리에는 둔한 톱니가 있으며 끝이 뾰족하고 표면은 거칠거나 평활하다. 꽃은 단성화에 암수딴그루로 5~6월에 황록색으로 잎과 거의 동시에 핀다. 수꽃은 햇가지의 밑부분 잎겨드랑이에서 밑으로 처지는 꼬리꽃차례로 달리고 암꽃은 길이 5~10mm이며 암술대는 거의 없다. 열매는 6~7월에 검붉게 익는다.

약초 성분 잎에는 루틴(rutin), 퀘르세틴(quercetin), 모라세틴(moracetin)과 미량의 베타-시토스테롤(β-sitosterol), 캄페스테롤(campesterol), 이노코스테론(inokosterone, 곤충의 변태 호르몬), 에크디스테론(ecdysterone), 헤모리신(hemorycin), 루페올(lupeol), 미오이노시톨(myoinositol), 클로로겐산(chlorogen acid) 등이 함유되어 있다. 정유 성분 중에는 초산 등이 함유되어 있다. 또 수산, 푸말산(fumal acid), 주석산, 구연

각 부위별 생김새

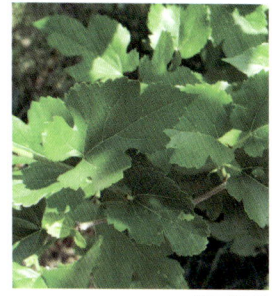
▲ 뽕나무 잎

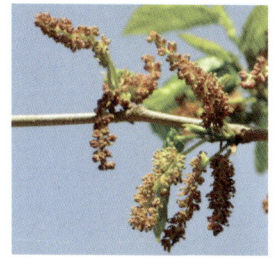
▲ 뽕나무 꽃

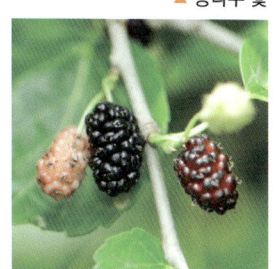
▲ 뽕나무 열매

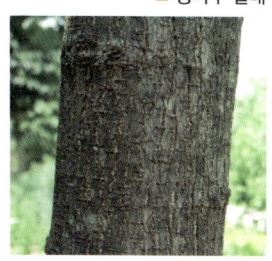
▲ 뽕나무 나무껍질

산, 호박산, 팔미트산, 서당, 과당, 포도당, 아스파라긴산(asparagine acid), 글루탐산(glutamin acid) 등의 아미노산도 들어 있다. 또 비타민 C를 비롯한 비타민류, 글루타티온(glutathione), 엽산, 포리닌산(folinin acid), 아데닌(adenin), 콜린(choline), 아연 등이 함유되어 있다. 뿌리의 코르크층을 제거한 뿌리껍질에는 움벨리페론(umbelliferone), 스코폴레틴(scopoletin), 플라보노이드(flavonoid) 등이 함유되어 있다. 또 아세틸콜린(acetylcholine)과 작용이 비슷한 강압 성분이 함유되어 있고 타닌(tannin), 점액소(mucin)가 함유되어 있다. 가지에는 타닌(tannin), 유리서당(遊離庶糖), 프룩토오스(fructose), 포도당, 스타키오스(stachyose), 말토스(maltose), 라피노즈(raffinose), 아라비노오스(arabinose), 자일로스(xylose) 등이 함유되어 있으며 플라보노이드(flavonoid) 등도 함유되어 있다. 열매에는 당분, 타닌(tannin), 사과산, 비타민 B_1 · B_2, 비타민 C와 카로틴(carotene)이 함유되어 있고 상심유(桑椹油)의 지방산은 주로 리놀산(linol acid), 소량의 스테아린산(stearin acid), 올레인산(olein acid)으로 이루어져 있다.

뽕나무 약효 잎을 약용하는데 생약명은 상엽(桑葉)이라고 하며 맛이 쓰고 달며 약성은 차고 당뇨병, 거풍, 청열, 양혈, 두통, 목적, 고혈압, 구갈, 중풍, 해수, 습진, 하지상피종 등을 치료한다. 뿌리의 생약명은 상근(桑根)이라고 하여 진균을 억제하는 작용을 하고 어린이의 경풍, 관절통, 타박상, 눈 충혈, 아구창을 치료한다. 뿌리껍질의 코르크층을 제거한 혁피(靭皮)의 생약명은 상근백피(桑根白皮)라고 하며 이뇨, 고혈압, 해열, 진해, 천식, 종기, 황달, 토혈, 수종, 각기, 빈뇨를 치료한다. 가지의 생약명은 상지(桑枝)라고 하여 고혈압, 각기부종, 거풍습, 수족마비, 수족저림 등을 치료한다. 열매는 오디라고 부르는데 생약명으로는 상심(桑椹)이라고 한다. 보간, 익신, 진해, 소갈, 당뇨병, 변비, 이명, 피

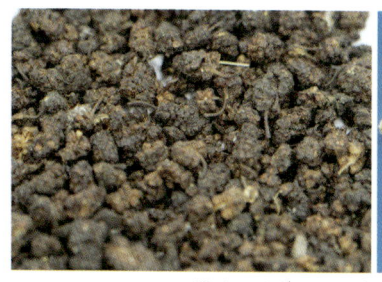
▲ 뽕나무 열매(약재 전형)

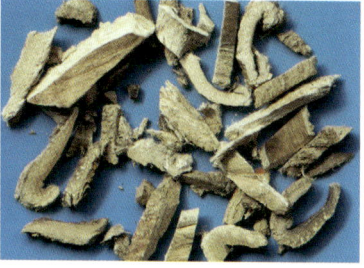
▲ 뽕나무 뿌리껍질(약재)

로 해소, 자양강장, 관절 부위를 치료한다.

약용법 잎 1일량 20~30g에 물 900mL를 붓고 반량으로 달여서 매 식후에 복용한다. 뿌리 1일량 50~100g에 물 900mL를 붓고 반량으로 달여서 매 식후에 복용한다. 뿌리껍질 1일량 20~50g에 물 900mL를 붓고 반량으로 달여서 매 식후에 복용한다. 외용할 때는 짓찧어서 환부에 도포한다. 가지 1일량 100~150g에 물 900mL를 붓고 반량으로 달여서 매 식후에 복용한다. 열매 생것으로 1일량 50~100g을 복용하거나, 동일한 양에 물 900mL를 붓고 반량으로 달여서 매 식후에 복용한다.

뽕나무의 기능성 및 효능에 관한 특허 자료

▶ **항당뇨 기능성 뽕나무 오디 침출주 및 그 제조 방법**

본 발명은 뽕나무 오디를 시료로 오디 주스분말, 오디 침출주, 오디 발효주 및 오디 식초를 제조하고 식이군으로 나누어 스트렙토조토신(streptozotocin) 유발 당뇨 쥐를 실험동물로 하여 실험한 결과, 오디 침출주 투여군이 혈당 수준, 혈청인슐린 수준 및 혈청콜레스테롤과 중성지방에 있어서 가장 우수하였다.

- 공개번호 : 10-2012-0118379, 출원인 : 대구가톨릭대학교 산학협력단

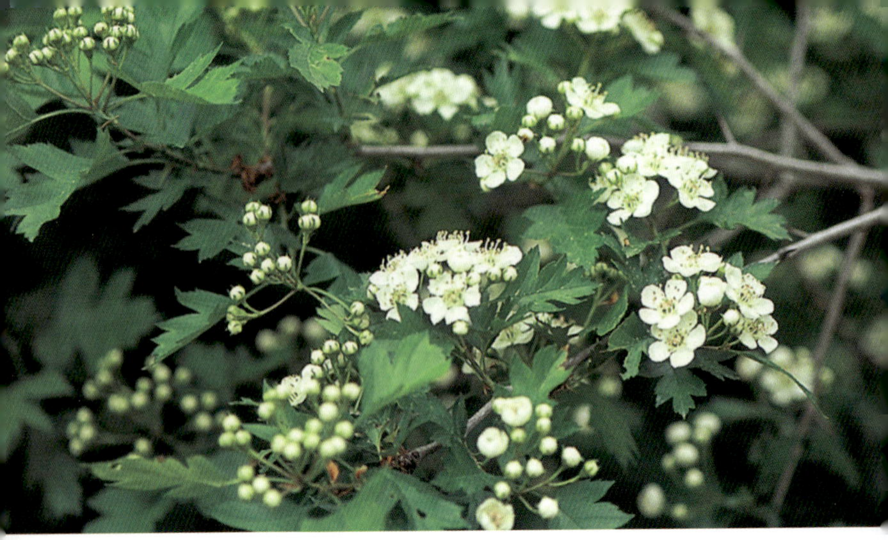

퇴행성 뇌질환, 건망증을 치료하는
산사나무

- **학명** | *Crataegus pinnatifida* Bunge
- **과명** | 장미과(Rosaceae)
- **생약명** | 산사(山査), 산사자(山査子)
- **이명** | 아가위나무, 아그배나무, 찔구배나무, 질배나무, 동배, 애광나무, 산사, 양구자(羊仇子)
- **사용부위** | 열매, 뿌리, 목재
- **채취 시기** | 열매-가을(열매가 익었을 때), 뿌리-봄·겨울, 목재-연중 수시
- **맛과 약성** | 열매-맛이 시고 달며 약성은 조금 따뜻하다. 뿌리-맛이 달고 약성은 평범하다. 목재-맛이 쓰고 약성은 차며 무독하다.
- **적용병증** | 식적(食積), 어혈(瘀血), 하리, 장풍, 요통, 이질, 관절염, 건위, 항균, 가려움증, 건망증, 퇴행성 뇌질환
- **용법** | 내복, 외용

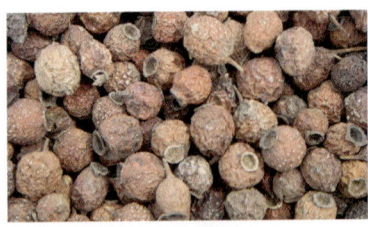
▲ 산사나무 열매(약재 전형)

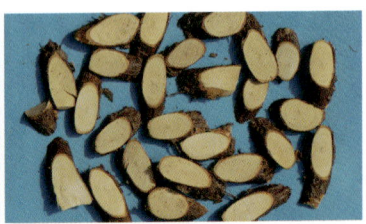
▲ 산사나무 뿌리(약재)

각 부위별 생김새

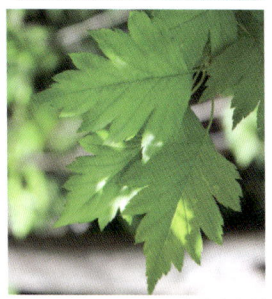
▲ 산사나무 잎

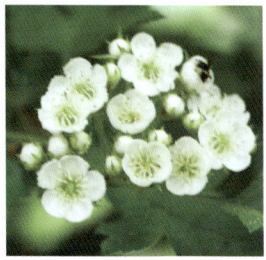
▲ 산사나무 꽃

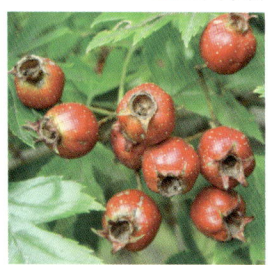
▲ 산사나무 열매

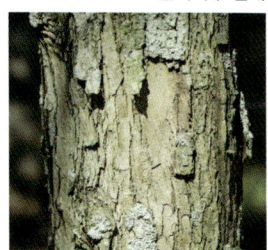
▲ 산사나무 나무껍질

생태적 특성 전국 각지의 산야나 촌락 부근에 자생하거나 재배하는 낙엽활엽교목으로 높이는 6m 정도이며 가지에 털이 없고 가시가 나 있다. 잎은 넓은 난형 또는 삼각상 난형으로 어긋나고 날개깃처럼 깊게 갈라지며 가장자리에는 불규칙한 톱니가 있다. 꽃은 산방꽃차례로 10~12개가 모여서 4~5월에 백색 또는 담홍색으로 피고 열매는 이과(梨果)로 둥글며 백색 반점이 있고 9~10월에 붉거나 노랗게 익는다.

약초 성분 열매에는 하이페로사이드(hyperoside), 쿼르세틴(quercetin), 안토시아니딘(anthocyanidin), 올레아놀릭산(oleanolic acid), 당류, 산류 등이 함유되어 있고 비타민 C가 많이 들어 있다. 그 외 타닌(tannin), 하이페린(hyperin), 클로로겐산(chlorogen acid), 아세틸콜린(acetylcholine), 지방유, 시토스테롤(sitosterol), 주석산, 사과산 등도 함유되어 있다. 씨에는 아미그달린(amygdalin), 하이페린(hyperin), 지방유가 함유되어 있고, 나무껍질 및 뿌리, 목재에는 애스쿠린(aesculin)이 함유되어 있다.

산사나무 약효 열매를 약용하는데 생약명은 산사자(山査子)라고 한다. 맛이 시고 달며 약성은 조금 따뜻하므로 혈압강하작용과 항균작용을 하고 식적(食積)을 소거(消去)하며 어혈을 풀고 조충(條蟲)을 구제하는 효능이 있다. 또한 건위, 육고기 정체(肉積), 소화 불량, 식욕 부진, 담음(痰飮), 하리, 장풍(腸風), 요통(腰痛), 선기(仙氣) 등을 치료한다. 뿌리의 생약명은 산사근(山査根)이라고 하여 소적(消積), 거풍(祛風), 지혈, 식적(食積), 이질, 관절염, 객혈을 치료한다. 목재의 생약명은 산사목(山査木)이라고 하여 심한 설사, 두풍(頭風), 가려움증을 치료한다. 산사 추출물은 최근에 지질 관련 대사성 질환과 건망증 및 뇌질환 치료에 유용한 약학조성물이라는 연구 결과가 발표된 바 있다.

약용법 열매 1일량 20~30g에 물 900mL를 붓고 반량으로 달여서 매 식후에 복용한다. 외용할 때는 열매를 달인 액으로 씻거나 짓찧어서 환부에 붙인다. 뿌리 1일량 30~50g에 물 900mL를 붓고 반량으로 달여서 매 식후에 복용한다. 목재 1일량 50~60g에 물 900mL를 붓고 반량으로 달여서 매 식후에 복용한다.

주의 : 비위가 허약한 사람은 산사나무의 복용에 주의한다. 많은 양을 오래 복용하면 치아가 손상될 수 있으니 주의한다.

산사나무의 기능성 및 효능에 관한 특허 자료

▶ 산사추출물을 포함하는 우울증 치료 또는 예방 약제학적 조성물

본 발명은 산사(Crataegus pinnatifida) 추출물을 유효성분으로서 포함하는 우울증 치료 또는 예방 약제학적 조성물에 관한 것이다. 본 발명의 조성물은 신경세포를 보고하고 우울증을 치료 또는 개선시키는 효과가 있다. 이로 인해, 종래 항우울제의 부작용을 극복하고 동시에 우울증 치료효과를 가져올 수 있다는 이점이 있다.

- 공개번호 : 10-2017-0141845, 출원인 : 한국식품연구원

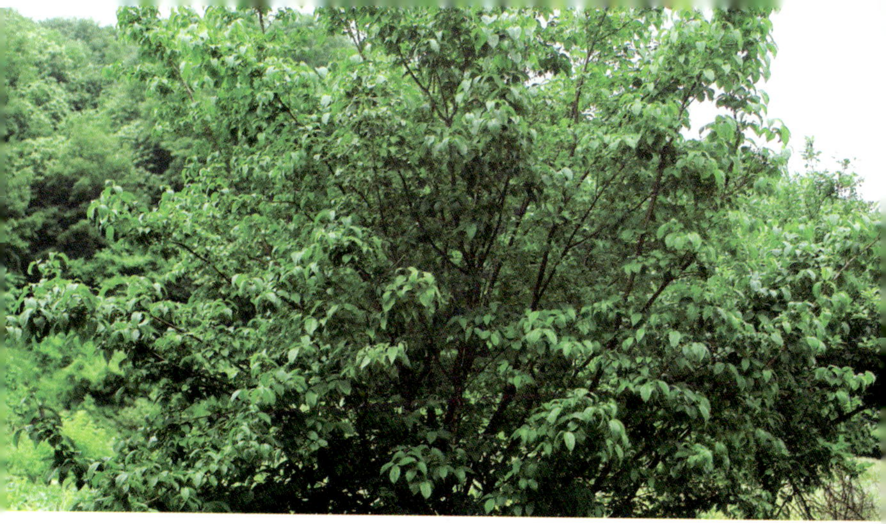

혈전증, 신체 허약을 치료하는

산수유

- **학명** | *Cornus officinalis* Siebold & Zucc.
- **과명** | 층층나뭇과(Cornaceae)
- **생약명** | 산수유(山茱萸)
- **이명** | 산수유나무, 산시유나무, 실조아, 촉산조, 약조, 홍조피, 육조(肉棗), 계족
- **사용부위** | 열매의 과육

- **채취 시기** | 9~10월(열매가 익었을 때)
- **맛과 약성** | 맛이 시고 달며 약성은 약간 따뜻하고 무독하다.
- **적용병증** | 보간, 보신, 자양강장(滋養强壯), 정기수렴(精氣收斂), 강정(强精), 유정(遺精), 이명(耳鳴), 혈전(血痊), 항산화
- **용법** | 내복

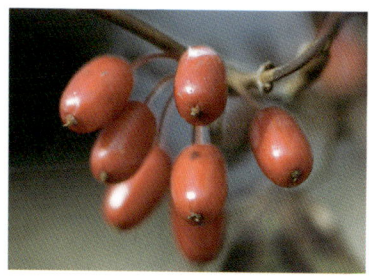

▲ 산수유 익은 열매

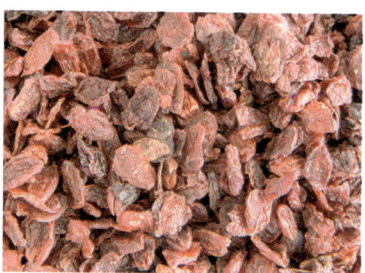

▲ 산수유 열매(약재)

각 부위별 생김새

생태적 특성 전국 산지의 산비탈이나 인가 근처에 자생하거나 재배하는 낙엽활엽소교목으로 높이는 7m 전후로 자라며 나무껍질은 연갈색에 잘 벗겨지고 가지에는 털이 없다. 잎은 난형, 타원형 또는 장타원형에 마주나고 끝이 좁고 날카로우며 밑부분은 둥글거나 넓은 쐐기형이고 가장자리는 밋밋하다. 꽃은 양성화로 3~4월에 잎보다 먼저 핀다. 황색의 작은 꽃이 산형꽃차례에 20~30개씩 달린다. 열매는 장과로 장타원형에 9~10월경 적색으로 익는다.

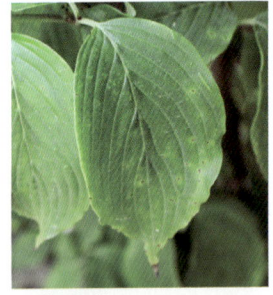
▲ 산수유 잎

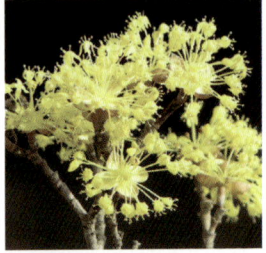
▲ 산수유 꽃

약초 성분 열매 과육의 주성분은 코르닌(cornin), 즉 베르베날린(verbenalin), 사포닌(saponin), 타닌(tannin), 우르솔산(ursor acid), 몰식자산, 사과산, 주석산, 비타민 A군, 씨의 지방유에는 팔미틴산(palmitin acid), 올레인산(olein acid), 리놀산(linol acid) 등이 함유되어 있다.

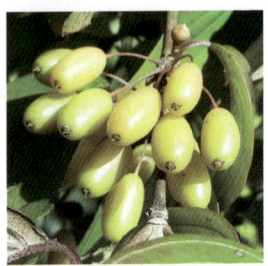
▲ 산수유 덜 익은 열매

산수유 약효 열매의 과육을 이용하는데 생약명은 산수유(山茱萸)라고 하며 맛이 시고 달며 약성은 조금 따뜻하고 독성은 없으며 항균작용과 혈압 강하 및 이뇨작용을 하고 보간, 보신, 정기수렴, 요슬둔통

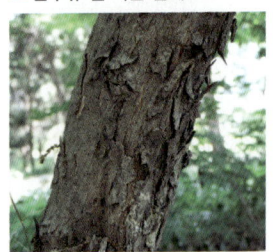
▲ 산수유 나무껍질

(腰膝鈍痛), 이명, 양위, 유정, 빈뇨, 간허한열 등을 치료한다. 산수유 추출물은 혈전증, 항산화, 노화 방지 등에 약효가 있다는 것이 연구 결과 밝혀졌다.

약용법

과육 1일량 20~30g에 물 900mL를 붓고 반량으로 달여서 매 식후에 복용한다.

주의 : 길경(桔梗), 방풍(防風), 방기(防己) 등은 산수유와 배합금기이다.

산수유의 기능성 및 효능에 관한 특허 자료

▶ **산수유 추출물을 함유하는 혈전증 예방 또는 치료용 조성물**
산수유 추출물을 유효성분으로 함유하는 약학조성물은 트롬빈 저해활성 및 혈소판 응집 저해 활성을 나타내어 혈전 생성을 효율적으로 억제할 수 있으며 추출액, 분말, 환, 정 등의 다양한 형태로 가공되어 상시 복용 가능한 제형으로 조제할 수 있는 뛰어난 효과가 있다.
 - 공개번호 : 10-2013-0058518, 출원인 : 안동대학교 산학협력단

▶ **포제를 활용한 산수유 추출물을 함유하는 항노화용 화장료 조성물**
포제를 활용한 산수유 추출물을 함유하는 화장료 조성물은 프로콜라겐 생성 촉진 및 콜라게나제 발현 억제효과를 나타냈으며, 두 가지 활성의 복합 상승작용으로 인하여 우수한 피부주름 개선 및 항노화효과를 갖는다.
 - 공개번호 : 10-2009-0128677, 출원인 : (주)아모레퍼시픽

▶ **항산화 활성을 증가시킨 산수유 발효 추출물의 제조 방법**
본 발명에 따른 추출 방법은 산수유를 증기로 찌고, 이를 락토바실러스 브레비스로 발효시킨 다음 열수 추출함으로써 로가닌 함량이 높고 항산화 활성을 증가시킨 산수유 발효 추출물을 효율적으로 얻을 수 있다.
 - 공개번호 : 10-2012-0139462, 출원인 : 동의대학교 산학협력

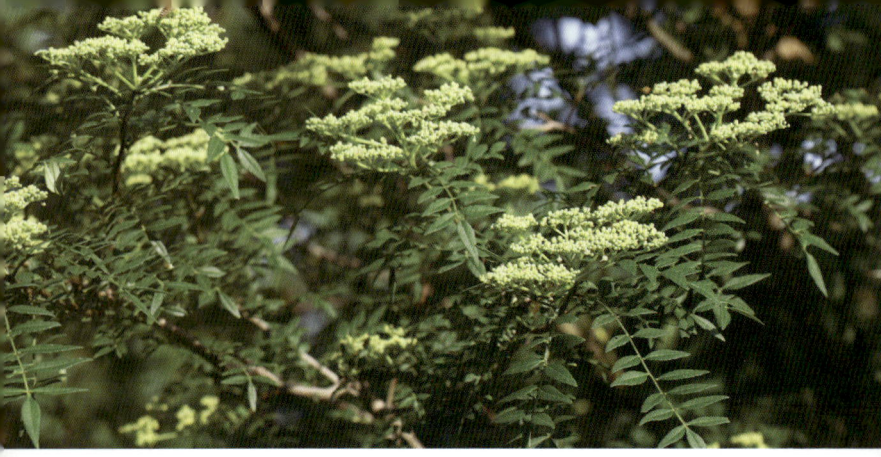

소화 불량, 통증, 피부염을 치료하는
산초나무

- **학명** | *Zanthoxylum schinifolium* Siebold & Zucc.
- **과명** | 운향과(Rutaceae)
- **생약명** | 산초(山椒), 화초(花椒), 화초근(花椒根), 화초엽(花椒葉)
- **이명** | 분지나무, 산추나무, 상초나무, 천초(川椒), 대초(大椒), 진초(秦椒), 촉초(蜀椒), 남초(南椒), 파초(巴椒), 한초(漢椒), 육초(溚椒)
- **사용부위** | 열매, 뿌리, 잎
- **채취 시기** | 열매-9~10월, 뿌리-연중 수시, 잎-봄·여름
- **맛과 약성** | 열매-맛이 맵고 약성은 따뜻하며 독성이 조금 있다. 뿌리-맛이 맵고 약성은 더우며 독성이 조금 있다. 잎-맛이 맵고 약성은 더우며 무독하다.
- **적용병증** | 항균작용, 소염, 진통, 살충, 소화 불량, 해수, 기침, 하리, 한적(寒積), 각기, 치통, 구충, 감기, 몸살, 타박상, 피부염, 항바이러스
- **용법** | 내복, 외용

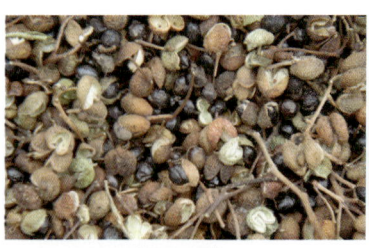

▲ 산초나무 열매(약재 전형)

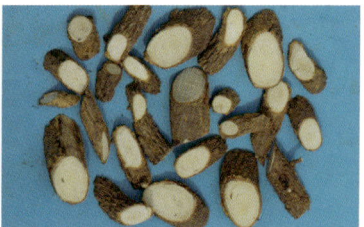

▲ 산초나무 뿌리(약재)

각 부위별 생김새

> **생태적 특성** 전국의 산기슭 또는 등산로 주변에 야생으로 자라거나 밭둑이나 마을 주위에 재배하는 낙엽활엽관목으로 높이는 3m 전후이며 어린 가지에 가시가 있다. 잎은 날개 모양의 겹잎이고 잔잎은 13~21개로 피침형 또는 타원상 피침형에 끝이 좁아진다. 잎의 길이는 1.5~5cm 정도로서 가장자리에는 물결 모양의 톱니가 있고 잎의 줄기에는 잔가시가 나 있다. 꽃은 산방꽃차례로 8~9월에 연녹색으로 핀다. 열매는 9~10월에 녹갈색에서 홍색으로 익으며 열매껍질이 터져 흑색 씨가 나온다.

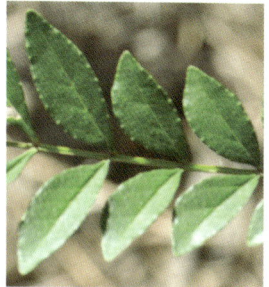

▲ 산초나무 잎

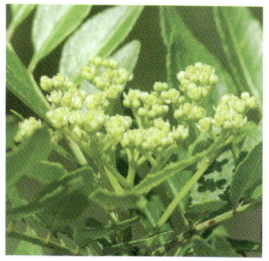

▲ 산초나무 꽃

> **약초 성분** 열매에 정유가 함유되어 있고 산소아미드(sanshoamide), α, β, γ-산술(sanshool), 알파-테르피네올(α-terpineol), 게라니올(geraniol), 리모넨(limonene), 쿠믹 알코올(cumic alcohol), 불포화 유기산, 베르갑텐(bergapten), 타닌, 안식향산 등이 함유되어 있다. 뿌리에는 알칼로이드가 함유되어 있으며 주성분은 스키미아닌(skimmianine), 베르베린(berberine), 에스쿨레틴(aesculetin), 디메틸에테르(dimethylether) 등이 함유되어 있다. 잎에는 알부틴(albutin), 마그노플로린

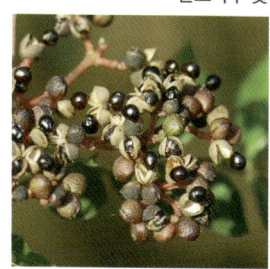

▲ 산초나무 익은 열매

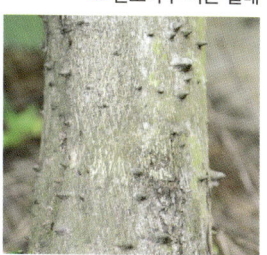

▲ 산초나무 나무껍질

(magnoflorine) 정유, 수지, 페놀성 성분이 함유되어 있으며 정유에는 메틸-n-노닐케톤(methyl-n-nonylketone)이 함유되어 있고 생잎에는 베타-시토스테롤(β-sitosterol)이 함유되어 있다.

산초나무 약효 열매를 약용하는데 생약명은 산초(山椒) 또는 화초(花椒)라고 하여 맛이 맵고 약성은 따뜻한데 약간의 독성이 있다. 항균 시험에서 대장균, 적리균, 황색 포도 구균, 녹농균 디프테리아균, 폐염 구균 및 피부 사상균을 억제하는 작용을 하고 진통, 살충, 소화 불량, 구토, 해수, 감기 몸살, 하리, 치통, 구충, 습진, 피부 가려움증, 피부염 등을 치료한다. 뿌리의 생약명은 산초근(山椒根)이라 하여 방광염으로 인한 혈림(血淋)을 치료한다. 잎의 생약명은 산초엽(山椒葉)이라 하고 독성이 없으며 한적(寒積), 곽란, 각기, 피부염, 피부 가려움증 등을 치료한다.

약용법 **열매껍질** 1일량 5~15g에 물 900mL를 붓고 반량으로 달여서 매 식후에 복용하거나 산제나 환제로 만들어 복용한다. 외용할 때는 분말을 만들어 환부에 살포하거나 도포한다. **뿌리** 1일량 10~20g에 물 900mL를 붓고 반량으로 달여서 매 식후에 복용한다. **잎** 1일량 20~30g에 물 900mL를 붓고 반량으로 달여서 매 식후에 복용

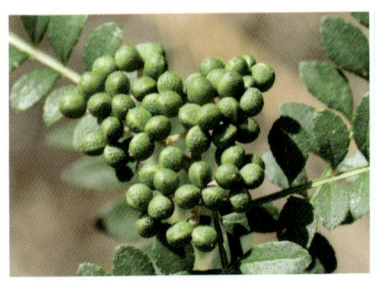
▲ 산초나무 덜 익은 열매

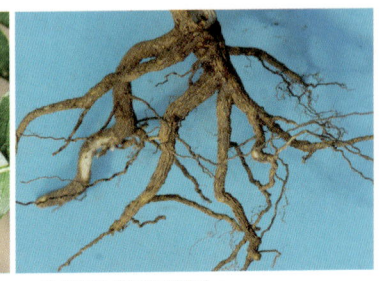
▲ 산초나무 뿌리(채취품)

한다. 외용할 때는 생것을 짓찧어서 환부에 도포한다. 산초나무의 추출물은 항균, 항바이러스, 항진균작용을 한다.

산초나무의 기능성 및 효능에 관한 특허 자료

▶ 산초나무 추출물을 유효성분으로 포함하는 천연 항균 조성물

본 발명은 산초나무 추출물을 유효성분으로 포함하는 천연 항균 조성물에 관한 것이다. 특히 식중독균에 대하여 강한 살균효과를 가지며, 인체에 무해하고, 열 안정성이 우수한 산초나무 추출물 및 이를 포함하는 천연 항균 조성물을 제공한다.

- 공개번호 : 10-2004-0075263, 출원인 : 삼성에버랜드(주)

▶ 산초나무 추출물을 함유하는 항바이러스용 조성물

본 발명은 산초나무 추출물을 함유하는 항바이러스용 조성물에 관한 것으로, 더욱 구체적으로 산초나무 추출물을 유효성분으로 함유하는 인플루엔자 바이러스 질환 예방 및 치료용 조성물에 관한 것이다.

- 공개번호 : 10-2011-0046193, 출원인 : 고려대학교 산학협력단

▶ 항진균 활성을 갖는 산초나무 추출물 또는 조성물

본 발명은 항진균 활성을 갖는 산초나무 추출물 또는 그로부터 분리, 정제된 분획을 함유하는 항진균성 조성물에 관한 것이다. 본 발명의 조성물은 항진균능이 매우 우수하며 세포 독성이 없으므로 다양한 진균 감염증의 치료 및 예방을 위한 의약품 또는 건강기능식품으로 사용할 수 있다.

- 공개번호 : 10-2005-0035009, 출원인 : 김성덕

【혼동하기 쉬운 나무 비교】

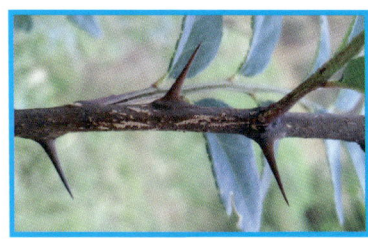
산초나무

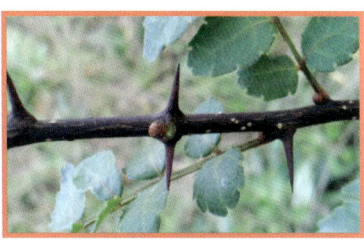
초피나무

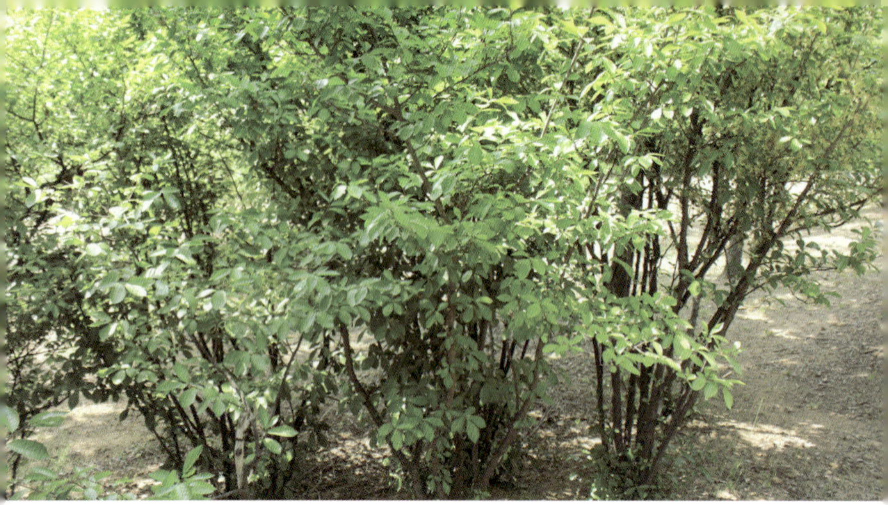

감기 몸살, 류머티즘에 따른 관절염을 치료하는
상산

- **학명** | *Orixa japonica* Thunb.
- **과명** | 운향과(Rutaceae)
- **생약명** | 취상산(臭常山)
- **이명** | 송장나무, 상산나무, 일본상산
- **사용부위** | 뿌리

- **채취 시기** | 9~10월
- **맛과 약성** | 맛이 맵고 쓰며 약성은 차고 약간의 독성이 있다.
- **적용병증** | 청열해표, 거풍이습, 감기 몸살, 해수, 치통, 두통, 위통, 진통, 류머티즘에 따른 관절염, 이질
- **용법** | 내복, 외용

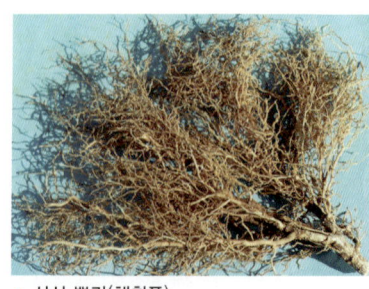
▲ 상산 뿌리(채취품)

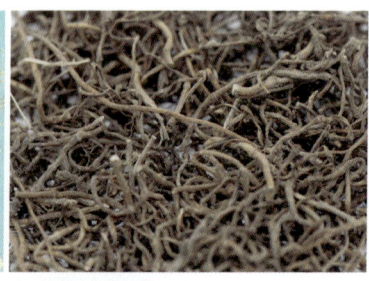
▲ 상산 뿌리(약재)

각 부위별 생김새

생태적 특성
중·남부 지방의 해안가 및 산기슭에 자생하는 낙엽활엽관목으로 높이가 2m 정도이다. 가지는 황갈색을 띠고 털이 없으며 햇가지는 녹색을 띠고 백색의 털이 나 있으나 차츰 없어져 매끄럽게 된다. 잎은 홑잎으로 타원형 또는 도란형에 어긋나고 반투명한 황색의 선점(腺點)이 있다. 잎의 가장자리는 밋밋하거나 물결 모양의 톱니가 있고 독특한 냄새가 난다. 꽃은 단성화에 암수딴그루로 4~5월에 황록색으로 피고 열매는 삭과로 4개로 갈라지며 10월에 갈색으로 익는다.

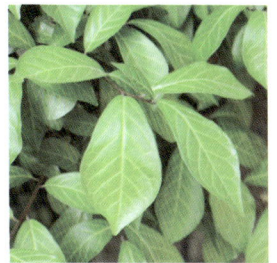
▲ 상산 잎

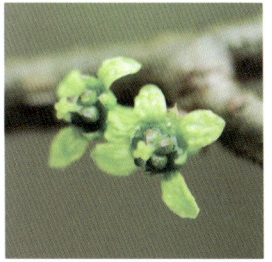
▲ 상산 암꽃

약초 성분
뿌리에는 오릭신(orixine), 코쿠사긴(kokusagine), 코쿠사기닌(kokusaginine), 코쿠사기노린(kokusaginoline), 스킨미아닌(skimmianine), 놀오릭신(nororixine) 등의 알칼로이드가 함유되어 있다.

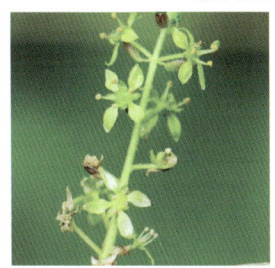
▲ 상산 수꽃

상산 약효
뿌리를 약용하는데 생약명은 취상산(臭常山)이라고 하며 맛이 맵고 쓰며 약성이 차고 독성이 약간 있다. 청열해표(淸熱解表), 거풍이습(祛風利濕), 감기 몸살, 이질, 치통, 두통, 복통, 진통, 류머티즘에 따른 관절염, 신경통, 타박상, 무명종독 등을 치료한다.

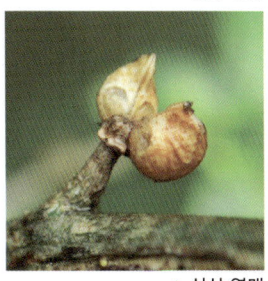
▲ 상산 열매

상산 209

약용법 뿌리 1일량 30~50g에 물 900mL를 붓고 반량으로 달여서 매 식후에 복용한다. 외용할 때는 분말로 만들어 연고 기제에 조합하여 환부에 도포한다.

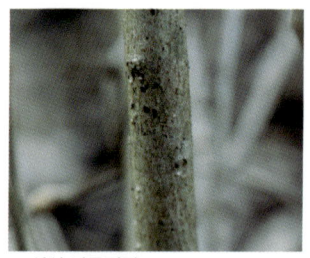

▲ 상산 나무껍질

상산의 기능성 및 효능에 관한 특허 자료

▶ 상산 정유 추출물을 이용한 기능성 천연 향료 조성물

본 발명은 상산 정유 추출물을 이용한 기능성 천연 향료 조성물을 개시한다. 구체적으로 본 발명은 항스트레스 활성을 가지는 상산 정유 추출물을 유효성분으로 이용하는 기능성 천연향료 조성물을 개시한다.

- 공개번호 : 10-2014-0029918 출원인 : 김경남

▶ 상산근 발효 추출물을 포함하는 미백 및 보습 기능성 조성물 및 그 제조방법

본 발명은 상산근 발효 추출물을 포함하는 미백 및 보습 기능성 조성물 및 그 제조방법에 관한 기술이다. 보다 상세하게는 상산의 뿌리로부터 상산근 추출물을 추출하고, 상기 상산근 추출물을 발효하여 얻어낸 상산근 발효 추출물을 함유하는 미백 및 보습 기능성 조성물 및 그 제조방법에 관한 기술이다.

- 공개번호 : 10-2013-0109886, 출원인 : 한경대학교 산학협력단

▶ 상산근 발효 추출물을 포함하는 아토피성 피부염의 예방 및 치료용 조성물 및 그 제조방법

본 발명은 상산근 발효 추출물을 포함하는 아토피성 피부염의 예방 및 치료용 조성물 및 그 제조방법에 관한 기술이다. 보다 상세하게는 상산의 뿌리로부터 상산근 추출물을 추출하고, 상기 상산근 추출물을 발효하여 얻어낸 상산근 발효 추출물을 함유하는 아토피성 피부염의 예방 및 치료용 조성물 및 그 제조방법에 관한 기술이다.

- 공개번호 : 10-2013-0109882, 출원인 : 한경대학교 산학협력단

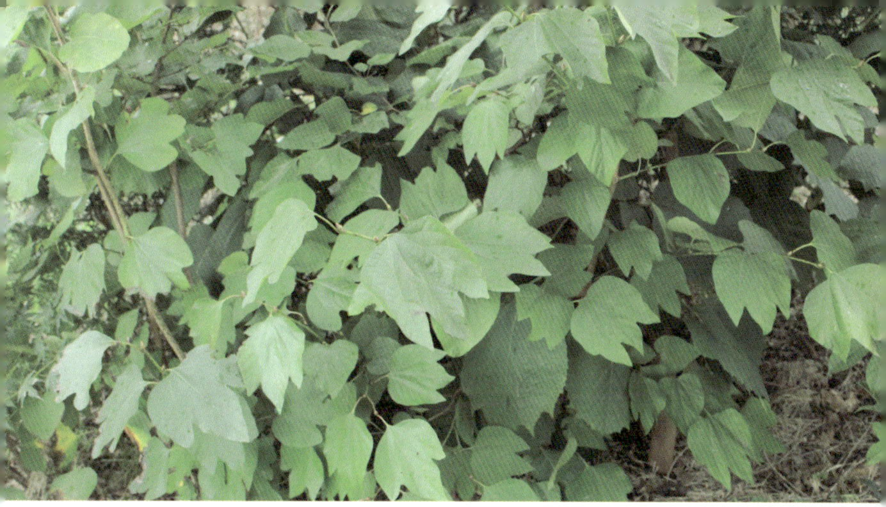

신경통, 피부염, 아토피, 타박상을 치료하는
생강나무

- **학명** | *Lindera obtusiloba* Blume = [*Lindera obtusiloba* f. *villosum* Nakai]
- **과명** | 녹나무과(Lauraceae)
- **생약명** | 삼찬풍(三鑽風), 황매목(黃梅木)
- **이명** | 아귀나무, 동백나무, 아구사리, 개동백나무, 삼각풍(三角楓), 향려목(香麗木), 단향매(檀香梅)
- **사용부위** | 나무껍질

- **채취 시기** | 연중 수시
- **맛과 약성** | 맛이 맵고 약성은 따뜻하다.
- **적용병증** | 활혈, 어혈, 소종, 타박상, 어혈 종통, 신경통, 염좌, 피부염, 항염, 항알레르기, 혈액 순환
- **용법** | 내복, 외용

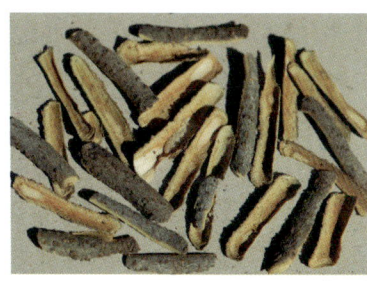
▲ 생강나무 나무껍질(약재)

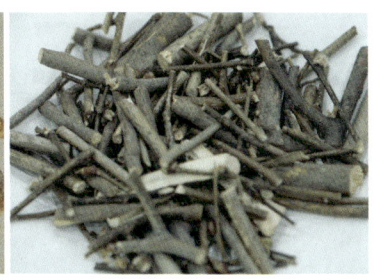
▲ 생강나무 가지(약재)

각 부위별 생김새

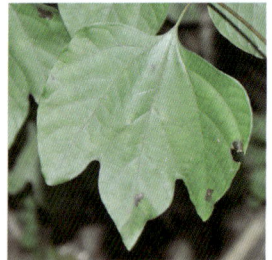
▲ 생강나무 잎

생태적 특성 전국적으로 분포하며 산기슭의 계곡에서 잘 자라는 낙엽활엽관목으로 높이는 3m 정도이다. 가지가 많이 갈라지며 가지를 꺾으면 생강 냄새가 난다. 잎은 난형 또는 광난형에 어긋나고 밑부분은 날카로우며 양끝은 뭉툭하고 가장자리에는 톱니가 없이 윗부분이 3개로 갈라진다. 잎의 윗면은 녹색이고 처음에는 짧은 털이 있으나 뒤에는 사라지며 아랫면은 견모(絹毛)가 밀생하였거나 털이 없다. 꽃은 암수딴그루로 황색이며, 3~4월에 잎보다 먼저 피는데 꽃자루가 없이 산형꽃차례에 많이 달린다. 열매는 장과로 둥글고 9~10월에 흑색으로 익는다.

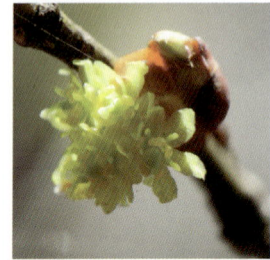
▲ 생강나무 암꽃

약초 성분 나무껍질에는 시토스테롤(sitosterol), 스티그마스테롤(stigmasterol) 및 캄페스테롤(campesterol)이 함유되어 있다. 가지와 잎에는 방향유가 함유되어 있으며 주성분은 린데롤(linderol), 즉 l-borneol이다. 씨유 속에는 카프린산(capric acid), 라우린산(lauric acid), 미리스틴산(myristic acid), 린데린산(linderic acid), 동백산[decan-4-oic acid], 트스주익산(tsuzuic acid), 올레인산(oleic acid), 리놀레산(linoleic acid)

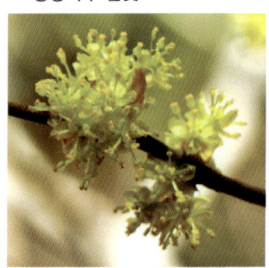
▲ 생강나무 수꽃

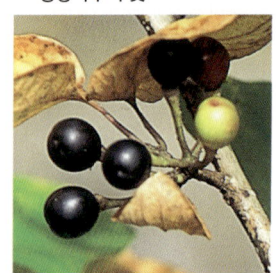
▲ 생강나무 열매

등이 함유되어 있다.

생강나무 약효 나무껍질을 약용하는데 생약명은 삼찬풍(三鑽風)이라 하여 맛은 맵고 약성은 따뜻하며 소종, 활혈(活血), 어혈(瘀血)의 효능이 있고 타박상, 어혈종통(瘀血腫痛), 진통, 신경통, 염좌를 치료한다. 생강나무의 추출물은 피부 질환의 아토피, 염증, 알레르기, 혈액 순환, 심혈관 질환, 피부 미백 등에 치료 효과가 있다.

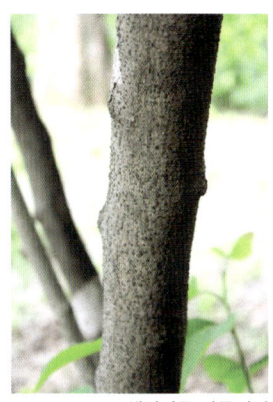
▲ 생강나무 나무껍질

약용법 나무껍질 1일량 20~30g에 물 900mL를 붓고 반량으로 달여서 매 식후에 복용한다. 외용할 때는 생것을 짓찧어 환부에 붙인다.

생강나무의 기능성 및 효능에 관한 특허 자료

▶ 생강나무 추출물을 유효성분으로 함유하는 혈행 개선 조성물

본 발명은 생강나무 추출물을 유효성분으로 함유하는 혈행 개선 조성물에 관한 것으로서, 더욱 상세하게는 생강나무 추출물을 유효성분으로 함유하는 혈행 개선에 의한 혈전 질환의 예방 및 치료용 약학조성물 및 건강보조식품에 관한 것이다. 본 발명의 생강나무 추출물 및 조정제물은 물, 에탄올, 메탄올, 부탄올 등의 다양한 용매로 추출하여 획득할 수 있으며, 추출물 및 조정제물은 시험관 내에서 다양한 응집유도에 의해 유도된 혈소판 응집 저해효과가 우수할 뿐 아니라, 생체 내 급격한 혈전생성 저해효과가 우수하므로 혈전 색전증 등과 같이 혈액순환 장애로 수반되는 질환의 예방 및 치료에 유용하게 사용될 수 있다.

- 공개번호 : 10-2011-0055872, 특허권자 : 양지화학(주)

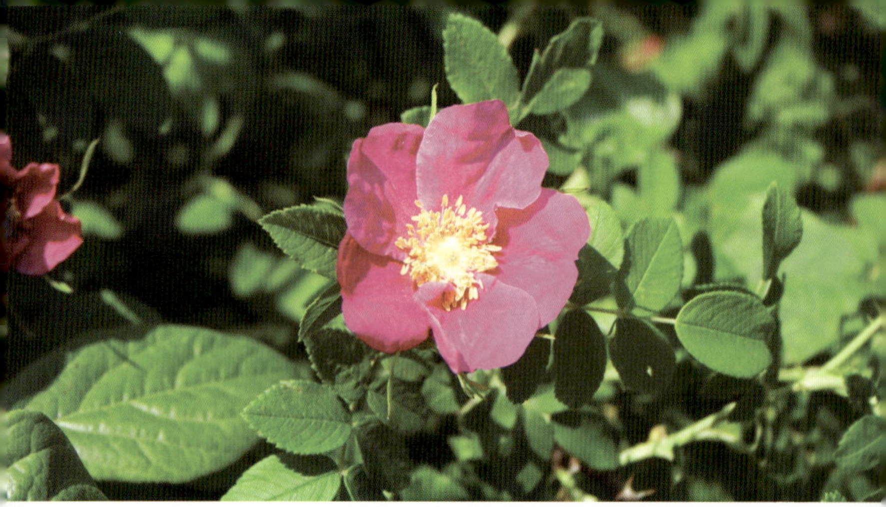

소화 불량, 월경 불순, 위통을 치료하는
생열귀나무

- **학명** | *Rosa davurica* Pall. = [*Rosa marretii* H. Lèv.]
- **과명** | 장미과(Rosaceae)
- **생약명** | 자매과(刺莓果), 자매과근(刺莓果根), 자매화(刺莓花)
- **이명** | 범의찔레, 가마귀밥나무, 붉은인가목, 뱀찔레, 생열귀장미, 산자민(山刺玫), 산자매(山刺玫), 산자민화(山刺玫花)
- **사용부위** | 열매, 뿌리, 꽃

- **채취 시기** | 열매-9월, 뿌리-연중 수시, 꽃-5월
- **맛과 약성** | 열매-맛이 시고 약성은 따뜻하다. 뿌리-맛이 쓰고 약성은 따뜻하다. 꽃-맛이 달고 약성은 평범하다.
- **적용병증** | 소화 불량, 위통, 건비(健脾), 월경 불순, 이질, 월경 과다, 항산화, 기체복사(氣滯腹瀉)
- **용법** | 내복

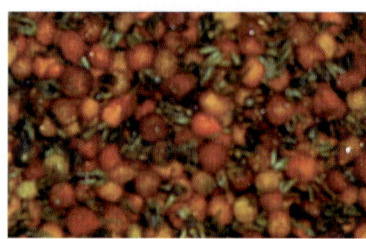

▲ 생열귀나무 열매(약재 전형)

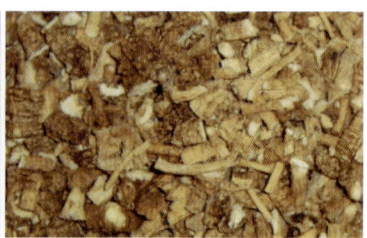

▲ 생열귀나무 뿌리(약재)

각 부위별 생김새

생태적 특성 중국, 극동 러시아, 우리나라 평안도와 함경도부터 강원도 백두 대간까지 분포하는 낙엽활엽관목으로 높이는 1~1.5m 정도이고, 뿌리는 굵고 길며 짙은 갈색이다. 가지는 암자색이며 털이 없다. 어린 가지와 잎자루 기부에는 턱잎이 변한 한 쌍의 가시가 있다. 잎은 어긋나며 잔잎은 긴 원형이거나 깃 모양으로 길이는 10~3.5cm, 너비는 5~1.5cm이다. 잎의 윗면은 짙은 녹색이고 털이 없으며 밑면은 회백색이고 짧고 부드러운 털이 있다. 꽃은 양성화로 5월에 홍자색으로 피고, 지름이 약 4cm이다. 열매는 둥글며 9월에 적색으로 익는다. 열매에는 24~30여 개의 씨가 들어 있다.

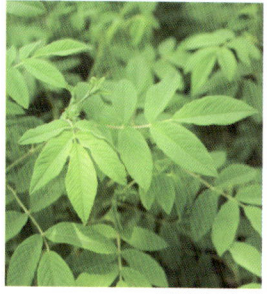
▲ 생열귀나무 잎

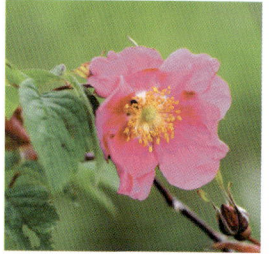
▲ 생열귀나무 꽃

약초 성분 열매에 베타-카로틴(β-carotene), 비타민 C 등이 함유되어 있다.

생열귀나무 약효 열매의 생약명은 자매과(刺莓果)라고 하며 소화 불량, 소화 촉진, 위통, 건비, 양혈(養血), 기체복사(氣滯腹瀉), 월경 불순 등을 치료한다. 뿌리의 생약명은 자매과근(刺莓果根)이라고 하며 월경부지(月經不止), 세균성 이질을 치료한다. 꽃의 생약명은 자매화(刺莓花)라고 하며

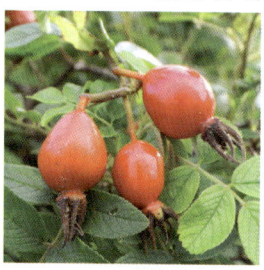
▲ 생열귀나무 열매

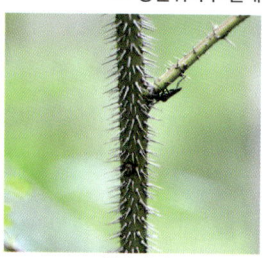
▲ 생열귀나무 나무껍질

월경 과다를 치료한다. 생열귀나무 추출물은 항산화, 항노화용 피부 화장료 및 비타민 C의 약효에 이용할 수 있다.

약용법 열매 1일량 20~30g에 물 900mL를 붓고 반량으로 달여서 매 식후에 복용한다. 뿌리 1일량 20~30g에 물 900mL를 붓고 반량으로 달여서 달걀을 1개 넣어 매 식후에 복용한다. 꽃 1일량 10~20개를 물 900mL를 붓고 반량으로 달여서 매 식후에 복용한다.

생열귀나무의 기능성 및 효능에 관한 특허 자료

▶ **생열귀나무로부터 비타민 성분의 추출방법**
생열귀나무 열매에 아스코르빈산은 레몬보다 10배 이상 함유하고, β-카로틴은 당근보다 8~10배 많이 함유하고 있어 이들 열매로부터 고수율로 비타민을 추출 분리하여 건강보조식품인 음료, 분말 및 주류 등의 제품에 사용할 수 있다.
– 공개번호 : 10-1996-0040363, 출원인 : 신국현 외

▶ **생열귀나무 추출물을 함유하는 항산화 또는 항노화용 피부 화장료 조성물**
항산화 활성물질인 카테킨을 다량 함유하고 있는 생열귀나무 추출물을 화장료에 적용한 것으로, 피부노화를 예방 및 지연하는 항산화 또는 항노화효과가 뛰어나고 안정성 및 피부 안전성이 우수한 피부 화장료 조성물에 관한 것이다.
– 공개번호 : 10-2004-0038243, 출원인 : (주)마이코스메틱

【혼동하기 쉬운 나무 비교】

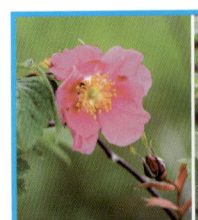 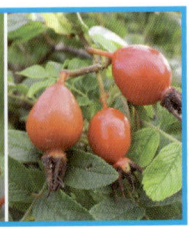 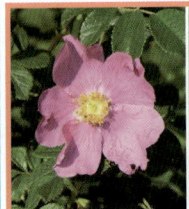 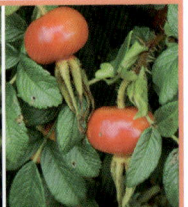

생열귀나무   해당화

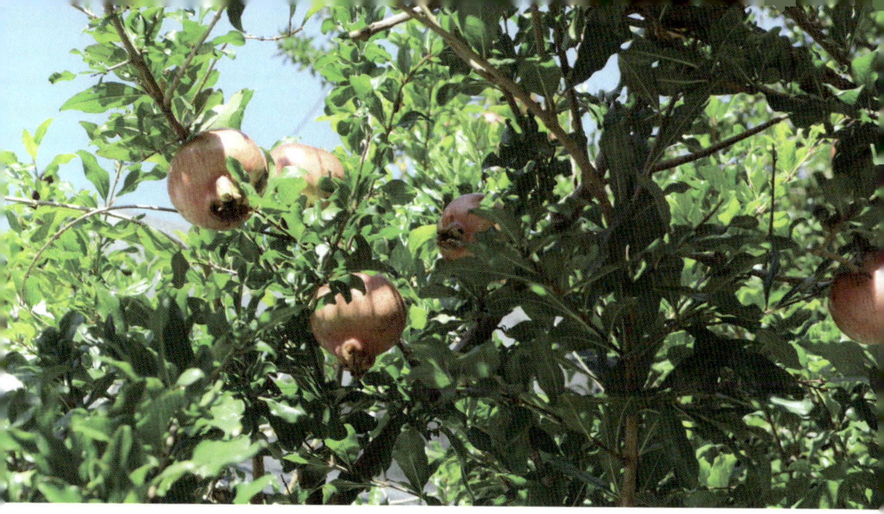

출혈, 갱년기 장애, 전립선암을 치료하는
석류나무

- **학명** | *Punica granatum* L.
- **과명** | 석류나뭇과(Punicaceae)
- **생약명** | 석류(石榴)
- **이명** | 석류, 석누나무, 석류수(石榴樹), 석류목(石榴木), 안석류(安石榴)
- **사용부위** | 열매, 열매껍질, 뿌리껍질, 잎, 꽃
- **채취 시기** | 열매와 열매껍질 – 9~10월, 뿌리껍질 – 가을, 잎 – 여름, 꽃 – 5~7월

- **맛과 약성** | 열매껍질 – 맛이 시고 떫고 약성은 따뜻하며 독성이 있다. 뿌리껍질 – 맛이 시고 떫고 약성은 따뜻하다. 잎 – 맛이 시고 떫고 약성은 따뜻하며 무독하다. 꽃 – 맛이 시고 떫고 약성은 평범하다.
- **적용병증** | 지혈, 구충, 탈항, 백대하, 항균, 월경 불순, 지갈, 이질, 항산화, 갱년기 장애, 전립선암, 면역 증강, 심장 질환, 해독
- **용법** | 내복, 외용

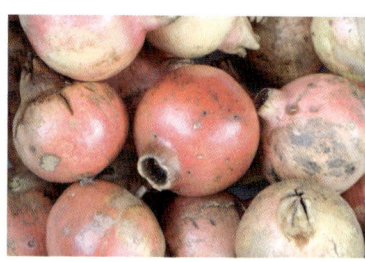

▲ 석류나무 열매(채취품)

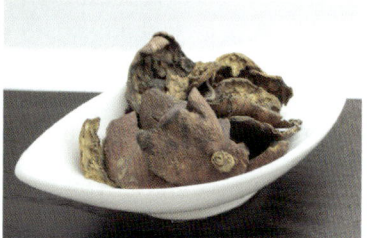

▲ 석류나무 열매(약재 전형)

각 부위별 생김새

생태적 특성 남부 지방에서 재배하는 낙엽활엽소교목으로 높이가 2~10m 정도이고 어린 가지는 네모지고 가지 끝은 가시가 되며 털은 없다. 잎은 마주나고 도란형 또는 장타원형에 끝은 뭉툭하며, 가장자리에는 톱니가 없어 밋밋하다. 잎의 표면은 광택이 있고 잎자루는 아주 짧다. 꽃은 1개 또는 여러 개가 가지의 끝이나 잎겨드랑이에 달려 5~7월에 홍색으로 핀다. 열매는 액과로 둥글고 열매껍질은 두꺼운 혁질에 9~10월에 황색으로 익으며 열매껍질이 갈라져 터진다.

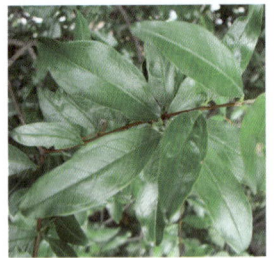
▲ 석류나무 잎

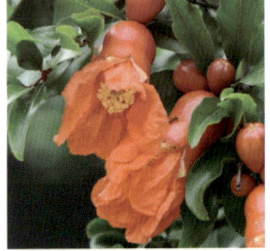
▲ 석류나무 꽃

약초성분 열매껍질에 타닌(tannin)을 함유하고 있으며, 만니톨(mannitol), 이누린(inulin), 펙틴(pectin), 칼슘, 이소쿼르세틴(isoquercetin)과 납, 지방, 점액질, 당, 식물고무, 몰식자산, 사과산, 수산 등이 함유되어 있다. 뿌리에는 베타-시토스테롤(β-sitosterol), 만니톨(mannitol)이 함유되어 있고, 이소펠레티에린(isopelletiern), 슈도펠레티에린(pseudopelletiern), 메틸이소펠레티에린(methylisopelletiern), 피페리딘(piperidine) 등의 알칼로이드(alkaloid)가 함유되어 있다. 신맛이 있는 열매의 씨유 중에는 푸니식산

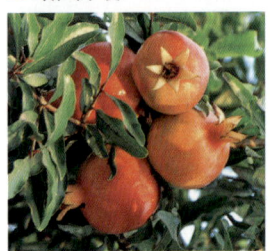
▲ 석류나무 열매

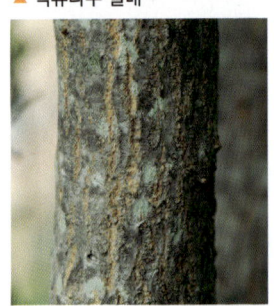
▲ 석류나무 나무껍질

(punicic acid)이 함유되어 있고 그 외에 에스트론(estrone) 및 에스트라디올(estradiol), 베타-시토스테롤(β-sitosterol), 만니톨(mannitol) 등도 함유되어 있다. 잎에는 시킴산(shikimic acid), 디하이드론시킴산(dehydroshikimic acid), 퀸산(quinic acid), 아라비노오스(arabinose), 디-글루코오스(d-glucose), 타닌(tannin), 과당, 서당 등이 함유되어 있다.

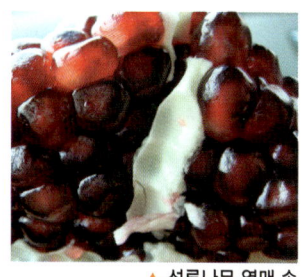

▲ 석류나무 열매 속

석류나무 약효 열매의 과육은 생약명으로 산석류(酸石榴)라고 하며 지갈(止渴), 이질, 위장병, 대하증, 여성의 갱년기 장애, 남성의 전립선암, 지혈, 고혈압, 심장 질환, 면역 증강, 스트레스 해소, 노화 방지, 혈액 순환 등을 치료한다. 열매껍질을 약용하는데 생약명은 석류피(石榴皮)라 하며 맛은 시고 떫으며 약성은 따뜻하나 약간의 독성이 있다. 지혈 작용을 하고 구충에 효능이 있으며 치질의 탈항, 자궁 출혈, 백대하증으로 인한 복통, 가려움증 등을 치료한다. 뿌리껍질의 생약명은 석류근피(石榴根皮)라 하여 황색 포도 구균, 적리로 인한 대장균, 장티푸스균, 결핵균 등에 항균이나 항진균작용을 하며 살충, 대하증, 회충, 조충 등을 치료한다. 잎의 생약명은 석류엽(石榴葉)이라고 하여 타박상의 치료에 사용한다. 꽃의 생약명은 석류화(石榴花)라고 하여 중이염, 코피, 자상(刺傷)에 따른 각종 출혈에 지혈제로 사용하고 토혈, 월경 불순, 백대하, 화상, 치통, 중이염 등을 치료하는 데 쓴다. 석류의 추출물은 항산화, 비만증 개선, 탈모 방지 등의 효능을 가지고 있다.

약용법 과육 1일량 1개를 즙을 내어 매 식후에 복용한다. 열매껍질 1일량 10~20g에 물 900mL를 붓고 반량으로 달여서 매 식후에 복용한다. 뿌리껍질 1일량 20~30g에 물 900mL를 붓고 반량으로 달여서 매 식후에 복용한다. 잎 1일량 10~15g을 짓찧어서 환부에 붙인다. 꽃 1일량 10~20g에 물 900mL 반량으로 달여서 매 식후에 복용하고, 외용할 때는 분말로 만들어 살포하거나 기름에 개어 바른다.

석류나무의 기능성 및 효능에 관한 특허 자료

▶ **석류 추출물을 함유하는 노화 방지용 화장료 조성물**

본 발명은 석류 추출물이 조성물 총 중량에 대하여 0.01~10중량% 함유되어 있는 것을 특징으로 하는 노화 방지용 화장료 조성물에 관한 것으로, 본 발명에 따르면 석류 추출물을 화장료에 배합함으로써 콜라겐 섬유 생합성효과뿐 아니라 피부탄력 증진 효과 및 항산화효과가 우수하여 노화 방지 및 개선효과가 뛰어난 화장료를 얻을 수 있다.

– 공개번호 : 2003-0055950, 출원인 : 나드리화장품(주)

▶ **석류 추출물을 함유하는 비만 예방 및 치료용 조성물**

본 발명은 석류 추출물을 유효성분으로 하는 비만 예방 및 치료용 조성물에 관한 것이다. 본 발명은 성숙 지방 세포주 내 지방 축적을 저해하는 석류의 냉수, 에탄올, 열수 추출물을 이용하여 MTT 분석법으로 세포 증식을 검색한 결과 높은 저해능을 나타내었고, 오일 레드 오(Oil red O) 염색법으로 성숙지방세포주 내 지방축적 저해 활성을 검색한 결과 높은 저해능을 나타내었다. 실시간(Real-Time) PCR을 이용해 지방분화에 관여하는 유전자의 발현율을 확인한 결과 또한 높은 저해능을 나타내었다. 이로 인해 비만 예방 및 치료용 기능성식품 및 의약품에 유용하게 사용될 수 있다.

– 공개번호 : 10-2010-0076842, 특허권자 : 고흥석류친환경영농조합법인

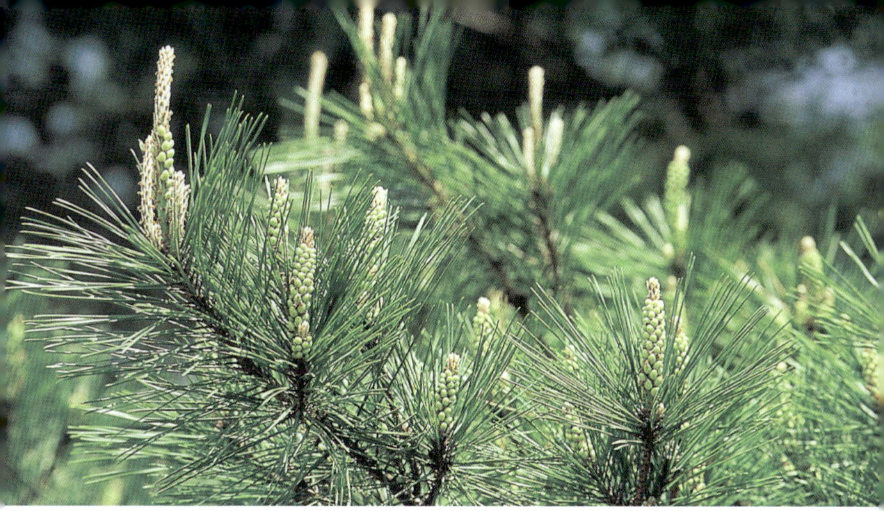

관절통, 부종, 치통을 치료하는
소나무

- **학명** | *Pinus densiflora* Siebold & Zucc.
- **과명** | 소나뭇과(Pinaceae)
- **생약명** | 송엽(松葉), 송근, 송구(松毬)
- **이명** | 적송, 육송, 여송, 솔나무
- **사용부위** | 열매, 뿌리, 잎
- **채취 시기** | 열매-가을·겨울, 뿌리-연중 수시, 잎-연중 수시

- **맛과 약성** | 맛이 쓰고 약성은 따뜻하며 무독이다.
- **적용병증** | 거풍, 근골통, 치통, 관절통, 살충, 부종, 지혈, 수렴, 진통, 악창, 피부 노화, 주름 개선, 탈모 방지
- **용법** | 내복, 외용

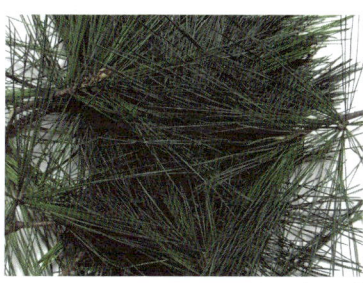

▲ 소나무 잎(채취품)

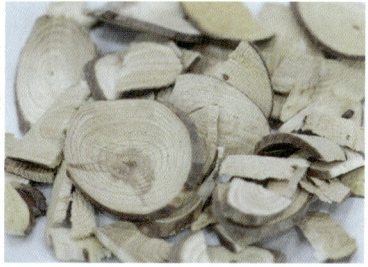

▲ 소나무 뿌리(약재)

생태적 특성 전국적으로 분포하는 상록침엽 교목으로 높이는 35m 정도에 가지가 많이 갈라진다. 잎은 2개씩 한 묶음으로 바늘 모양이며 가장자리에는 작은 톱니가 있고 양면에 기공선(氣孔線)이 있다. 꽃은 암수한그루로 4~5월에 황색 또는 황록색으로 핀다. 열매는 구과로 난형이고 이듬해 9~10월에 익는다. 씨는 타원형으로 자갈색이나 갈색을 띠며 날개가 붙어 있다.

약초 성분 열매에는 단백질, 지방, 탄수화물 등이 함유되어 있다. 뿌리에는 수지(樹脂), 정유, 타닌(tannin), 퀘르세틴(quercetin) 등이 함유되어 있다. 잎에는 정유가 함유되어 있다. 그 주성분은 알파-피넨(α-pinene), 베타-피넨(β-pinene), 캄펜(camphene) 등이고 플라보노이드(flavonoid) 중에는 퀘르세틴(quercetin), 캠페롤(kaempferol) 등이 있으며 그 외 타닌(tannin), 수지, 아비에틱산(abietic acid), 색소 등이 있다.

소나무 약효 열매의 생약명은 송구(松毬)라고 하며 보기(補氣), 치질(痔疾), 풍비(風痺) 등을 치료한다. 뿌리의 생약명은 송근(松根)이라고 하여 근골통, 류머티

각 부위별 생김새

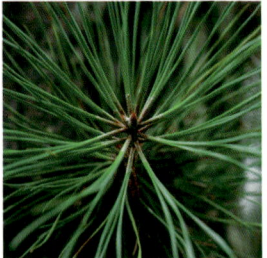
▲ 소나무 잎

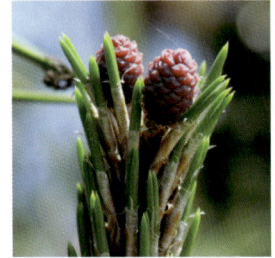
▲ 소나무 암꽃

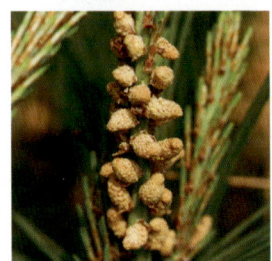
▲ 소나무 수꽃

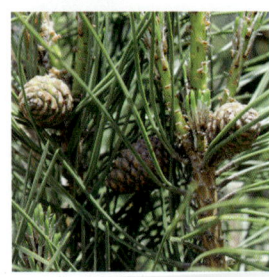
▲ 소나무 열매

즙, 타박상, 종통을 치료한다. 잎의 생약명은 송엽(松葉)이라고 하여 거풍, 살충, 타박상, 가려움증, 부종, 습진 등을 치료한다. 소나무의 추출물은 콜레스테롤의 개선과 피부 노화의 방지, 주름 개선, 탈모 방지, 발모 촉진 등의 효과를 가지고 있다.

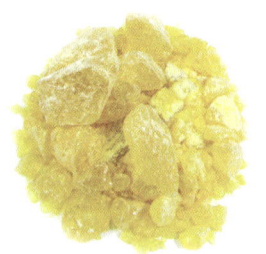
▲ 소나무 송진

약용법 열매 1일량 10~20g에 물 900mL를 붓고 반량으로 달여서 매 식후에 복용한다. 뿌리 1일량 20~30g에 물 900mL를 붓고 반량으로 달여서 매 식후에 복용한다. 잎 1일량 30~40g에 물 900mL를 붓고 반량으로 달여서 매 식후에 복용한다. 외용할 때는 열탕에 달인 액을 환부에 바르거나 씻는다.

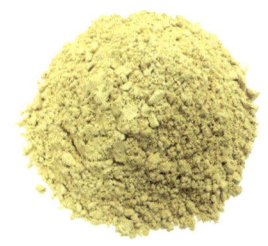
▲ 소나무 송홧가루

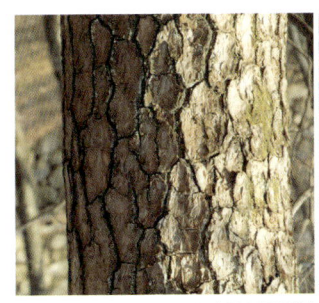
▲ 소나무 나무껍질

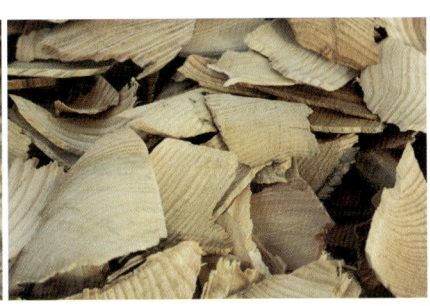
▲ 소나무 목질부(약재)

소나무의 기능성 및 효능에 관한 특허 자료

▶ 소나무 추출물을 유효성분으로 포함하는 고콜레스테롤증 개선 또는 예방용 조성물

본 발명은 소나무 추출물을 유효성분으로 포함하는 콜레스테롤 과다 섭취로 인한 질환의 개선 또는 예방용 조성물에 관한 것으로서, 보다 상세하게는 적송 잎에 대하여 아임계 추출 과정을 수행하여 얻은 추출물을 유효성분으로 포함하는 콜레스테롤 과다 섭취로 인한 질환의 개선 또는 예방용 조성물에 관한 것이다. 본 발명의 추출방법에 의해 수득한 소나무 추출물은 단순 소나무 열수 추출물에 비하여 혈행 개선능 및 간 보호능이 우수하여 과다 콜레스테롤 섭취로 인한 혈액 유동성 저하를 개선하고, 혈액순환을 원활하게 할 뿐만 아니라, 과다 콜레스테롤 섭취에 따른 간 손상을 예방하고 개선할 수 있으므로 콜레스테롤 과다 섭취와 관련된 다양한 질환의 개선, 치료 또는 예방과 관련된 용도 특히, 건강기능성식품 등과 관련된 다양한 산업에 폭넓게 이용될 수 있다.

— 공개번호 : 10-2012-0031191, 출원인 : 신라대학교 산학협력단

▶ 소나무 뿌리 생장점으로부터 분리한 식물 줄기세포 추출물을 함유하는 항노화 피부 외용제 조성물

본 발명은 소나무 뿌리 생장점으로부터 분리한 식물 줄기세포 추출물을 함유하는 피부 외용제 조성물에 관한 것으로, 피부세포 활성화 및 콜라겐 생합성 촉진효과가 우수한 노화 방지용 피부 외용제 조성물에 관한 것이다. 본 발명에 의한 피부 외용제 조성물에 있어서 상기 소나무 뿌리 생장점으로부터 분리한 식물 줄기세포 추출물은 항산화효과, 세포막 보호효과, 유전자 보호효과 콜라겐 생합성 촉진효과가 우수한 것으로 확인되어 피부노화를 방지하고 주름을 개선하는 효과를 제공한다.

— 공개번호 : 10-2011-0041102, 출원인 : (주)아우딘퓨쳐스

【혼동하기 쉬운 나무 비교】

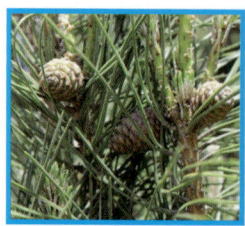 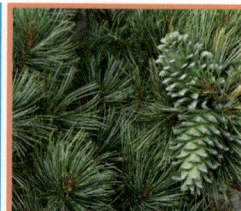 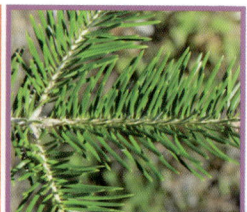

소나무　　　　　　　　잣나무　　　　　　　　전나무

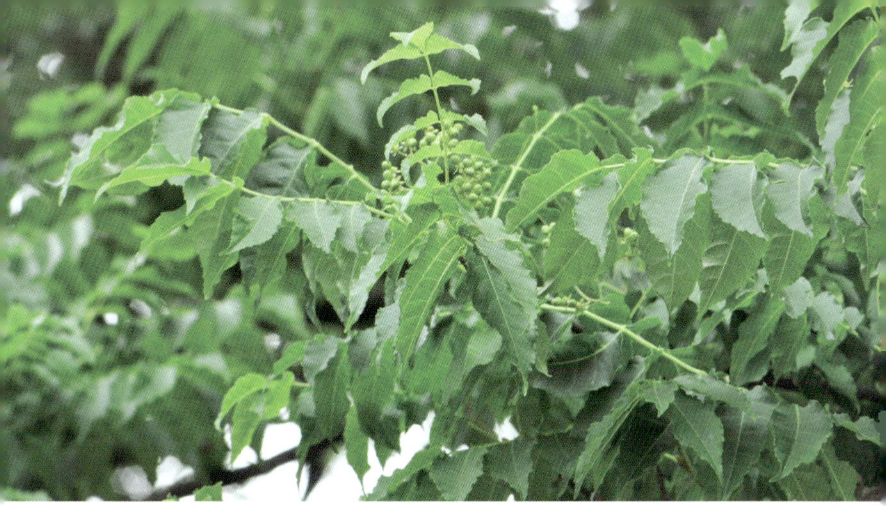

간암, 편도선염, 습진을 치료하는 소태나무

- **학명** | *Picrasma quassioides* (D.Don) Benn. = [*Picrasma ailanthoides* Planch.]
- **과명** | 소태나뭇과(Simaroubaceae)
- **생약명** | 고수피(苦樹皮)
- **이명** | 쇠태, 고목(苦木), 고피(苦皮)
- **사용부위** | 나무껍질 및 뿌리껍질 또는 목질부

- **채취 시기** | 연중 수시
- **맛과 약성** | 맛은 쓰고 약성은 차며 독성이 있다.
- **적용병증** | 건위, 살충, 해독, 세균성 하리, 편도선염, 습진, 화상, 간암, 지방간, 아토피 피부염, 항알레르기
- **용법** | 내복, 외용

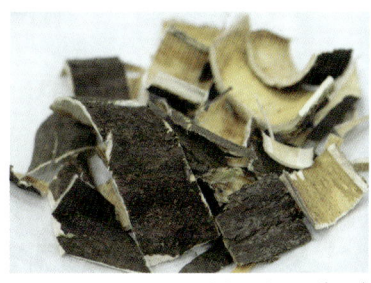
▲ 소태나무 나무껍질(약재)

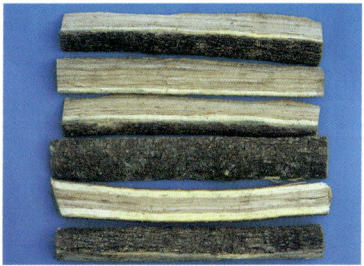
▲ 소태나무 목질부(약재 전형)

각 부위별 생김새

생태적 특성 전국의 산기슭, 골짜기, 인가 근처 등에 자생하는 낙엽활엽 소교목이며 높이는 10m 전후로 자란다. 나무껍질은 회흑색이고 어린 가지는 회녹색에 털이 없으며 선명한 황색의 껍질눈이 있다. 잎은 홀수깃꼴겹잎이 어긋나고 주로 가지의 끝에 모여 달려 있으며 잔잎은 11~12개에 난상 피침형 또는 광난형으로 끝은 날카롭고 밑부분은 둥글며 가장자리에는 고르지 않은 톱니가 나 있다. 꽃은 암수딴그루로 6~8개의 꽃이 잎겨드랑이에 달린다. 5월에 청록색의 작은 꽃들이 피고 열매는 핵과로 도란형에 다육질이며 8~9월에 적색으로 익는다.

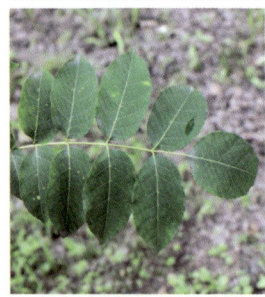
▲ 소태나무 잎

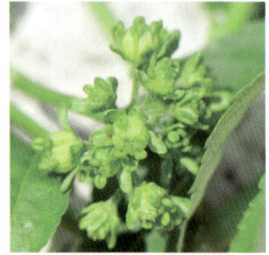
▲ 소태나무 꽃

약초 성분 소태나무에 함유되어 있는 총 알칼로이드(alkaloid)는 항균·소염작용을 한다. 총 알칼로이드(alkaloid)에서 쿠무지안(kumujian)이라는 7종의 알칼로이드(alkaloid)가 분리되는데 그중 쿠무지안(kumujian) D는 메틸 니가키논(nigakinone)이라고도 한다. 특이한 고미질로 콰시인(quassin), 피크라신-A(picrasin-A), 니가키락톤(nigakilactone)-A, 니가키논(nigakinone), 메틸니가키논(methylnigakinone), 하르만(harmane) 등이 있다.

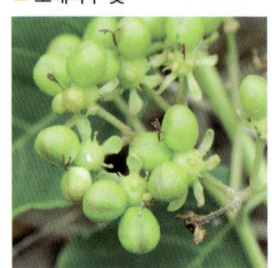
▲ 소태나무 열매

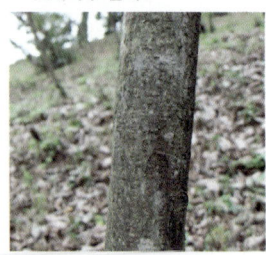
▲ 소태나무 나무껍질

소태나무 약효

나무껍질, 뿌리껍질 또는 목질부를 약용하는데 생약명은 고수피(苦樹皮)라고 하며 맛이 쓰고 약성은 차며 독성이 있다. 성분 중에 콰시인(quassin)의 쓴맛이 건위제가 되어 식욕 증진을 시키며 적정량을 넘어서면 구토작용을 일으키기도 한다. 소화 불량, 세균성 하리, 위장염, 담도 감염, 살충, 해독, 청열조습(淸熱燥濕), 편도선염, 인후염, 습진, 화상 등을 치료한다. 소태나무의 추출물은 간암, 간경화, 지방간, 아토피 피부염, 알레르기 질환 등에 탁월한 효과가 있다.

약용법

나무껍질, 뿌리껍질 또는 목질부 1일량 10~30g에 물 900mL를 붓고 반량으로 달여서 매 식후에 복용한다. 외용할 때는 달인 액으로 씻거나 분말로 만들어 환부에 바른다. 또는 즙을 내어 환부를 씻기도 한다.

주의 : 임산부는 소태나무의 사용을 금지한다.

소태나무의 기능성 및 효능에 관한 특허 자료

▶ **소태나무 추출액을 이용한 간암과 간경화 및 지방간 치료 제품 및 그 제조 방법**

본 발명은 간암, 간경화, 지방간 등에 효과가 있는 서목태, 구연산 및 버섯 추출물을 함유한 제품에 관한 것이다. 본 발명의 주첨가물로서 간암, 간경화, 지방간에 효과가 있는 서목태 분말, 구연산, 소태나무, 산뽕나무(구찌뽕), 벌나무(산청목) 추출물과 운지버섯, 상황버섯 추출물로 이루어진 군으로 인체 내 노폐물을 배설하는 추출물과 보조 첨가물로서 간 질환과 관련된 성인병을 예방하고 체력을 증진시켜주는 순수 천연 재료를 이용한 제조 방법이다. 본 발명의 제품은 인체 내 노폐물을 배설하여 체력을 활성화시켜 간암, 간경화, 지방간에 탁월한 효능이 있는 것이다.

- 공개번호 : 10-2008-0055771, 출원인 : 권호철

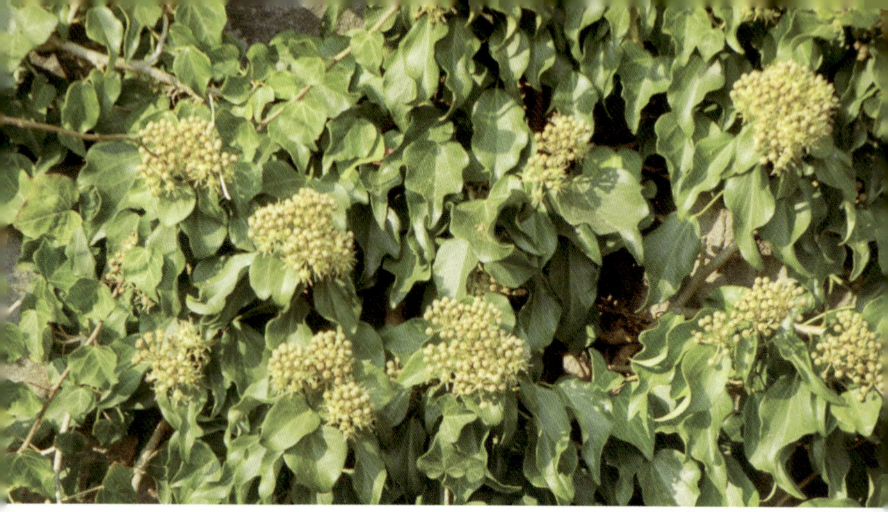

관절염, 구안와사, 보혈증, 광견 교상을 치료하는
송악

- **학명** | *Hedera rhombea* (Miq.) Siebold & Zucc. ex Bean
- **과명** | 두릅나뭇과(Araliaceae)
- **생약명** | 상춘등(常春藤)
- **이명** | 담장나무, 큰잎담장나무, 삼각풍(三角風)
- **사용부위** | 줄기, 잎, 열매

- **채취 시기** | 줄기와 잎-가을, 열매-5~6월
- **맛과 약성** | 줄기와 잎-맛이 쓰고 약성은 시원하다. 열매-맛이 달고 약성은 따뜻하며 무독하다.
- **적용병증** | 진정, 거풍, 해독, 보간, 간염, 관절염, 구안와사(口眼喎斜), 광견교상(狂犬咬傷), 종독, 피부 미백
- **용법** | 내복, 외용

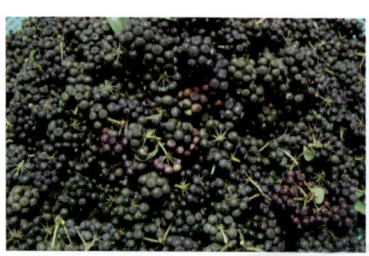
▲ 송악 열매(채취품)

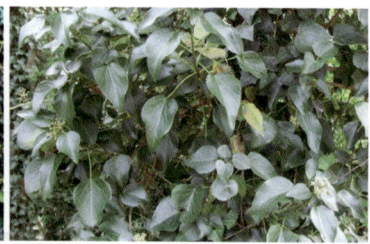
▲ 송악 잎줄기

각 부위별 생김새

생태적 특성 중·남부 지방에 분포하는 상록활엽 덩굴나무로 덩굴의 길이가 10m 이상 자란다. 줄기의 어린 가지에는 인편상(鱗片狀)의 부드러운 털이 나 있고 마디의 뿌리가 다른 물체에 붙어 뻗어 나간다. 잎은 난형 또는 광난형에 어긋나고 혁질에 광택이 있는 짙은 녹색이며 햇가지의 잎은 삼각형과 비슷하고 3~5개로 얕게 갈라져 양끝이 좁다. 꽃은 산형꽃차례로 1개 또는 여러 개가 취산상으로 달리며 10월에 녹색으로 핀다. 열매는 구형이며 이듬해 5~6월에 흑색으로 익는다.

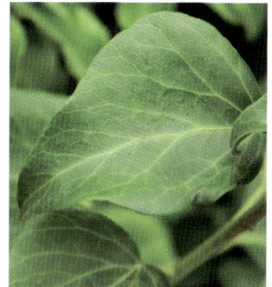
▲ 송악 잎

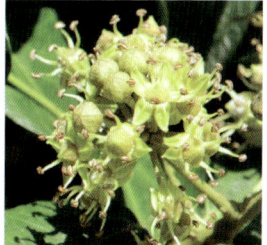
▲ 송악 꽃

약초 성분 줄기에 타닌(tannin)과 수지가 함유되어 있고 잎에는 헤데린(hederin), 이노시톨(inositol), 카로틴(carotene), 타닌(tannin), 당류가 함유되어 있다. 열매에는 페트로셀린산(petrosellinic acid), 팔미트산(palmitic acid), 올레인산(oleic acid) 등이 함유되어 있다.

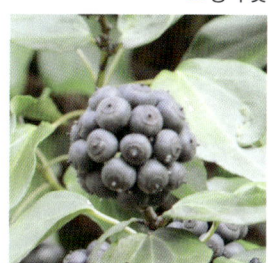
▲ 송악 열매

송악 약효 줄기와 잎을 약용하는데 생약명은 상춘등(常春藤)이라고 하며 맛은 쓰고 약성은 시원하며 진정작용과 진균에 대한 억제작용을 하며 거풍, 해독, 보간, 간염, 황달, 종기, 종독, 관절염, 구안와

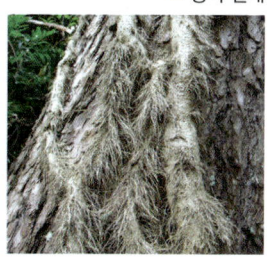
▲ 송악 붙음뿌리

사, 비출혈, 타박상, 광견교상 등을 치료한다. 열매의 생약명은 상춘등자(常春藤子)라고 하여 빈혈증과 노쇠(老衰)를 치료한다. 송악의 추출물은 멜라닌 생성을 억제하는 효능이 있어 피부 미백제로 사용한다.

약용법 줄기와 잎 1일량 20~30g에 물 900mL를 붓고 반량으로 달여서 매 식후에 복용한다. 외용할 때는 달인 액으로 환부를 씻거나 짓찧어서 환부에 붙인다. 열매 1일량 20~40g에 물 900mL를 붓고 반량으로 달여서 매 식후에 복용한다.

송악의 기능성 및 효능에 관한 특허 자료

▶ **송악 추출물을 함유하는 미백 화장료 조성물**
본 발명은 멜라닌 생성 억제성 및 티로시나제 저해 활성을 갖는 송악 추출물을 제조하는 방법에 관한 것으로, 상기 송악 추출물은 미백 화장료 조성물 및 멜라닌 생성 억제제로 사용할 수 있다.
- 공개번호 : 10-2009-0104519, 출원인 : 재단법인 제주하이테크산업진흥원

【혼동하기 쉬운 나무 비교】

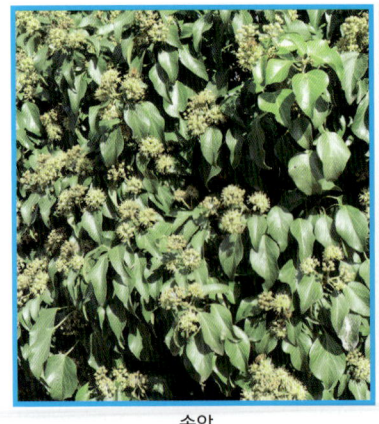
송악

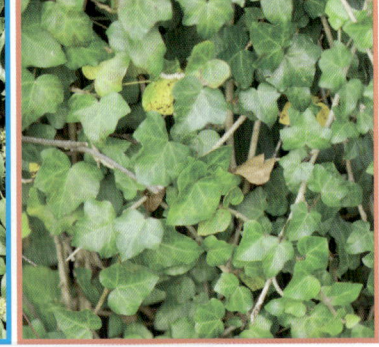
아이비

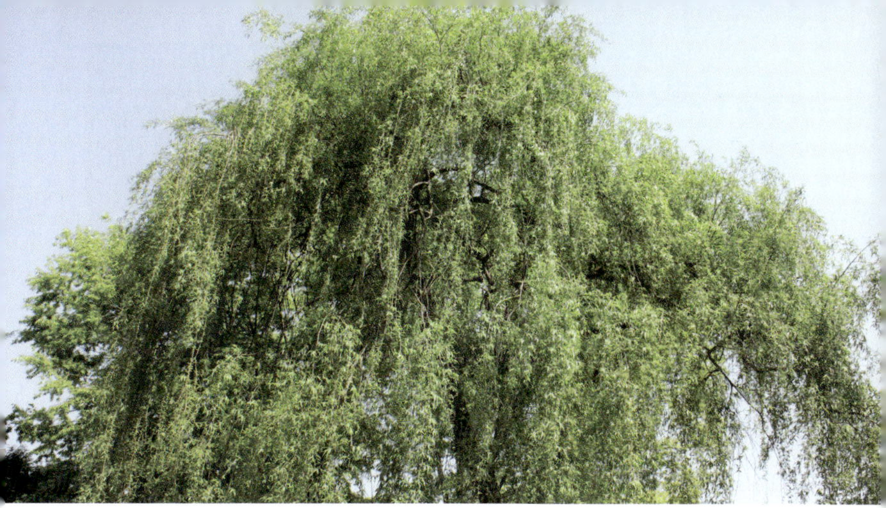

간염, 진통, 거풍을 치료하는 수양버들

- **학명** | *Salix babylonica* L.
- **과명** | 버드나뭇과(Salicaceae)
- **생약명** | 유지(柳枝)
- **이명** | 참수양버들, 수류(垂柳)
- **사용부위** | 가지, 잎, 나무껍질 및 뿌리껍질
- **채취 시기** | 가지-연중 수시, 잎-봄·여름, 나무껍질 및 뿌리껍질-연중 수시

- **맛과 약성** | 가지-맛이 쓰고 약성은 차다. 잎-맛이 쓰고 약성은 차며 무독하다. 나무껍질 및 뿌리껍질-맛이 쓰고 약성은 차며 무독하다.
- **적용병증** | 거풍, 소종, 이뇨, 진통, 간염, 단독, 충치, 황달, 지혈, 치통, 수렴, 해열
- **용법** | 내복, 외용

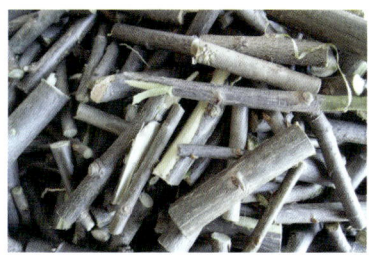
▲ 수양버들 가지(약재 전형)

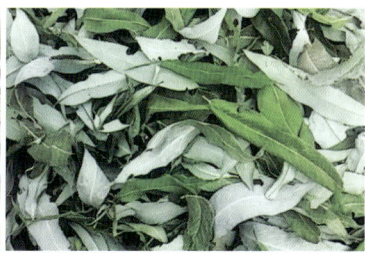
▲ 수양버들 잎(약재 전형)

각 부위별 생김새

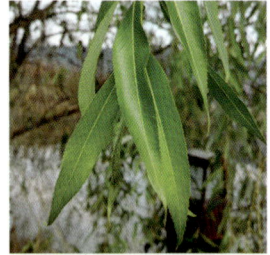
▲ 수양버들 잎

생태적 특성 전국적으로 분포하는 낙엽활엽 교목으로 높이는 15~20m 정도이다. 가지가 길게 아래로 늘어지고 어린 가지는 적자색 또는 적갈색이다. 잎은 피침형 또는 선상 피침형에 가장자리에는 가는 톱니가 있고 윗면은 짙은 녹색이며 아랫면은 분백색을 띠는 회색이다. 꽃은 암수딴그루로 봄에 잎이 피기 전인 3~4월에 녹색으로 먼저 피고, 열매는 삭과로 5월에 익는다.

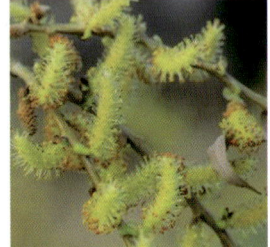
▲ 수양버들 꽃

약초 성분 가지와 뿌리에는 살리신(salicin)이 함유되어 있으며, 살리신을 염산 혹은 황산과 함께 달이면 가수 분해되어 살리게닌(saligenin, salicylalcohol)과 포도당이 된다. 살리신은 고미제가 되어 이 고미질이 위에 국소작용을 일으켜 흡수된 뒤에 일부가 곧 가수 분해되어 살리실산(salicylic acid)으로 변화된다. 즉 해열 및 진통의 약효를 발휘한다. 잎과 나무껍질 또는 뿌리의 인피(靭皮)에는 살리신(salicin)과 타닌(tannin)이 함유되어 있다.

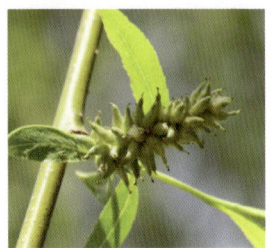
▲ 수양버들 열매

수양버들 약효 가지는 생약명이 유지(柳枝)로 쓴맛의 찬 성질이 있으며 소변 불통, 임병(淋病), 전염성 간염, 풍종(風腫),

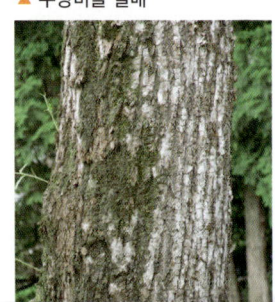
▲ 수양버들 나무껍질

단독(丹毒), 충치, 치통 등을 치료한다. 잎의 생약명은 유엽(柳葉)이라 하여 청열, 이뇨, 해독, 유선염, 갑상선종, 단독(丹毒), 화상, 치통, 수렴 등을 치료한다. 나무껍질 및 뿌리껍질의 생약명은 유백피(柳白皮)라고 하여 거풍, 종기, 진통, 이습(利濕)에 효능이 있으며 류머티즘에 따른 통증, 황달, 임탁(淋濁), 유선염, 치통, 화상, 수렴 등을 치료한다. 가지와 나무껍질, 뿌리껍질은 아스피린(aspirin)의 원료로 사용한다.

약용법 **가지** 1일량 100~150g에 물 900mL를 붓고 반량으로 달여서 매 식후에 복용한다. 외용할 때는 달인 액으로 환부를 씻거나 달인 액을 바른다. 술에 담가 더운찜질을 하기도 한다. **잎** 1일량 30~50g에 물 900mL를 붓고 반량으로 달여서 매 식후에 복용한다. 외용할 때는 달인 액으로 씻거나 달인 액을 바른다. 또는 **잎**으로 분말을 만들어 기름과 함께 혼합하여 도포한다. **나무껍질** 및 **뿌리껍질** 1일량 15~30g에 물 900mL를 붓고 반량으로 달여서 매 식후에 복용한다.

수양버들의 기능성 및 효능에 관한 특허 자료

▶ **수양버들 추출물을 함유하는 자연분말치약**

본 발명은 가정에서 식품으로 사용하는 한번구운 천일염과 해체뿌리. 해대뿌리 송진으로 주원료로 하여 분말화된 자연분말치약을 제공하는 자연분말치약의 제조방법에 관한 것이다. 본 발명은 한번구운 천일염을 400매쉬 이하의 분말로 성형한 30중량%의 한번구운 분말천일염과 해체뿌리. 해대뿌리 1:1로 혼합한 것을 400매쉬 이하 분말하여 30중량%에 채취하고 송진 200매쉬 이하의 분말로 성형한 송진 분말 30중량% 채취하며 무해한 한약제 계피. 수양버들 잎 1:1로 혼합하여 400매쉬 이하의 분말로 성형한 계피 5중량% 수양버들 잎 5중량%합한 한약제 10 중량%로 이루어짐을 특징으로 하여 요약한 것이다.

- 공개번호 : 10-2009-0059653, 출원인 : 재단법인 서울보건연구재단

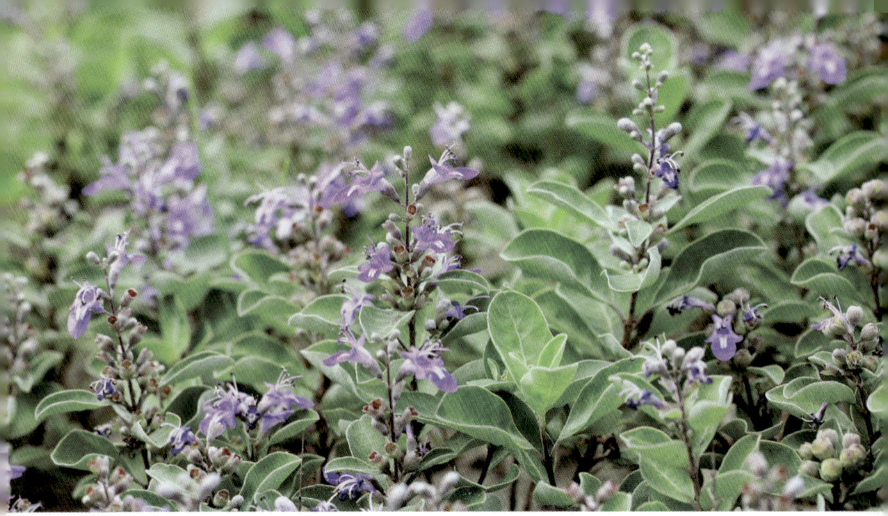

편두통, 안질환, 아토피 피부염을 치료하는
순비기나무

- **학명** | *Vitex rotundifolia* L.Fil.
- **과명** | 마편초과(Verbenaceae)
- **생약명** | 만형자(蔓荊子), 만형자엽(蔓荊子葉)
- **이명** | 풍나무, 만형자나무, 만형, 홑잎만형, 대형자(大荊子), 백포강(白蒲姜)
- **사용부위** | 잘 익은 열매

- **채취 시기** | 열매 - 10월(열매가 익었을 때), 잎 및 가지 - 6~9월
- **맛과 약성** | 열매 - 맛은 쓰고 매우며 약성은 시원하다. 잎 및 가지 - 맛이 맵고 쓰며 약성은 약간 차다.
- **적용병증** | 풍열 감기, 편두통, 두통, 치통, 안질환, 타박상, 진통, 소종, 항암, 항산화, 아토피 피부염
- **용법** | 내복, 외용

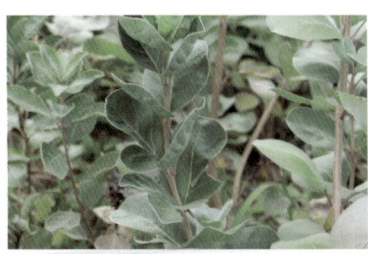
▲ 순비기나무 잎과 가지

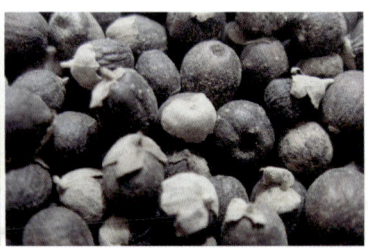
▲ 순비기나무 열매(약재 전형)

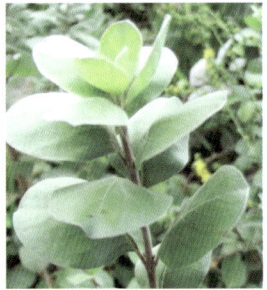
▲ 순비기나무 잎(앞면)

생태적 특성 중·남부 지방 및 제주도에 분포하는 낙엽활엽관목으로 줄기는 눕거나 비스듬히 자라는데 그 길이는 0.5~2m로 그윽한 향기가 난다. 어린 가지는 네모지고 잔털이 밀생하지만 오래된 가지는 차차 둥글게 되면서 털이 없어진다. 잎은 홑잎으로 난형 또는 도란형에 마주나며 끝은 뾰족하고 가장자리는 밋밋하다. 잎의 표면은 녹색으로 잔털과 선점(腺點)이 있고 뒷면은 백색에 잔털과 선점이 밀생하며 약 8쌍의 측맥이 있다. 꽃은 원뿔꽃차례로 꽃자루가 짧은 꽃이 가지 끝에 많이 달리며 7~9월에 연보라색으로 핀다. 열매는 핵과로 둥글고 10월에 흑갈색으로 익는다.

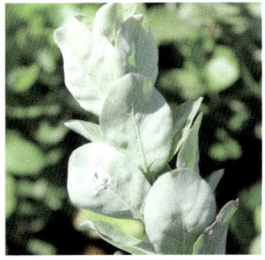
▲ 순비기나무 잎(뒷면)

약초 성분 열매에 정유가 함유되어 있고 그 주성분은 캄펜(camphene)과 피넨(pinene)으로 미량의 알칼로이드(alkaloid)와 비타민 A도 함유되어 있다. 그 외 비텍시칼핀(vitexicarpin), 카스티신(casticin), 알테메틴(artemetin)도 들어 있다. 잎 또는 잎가지에는 정유가 함유되어 있고, 기름은 알파-피넨(α-pinene), 캄펜(camphene), 터피닐아세테이트(terpiny lacetate), 디터펜알코올(diterpene alcohol)이 들

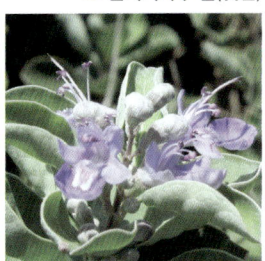
▲ 순비기나무 꽃

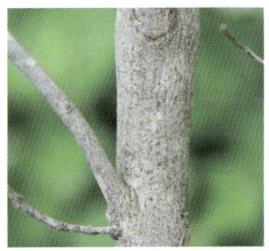
▲ 순비기나무 나무껍질

어 있다. 또한 잎 속에는 카스티신(casticin), 루테올린-7-글루코사이드(luteolin-7-glucoside)가 함유되어 있다.

순비기나무 약효 열매를 약용하는데 생약명은 만형자(蔓荊子)라고 하며 맛이 쓰고 매우며 약성은 시원하고 풍열을 없애는 효과와 머리를 맑게 하고 눈을 밝게 하는 효능이 있으며 풍열 감기, 편두통, 두통, 치통, 눈의 충혈, 눈이 침침하거나 눈물이 나는 증상, 관절염, 신경통으로 인한 수족이 저린 증상 등을 치료한다. 잎의 생약명은 만형자엽(蔓荊子葉)이라고 하며 타박상,

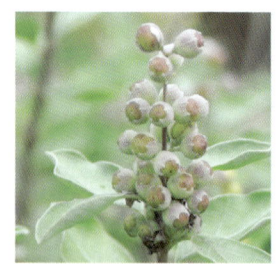
▲ 순비기나무 덜 익은 열매

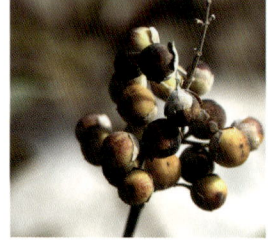
▲ 순비기나무 익은 열매

신경성 두통 등을 치료하고, 가지와 잎은 진통, 소종(消腫), 도상(刀傷)의 출혈, 타박상, 류머티즘에 따른 동통 등을 치료한다. 순비기나무 추출물은 항암, 항산화, 아토피 피부염 등을 예방하고 치료하는 효과가 있다.

약용법 열매 1일량 20~30g에 물 900mL를 붓고 반량으로 달여서 매 식후에 복용한다. 외용할 때는 짓찧어서 환부에 도포한다.

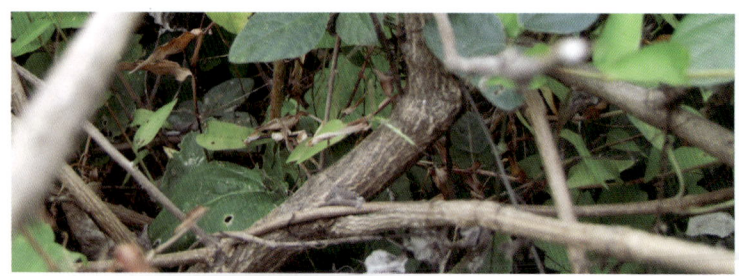
▲ 순비기나무 누워서 자라는 줄기

가지와 잎 1일량 20~30g에 물 900mL를 붓고 반량으로 달여서 매 식후에 복용한다. 또는 같은 양을 짓찧어서 즙을 내어 소주와 조금 혼합하여 식후에 복용한다. 외용할 때는 짓찧어서 환부에 도포한다.

주의: 순비기나무를 사용할 때는 초오, 부자는 금기 생약이다.

순비기나무의 기능성 및 효능에 관한 특허 자료

▶ **항산화효과를 갖는 순비기나무 추출물을 유효성분으로 함유하는 화장료 조성물**

본 발명은 항산화효과를 갖는 순비기나무 추출물을 함유하는 조성물에 관한 것으로, 순비기나무 추출물은 높은 폴리페놀 함량, 우수한 전자공여능, SOD 유사활성능, 아질산염 소거능, 크산틴 산화효소 저해능 및 티로시나아제 저해능을 지니므로 상기 조성물은 피부노화 방지 및 미백용 화장료로 유용하게 이용될 수 있다.

― 공개번호: 10-2008-0090745, 출원인: 대구한의대학교 산학협력

▶ **순비기나무 추출물을 유효성분으로 함유하는 항아토피용 화장료 조성물**

본 발명은 항아토피용 화장료 조성물에 관한 것으로, 보다 구체적으로는 순비기나무 추출물 및 이를 유효성분으로 함유하는 항아토피성 화장료 조성물에 관한 것이다. 상기 발명에 따른 화장료 조성물은 사이토카인 분비 조절 및 면역 억제를 통해 홍반 및 가려움증 개선, 건조 피부의 진정효과 등을 나타내어 아토피 증상을 효과적으로 개선할 수 있어 아토피 피부염 개선을 위하여 유용하게 이용될 수 있다.

― 등록번호: 10-1127929, 출원인: 대전대학교 산학협력단

▶ **순비기나무 유래 플라보노이드계 화합물을 함유하는 항암용 조성물**

본 발명은 순비기나무 추출물 또는 그로부터 유래한 플라보노이드계 화합물 또는 이의 약제학적으로 허용 가능한 염 및 이를 유효성분으로 함유하는 암의 예방, 치료 또는 억제용 약학조성물을 제공한다.

― 등록번호: 10-1125778, 출원인: 부경대학교 산학협력단

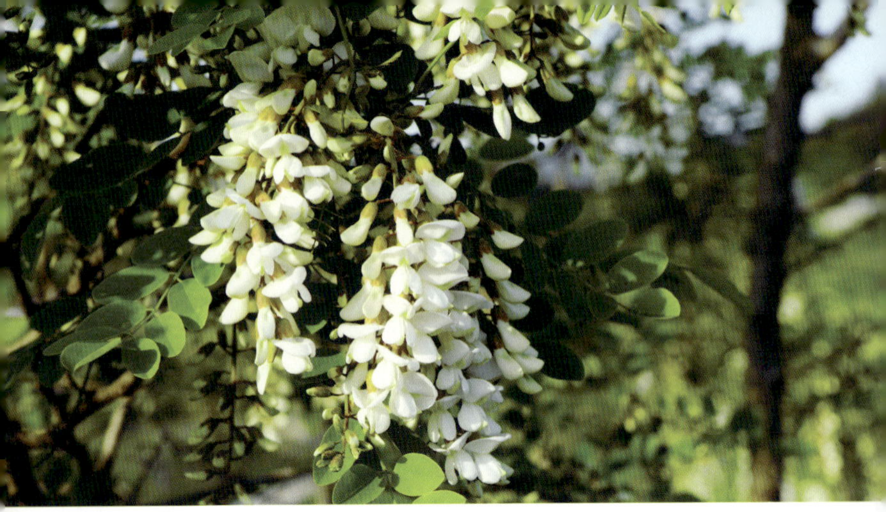

치질, 변비, 대장 하혈을 치료하는
아까시나무

- **학명** | *Robinia pseudoacacia* L.
- **과명** | 콩과(Leguminosae)
- **생약명** | 자괴화(刺槐花), 자괴근피(刺槐根皮)
- **이명** | 아까시아나무, 개아까시나무, 양괴(洋槐), 덕국괴(德國槐), 괴수(槐樹), 자인괴(刺人槐)

- **사용부위** | 꽃, 뿌리껍질
- **채취 시기** | 꽃 - 5~6월(꽃이 필 때), 뿌리 - 연중 수시
- **맛과 약성** | 맛이 맵고 약성은 평범하다.
- **적용병증** | 치질, 대장 하혈, 객혈, 이뇨, 완하, 수종, 임질, 변비, 지혈
- **용법** | 내복

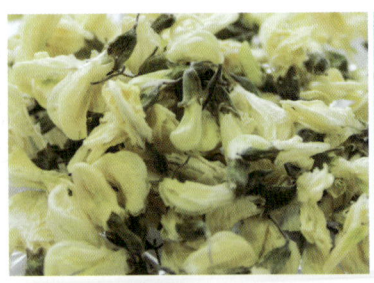
▲ 아까시나무 꽃(채취품)

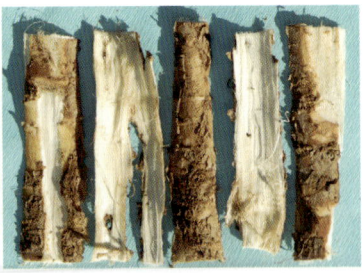
▲ 아까시나무 뿌리껍질(약재 전형)

> **생태적 특성**

전국 산야에서 자생하거나 재배하는 낙엽활엽교목으로 높이는 25m 전후로 자라고 나무껍질에는 갈색에 깊게 파진 홈이 있으며 가지에는 침 모양의 억센 가시가 나 있다. 잎은 홀수깃꼴겹잎이 어긋나고 잔잎은 7~19개이며 타원형 또는 장난형으로 끝은 원형이거나 뭉툭한 형이고 밑부분은 원형이거나 넓은 쐐기형에 가장자리는 밋밋하다. 꽃은 총상꽃차례로 5~6월에 아래로 늘어져 백색으로 피고 향기가 짙게 난다. 열매는 꼬투리 모양으로 평평하고 광원형이며 9월경 익으면 적갈색이 된다. 씨는 4~10개가 들어 있는데 신장형에 흑갈색이다.

> **약초 성분**

꽃에는 카나린(canaline), 타닌(tannin), 플라보노이드(flavonoid), 리신(lysine), 아스파라긴산(asparagin acid), 글루탐산(glutamic acid), 히스티딘(histidine), 아르기닌(alginine), 오르니틴(ornithine), 로이신(leucine), 페닐아라닌(phenyalanine), 바린(valine), 티로신(tyrosine), 트레오닌(threonine) 등 여러 종류의 아미노산이 함유되어 있다. 신선한 잎에는 비타민 C가 함유되어 있고 덜 여문 씨 및 바깥쪽의 견피(堅皮)에

각 부위별 생김새

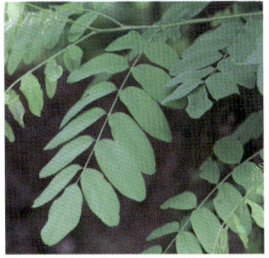
▲ 아까시나무 잎

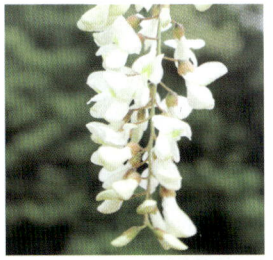
▲ 아까시나무 꽃

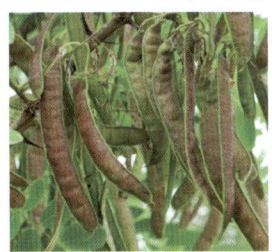
▲ 아까시나무 열매

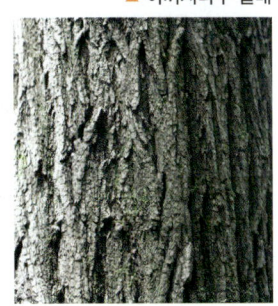
▲ 아까시나무 나무껍질

는 카나린(canaline)이 함유되어 있으며 씨에는 피토헤마그그루티닌(phytohemagglutinine)이 함유되어 있다. 뿌리껍질에는 아카세틴(acacetin), 아카신(acaciin), 로비닌(robinin), 로빈(robin), 로비네틴(robinetine), 헤리오트로핀(heliotropin) 등이 함유되어 있다.

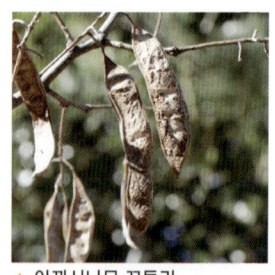
▲ 아까시나무 꼬투리

아까시나무 약효 꽃을 약용하는데 생약명은 자괴화(刺槐花)라고 하며 맛이 맵고 약성은 평범하며 치질, 대장하혈(大腸下血), 객혈, 토혈 등을 치료한다. 뿌리껍질의 생약명은 자괴근피(刺槐根皮)라고 하며 이뇨, 완하, 수종, 임질, 변비 등을 치료한다.

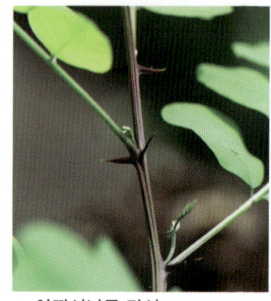
▲ 아까시나무 가시

약용법 꽃 1일량 20~50g에 물 900mL를 붓고 반량으로 달여서 매 식후에 복용한다. **뿌리껍질** 1일량 30~60g에 물 900mL를 붓고 반량으로 달여서 매 식후에 복용한다.

【혼동하기 쉬운 나무 비교】

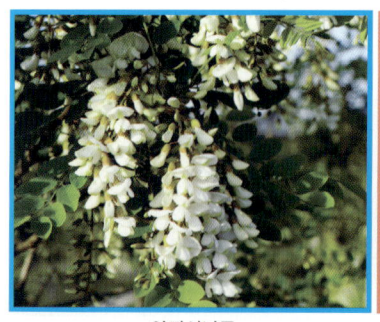
아까시나무

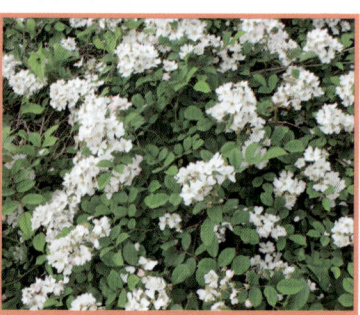
찔레꽃

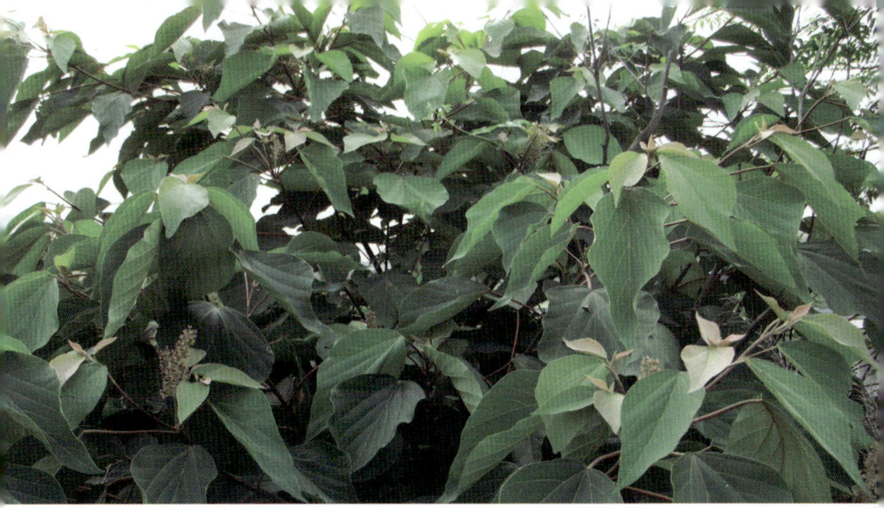

위·십이지장 궤양, 여드름, 간기능을 치료하는
예덕나무

- **학명** | *Mallotus japonicus* (L.f.) M.Arg.
- **과명** | 대극과(Euphorbiaceae)
- **생약명** | 야오동(野梧桐)
- **이명** | 꽤잎나무, 비닥나무, 시닥나무, 예닥나무, 야동(野桐), 적아곡(赤芽槲)
- **사용부위** | 나무껍질

- **채취 시기** | 봄, 가을
- **맛과 약성** | 맛은 쓰고 떫으며 약성은 평범하다.
- **적용병증** | 위염, 위궤양, 십이지장 궤양, 화위(和胃), 간기능, 피부 노화 방지, 여드름
- **용법** | 내복

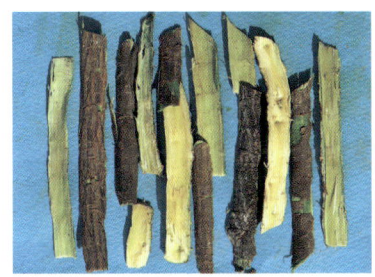
▲ 예덕나무 나무껍질(약재 전형)

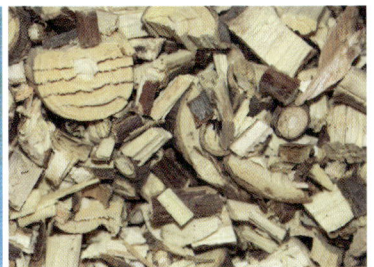
▲ 예덕나무 나무껍질(약재)

각 부위별 생김새

생태적 특성 남해안 및 제주도의 바닷가와 산지에서 자라는 낙엽활엽소교목으로 높이가 10m 정도로 나무껍질은 매끄럽고 잎은 어긋나며 가지의 끝에 모여나 있다. 새로 난 잎은 붉은색으로 난형 또는 마름모형에 끝은 뾰족하고 밑부분은 뭉툭하거나 넓은 쐐기형이며 대개는 가장자리가 밋밋하거나 세 갈래로 갈라져 있다. 잎의 표면에는 붉은 샘털이 나 있고 뒷면에는 황갈색의 작은 선점(腺點)이 있으며 잎자루는 기다랗다. 꽃은 암수딴그루로 원뿔꽃차례인데 가지 끝에 달려 털이 밀생하고 6~7월에 녹황색으로 핀다. 열매는 삭과로 둥근 모양이며 10월에 익어 벌어진다.

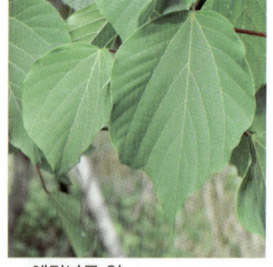
▲ 예덕나무 잎

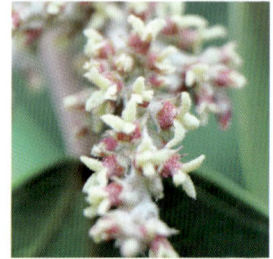
▲ 예덕나무 암꽃

약초 성분 나무껍질에 베르게닌(bergenin)이 함유되어 있고 잎에는 루틴, 리놀레산(linoleic acid)이 함유되어 있다.

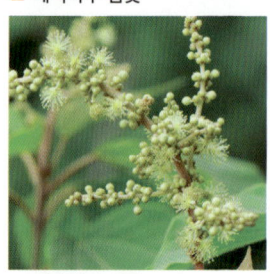
▲ 예덕나무 수꽃

예덕나무 약효 나무껍질을 약용하는데 생약명은 야오동(野梧桐)이라고 하며 맛은 쓰고 떫으며 약성은 평범하고 위염, 위궤양, 십이지장 궤양을 치료하며 위를 편안하게 한다. 나무껍질 엑기스는 간기능을 개선하고, 추출물은 피부 노화 방지나 얼굴에 난 여드름의 예방과 개선에 효과가 있다.

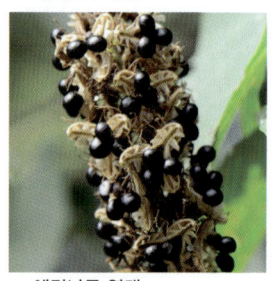
▲ 예덕나무 열매

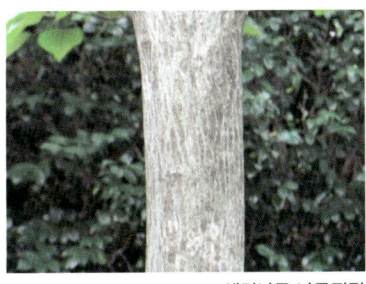
▲ 예덕나무 나무껍질

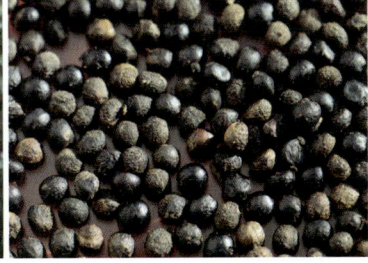
▲ 예덕나무 씨

약용법 나무껍질 1일량 30~40g에 물 900mL를 붓고 반량으로 달여서 매 식후에 복용한다.

예덕나무의 기능성 및 효능에 관한 특허 자료

▶ 예덕나무피 엑기스를 유효성분으로 하는 간 기능 개선제

본 발명은 예덕나무피 엑기스를 유효성분으로 하는 간 기능 개선제에 관한 것으로 본 발명의 간 기능 개선제는 간 질환의 예방 및 치료작용을 가지고 있다.

– 공개번호 : 10-1999-0066787, 특허권자 : 오기완

▶ 예덕나무 추출물을 포함하는 여드름 피부용 화장료 조성물

본 발명은 예덕나무 추출물을 포함하는 여드름 피부용 화장료 조성물에 관한 것으로, 더욱 상세하게는 여드름의 주원인균인 프로피오니박테리움 아크네스(Propionibacterium acnes)의 성장 저원능을 가지며, 장기간 사용해도 부작용이 없는 천연물질인 대극과(Euphorbiaceae) 식물인 예덕나무, 특히 나무 수목, 잎의 피(皮)를 이용하여 만든 추출물이 여드름의 주원인균인 프로피오니박테리움 아크네스(Propionibacteriumacnes)에 대해 특이적인 항균작용을 나타내는 것으로, 이 예덕나무 추출물의 여드름 피부용 화장료 조성물을 이용하여 여드름을 예방 및 치료하는 수용성 스킨제, 점도와 경도 조절제, 자외선 흡수제, 안료, 보습, 세정제, 방부제 또는 전기물질의 혼합물 등의 제조 시 예덕나무 추출물 및 분획물을 적용함으로써 여드름의 예방 및 개선에 효과가 있는 여드름에 유효한 화장료 조성물을 제공하기 위한 것이다.

– 공개번호 : 10-2009-0029503, 출원인 : 방선이

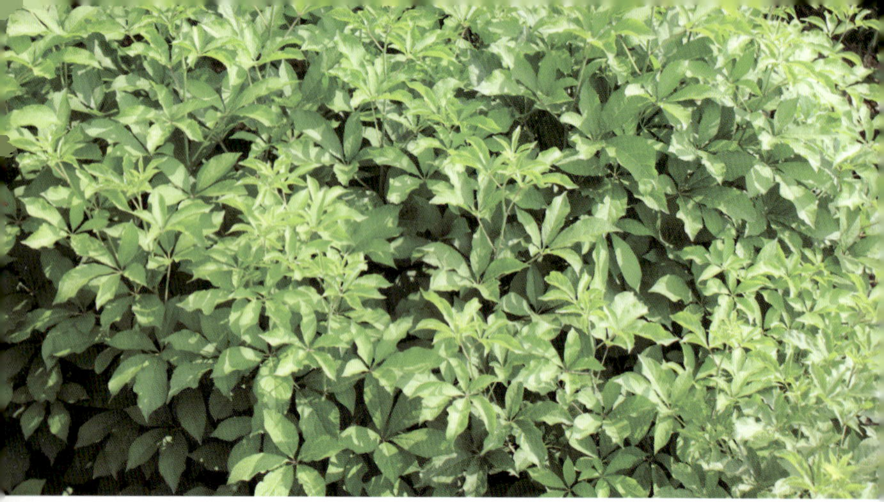

신경통, 요통, 불면증, 위염을 치료하는
오갈피나무

- **학명** | *Eleutherococcus sessiliflorus* (Rupr. & Maxim.) S.Y.Hu = [*Acanthopanax sessiliflorus* Seem]
- **과명** | 두릅나뭇과(Araliaceae)
- **생약명** | 오가피(五加皮), 오가엽(五加葉)
- **이명** | 오갈피, 서울오갈피나무, 서울오갈피, 참오갈피나무, 아관목, 문장초
- **사용부위** | 나무껍질, 뿌리껍질, 잎
- **채취 시기** | 나무껍질-가을 이후, 뿌리껍질-봄~초여름, 잎-봄·여름
- **맛과 약성** | 나무껍질-맛은 맵고 쓰며 약간 달고, 약성은 따뜻하며 무독하다. 뿌리껍질·잎-맛이 쓰고 맵고 약성은 따뜻하다.
- **적용병증** | 자양강장, 강정, 면역력 증강, 신경통, 류머티즘, 요통, 불면증, 강심, 진통, 진정, 타박상, 염좌, 위염, 치매, 간염
- **용법** | 내복, 외용

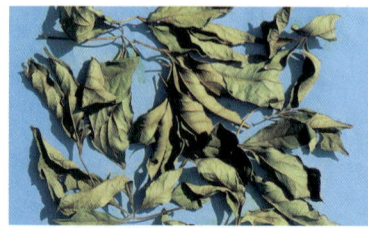
▲ 오갈피나무 잎(약재 전형)

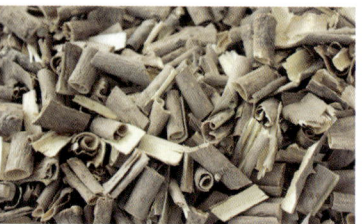
▲ 오갈피나무 나무껍질(약재)

전국적으로 분포하는 낙엽활엽 관목으로 높이는 3~4m 정도이다. 뿌리 근처에서 가지가 많이 갈라져 사방으로 뻗치며 털이 없고 가시가 드문드문 하나씩 나 있다. 잎은 손꼴겹잎으로 어긋나고 잔잎은 3~5개로 도란형 또는 도란상 타원형이다. 잎의 가장자리에는 톱니가 나 있고 표면은 녹색으로 털이 없으며 잎맥 위에는 잔털이 나 있다. 꽃은 산형꽃차례로 가지 끝에 달려 취산상으로 배열되어 8~9월에 자주색으로 피고 열매는 장과로 타원형에 10월에 익는다.

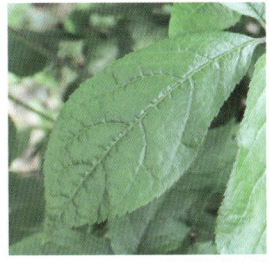
▲ 오갈피나무 잎

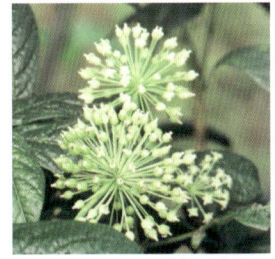
▲ 오갈피나무 꽃

 나무껍질 및 뿌리껍질에는 아칸토사이드(acanthoside) A · B · C · D, 시링가레시놀(syringaresinol), 타닌(tannin), 팔미틴산(palmitin acid), 강심 배당체, 세사민(sesamin), 사비닌(savinin), 사포닌(saponin), 안토사이드(antoside), 캠페리트린(kaempferitrin), 다우코스테롤(daucosterol), 글루칸(glucan), 쿠마린(coumarin) 등이 함유되어 있다. 정유 성분으로 4-메틸사이르실알데하이드(4-methylsailcyl aldehyde)도 함유되어 있다. 잎에는 강심 배당체, 정유, 사포닌(saponin) 및 여러 종류의 엘레우테로시드(eleutheroside)가 함유되어 있고 엘레우테

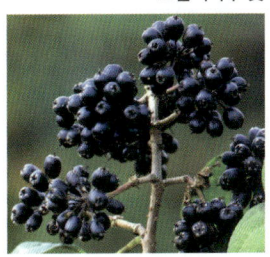
▲ 오갈피나무 열매

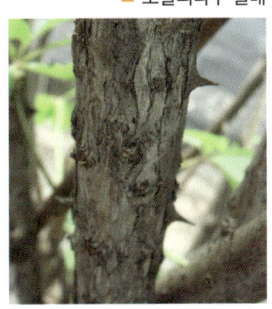
▲ 오갈피나무 나무껍질

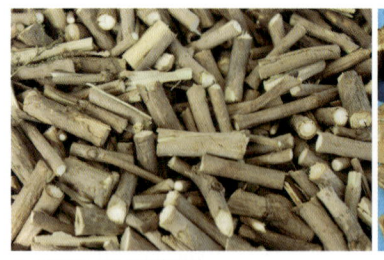
▲ 오갈피나무 줄기(약재)

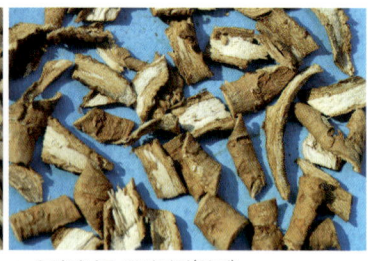
▲ 오갈피나무 뿌리껍질(약재)

로시드(eleutheroside) A · B · C · D · E 그리고 쿠마린 X(coumarin X), 베타-시토스테린(β-sitosterin), 카페인산(caffeic acid), 올레아놀릭산(oleanolic acid), 콘페릴알데하이드(conferylaldehyde), 에틸에스테르(ethylester), 세사민(sesamin) 등이 함유되어 있다.

오갈피나무 약효 나무껍질 및 뿌리껍질을 약용하는데 생약명은 오가피(五加皮)라고 하며 맛이 맵고 약성은 따뜻하며 자양강장, 강정, 강심, 항종양, 항염증, 면역 증강약과 같은 독특한 효력을 지니고 있고 보간, 보신, 진통, 진정, 신경통, 관절염, 요통, 마비 통증, 타박상, 각기 불면증 등을 치료하며 간세포를 보호하는 작용과 항지간(抗脂肝) 작용을 한다. 잎의 생약명은 오가엽(五加葉)이라고 하여, 심장병의 치료에 효과적이며 피부 풍습(風濕)이나 피부 가려움증, 타박상, 어혈(瘀血) 등을 치료한다. 오갈피 추출물은 골다공증, 위염, 위궤양, 치매, C형 간염 등에 치료 효과가 있다.

약용법 나무껍질 및 뿌리껍질 1일량 20~30g에 물 900mL를 붓고 반량으로 달여서 매 식후에 또는 아침저녁에 복용하며, 외용할 때는 타박상이나 염좌(捻挫, 삔 데) 등에 짓찧어서 환부에 도포한다. 잎 1일량 30~40g에 물 900mL를 붓고 반량으로 달여서 매 식후에 복용하

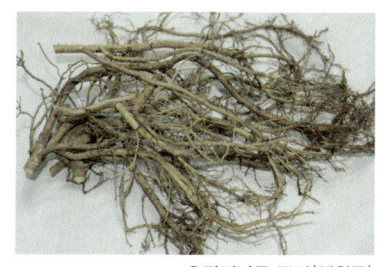 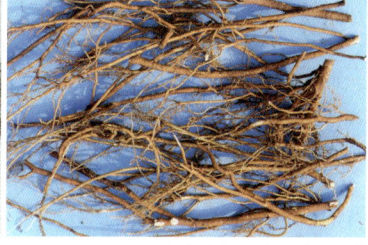

▲ 오갈피나무 뿌리(채취품)　　▲ 오갈피나무 잔뿌리(채취품)

며, 피부 풍습(風濕)이나 가려움증에 생잎을 그대로 식용하고, 외용할 때는 타박상이나 어혈에 짓찧어서 환부에 도포한다.

오갈피나무의 기능성 및 효능에 관한 특허 자료

▶ 오갈피 추출물의 골다공증 예방 또는 치료용 약학적 조성물

본 발명의 오갈피 추출물은 골다공증, 퇴행성 골 질환 및 류머티즘에 의한 관절염과 같은 골 질환의 예방 또는 치료에 유용하게 사용될 수 있다.

- 등록번호 : 10-0399374, 출원인 : (주)오스코텍

▶ 오갈피 열매 추출물을 유효성분으로 함유하는 암 예방 및 치료용 약학적 조성물

본 발명은 오갈피 열매 추출물, 오가피 열매 분획물, 이로부터 분리된 화합물 또는 이의 약학적으로 허용 가능한 염을 유효성분으로 함유하는 암 질환의 예방 및 치료용 약학적 조성물에 관한 것으로, 암세포의 증식 억제 활성을 가짐으로써 종래의 암 치료제에 비해 천연물을 사용하여 부작용을 현저히 감소시킬 수 있다.

- 공개번호 : 10-2012-0085048, 출원인 : 정선군 · 경희대학교 산학협력단

▶ 오갈피 추출물을 포함한 C형 간염 치료제

본 발명은 오갈피속 나무(뿌리, 줄기, 가지 부분의 껍질)의 추출물을 포함하는 C형 간염 치료제에 관한 것으로, 오가피 추출물은 C형 간염 단백질 분해효소에 대한 강한 저해 활성을 나타내므로 C형 간염 치료제로 유용하게 사용될 수 있을 뿐만 아니라 각종 식음료에 포함되어 사용될 수 있다.

- 공개번호 : 10-1999-0047905, 출원인 : (주)엘지

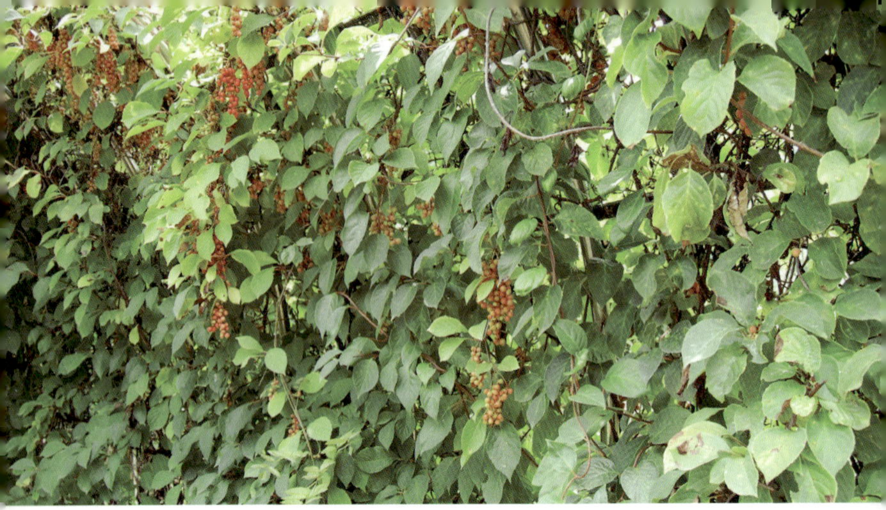

고혈압, 대장염, 비만을 치료하는
오미자

- **학명** | *Schisandra chinensis* (Turcz.) Baill.
- **과명** | 오미자과(Schisandraceae)
- **생약명** | 오미자(五味子)
- **이명** | 개오미자, 오매자(五梅子)
- **사용부위** | 열매

- **채취 시기** | 8~9월(열매가 익었을 때)
- **맛과 약성** | 맛이 시고 달며 약성은 따뜻하다.
- **적용병증** | 자양강장, 진해, 염폐(斂肺), 자신(滋腎), 생진(生津), 지사, 해수, 구갈(口渴), 자한(自汗), 도한(盜汗), 유정(遺精), 고혈압, 수렴(收斂), 항암, 대장염
- **용법** | 내복, 외용

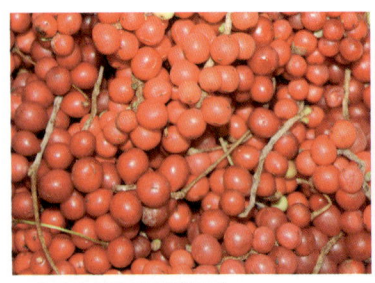
▲ 오미자 익은 열매(채취품)

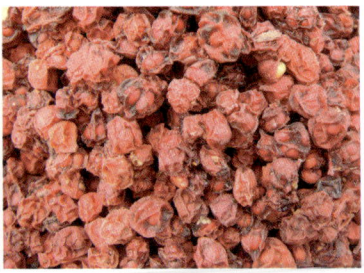
▲ 오미자 열매(약재 전형)

각 부위별 생김새

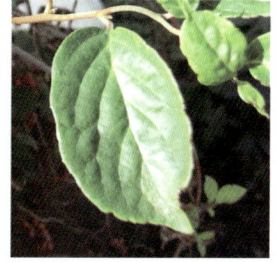

▲ 오미자 잎

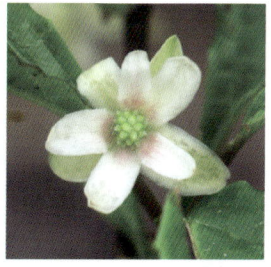

▲ 오미자 암꽃

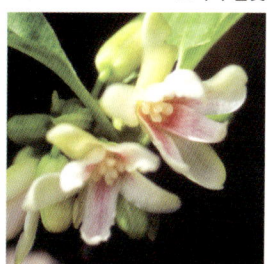

▲ 오미자 수꽃

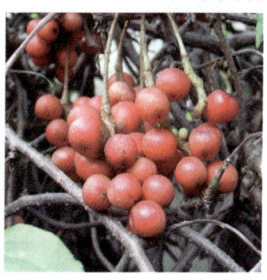

▲ 오미자 열매

생태적 특성 전국의 깊은 산 계곡이나 골짜기에 자생하거나 재배하는 낙엽활엽 덩굴나무로 길이가 7m 전후이다. 어린 가지는 홍갈색이고 오래된 가지는 회갈색이며 나무의 겉껍질은 조각조각 떨어져 벗겨진다. 잎은 넓은 타원형, 장타원형 또는 난형이고 어긋나며 가장자리에는 치아 모양의 톱니가 있고, 잎자루가 1.5~3cm 정도이다. 꽃은 암수딴그루로 5~6월에 붉은빛이 도는 황백색으로 피고 열매는 장과로 둥글며 8~9월에 심홍색으로 익는다.

약초 성분 열매에는 데옥시쉬잔드린(deoxyschizandrin), 감마-쉬잔드린(γ-schizandrin), 쉬잔드린(schizandrin) A·B·C, 이소쉬잔드린(isoschizandrin), 안게로일이소고미신(angeloylisogomisin) H·O·P·Q, 벤조일고미신(benzoylgomisin) H, 벤조일이소고미신(benzoylisogomisin) O, 티그로일고미신(tigloylgomisin) H·P, 에피고민(epigomin) O, 데옥시고미신(deoxygomisin) A, 프레곤미신(pregonmisin), 우웨이지수(wuweizisu) A-C, 우웨이지춘(wuweizichun) A·B, 쉬잔헤놀(shizanherol) 등이 함유되어

있고 정유로서 시트랄(citral), 알파,베타-차미그레날(α,β-chamigrenal)과 기타 유기산인 시트린산(citric acid), 말린산(malic acid), 타타린산(tataric acid), 비타민 C, 지방산 등이 함유되어 있다.

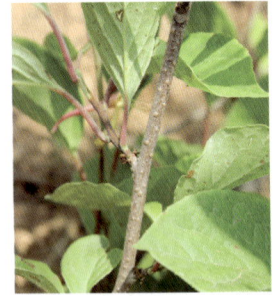
▲ 오미자 나무껍질

오미자 약효 열매를 약용하는데 생약명은 오미자(五味子)라고 하며 맛이 시고 달며 약성은 따뜻하고 자양강장작용, 중추 신경 흥분작용, 간세포 보호작용, 진해, 거담작용을 하고 수렴, 지사, 만성 설사, 몽정, 유정, 도한, 자한, 구갈, 해수, 삽정, 고혈압 등을 치료한다. 열매 및 씨 추출물은 항암, 대장염, 알츠하이머씨병, 비만 등에 치료 효과가 있다.

약용법 열매 1일량 20~30g에 물 900mL를 붓고 반량으로 달여서 매 식후에 복용한다. 외용할 때는 건조하여 분말로 만들어 환부에 문지르거나 달인 액으로 환부를 씻는다.

오미자의 기능성 및 효능에 관한 특허 자료

▶ **오미자 씨앗 추출물을 함유하는 항암 및 항암 보조용 조성물**
본 발명은 항암 및 항암 보조용 조성물에 관한 것으로서, 오미자 씨앗 추출물을 유효성분으로 함유하는 것을 특징으로 한다.
- 공개번호 : 10-2012-0060676, 출원인 : 문경시

▶ **오미자 씨앗 추출물을 함유하는 알츠하이머씨병 예방 및 치료용 조성물**
본 발명은 알츠하이머씨병을 예방 및 치료하는 기능을 갖는 조성물에 관한 것으로서 본 발명에 따른 알츠하이머씨병 예방 및 치료용 조성물은 오미자 씨앗 추출물을 유효성분으로 함유하는 것을 특징으로 한다.
- 공개번호 : 10-2012-0060678, 출원인 : 문경시

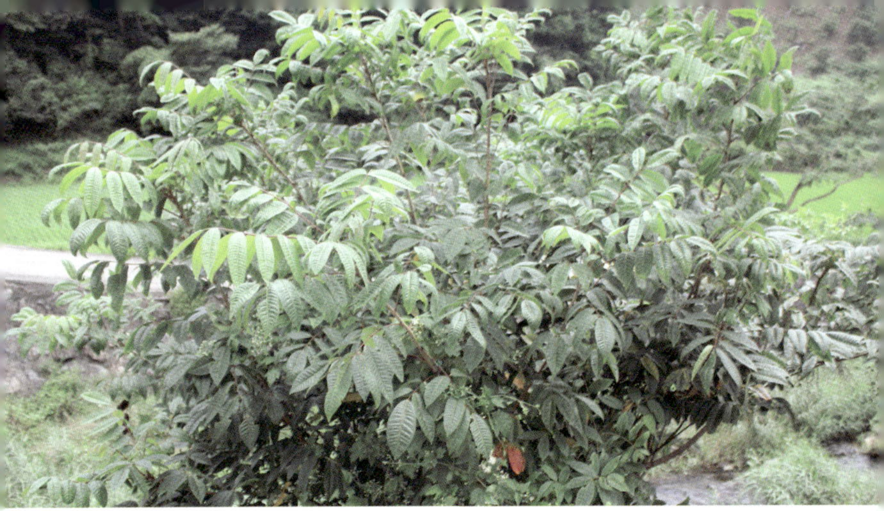

간질환, 관절염, 타박상을 치료하는
옻나무

- **학명** | *Rhus verniciflua* Stokes
- **과명** | 옻나뭇과(Anacardiaceae)
- **생약명** | 건칠(乾漆), 생칠(生漆), 칠수피(漆樹皮), 칠수목심(漆樹木心)
- **이명** | 옷나무, 참옷나무, 칠수(漆樹), 대목칠(大木漆)
- **사용부위** | 나뭇진(건칠, 생칠), 나무껍질, 뿌리껍질, 목재(심재)
- **채취 시기** | 나뭇진-4~5월, 나무껍질·뿌리껍질-봄·가을, 심재-연중 수시
- **맛과 약성** | 나뭇진-맛이 쓰고 약성은 따뜻하며 독성이 있다. 나무껍질 및 심재-맛이 맵고 약성은 따뜻하며, 독성이 조금 있다.
- **적용병증** | 소적(消積), 살충, 어혈, 월경폐지, 접골, 진통, 심위기통, 충적, 간질환, 행기(行氣)
- **용법** | 내복, 외용

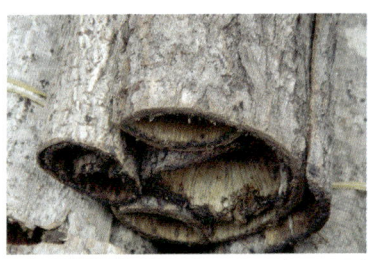

▲ 옻나무 나무껍질(약재 전형)

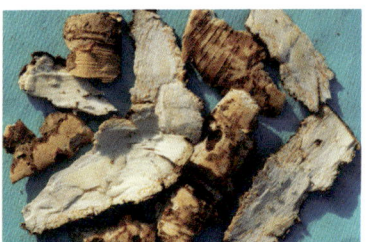

▲ 옻나무 뿌리껍질(약재 전형)

생태적 특성 전국의 산지에 자생하거나 재배하는 낙엽활엽교목으로 높이 20m 내외로 자라고 어린 가지는 굵으며 회황색이고 어릴 때는 털이 있으나 차츰 없어진다. 잎은 홀수깃꼴겹잎이 나선상으로 어긋나고 잔잎은 9~11개인데 난형 또는 타원상 난형으로 끝은 점차적으로 날카롭고 밑부분은 쐐기형 또는 둥근형으로 가장자리는 밋밋하다. 꽃은 원뿔꽃차례로 잎겨드랑이에 달리고 꽃자루는 짧으며 5~6월에 황록색으로 핀다. 열매는 핵과로 평평한 원형에 10~11월경 익는다.

약초 성분 나뭇진의 생약명은 생칠(生漆)이라고 하며, 이 생칠을 가공한 건조품을 건칠(乾漆)이라고 한다. 건칠은 생칠의 성분 중에서 우르시올(urushiol)이 라카아제(laccase)작용으로 공기 중에서 산화되어 생성된 흑색의 나뭇진 물질을 가공한 건조품이다. 생칠은 나무껍질을 긁어 상처를 내 나오는 지방액을 모아서 저장하였다가 사용한다. 나뭇진은 스텔라시아닌(stellacyanin), 라카아제(laccase), 페놀라아제(phenolase), 타닌과 콜로이드질도 함유되어 있다. 콜로이드(colloid)의 주요 성분은 다당

각 부위별 생김새

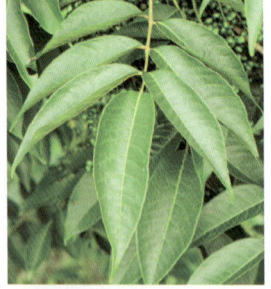
▲ 옻나무 잎

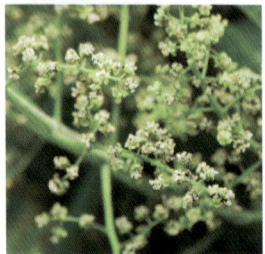
▲ 옻나무 꽃

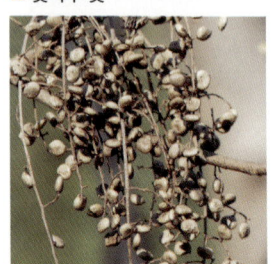
▲ 옻나무 익은 열매

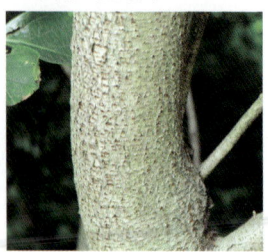
▲ 옻나무 나무껍질

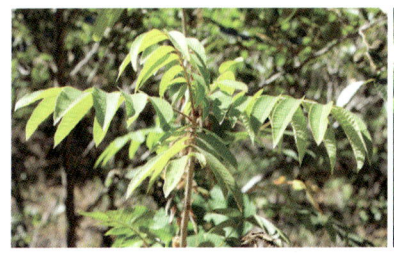
▲ 옻나무 잎과 줄기

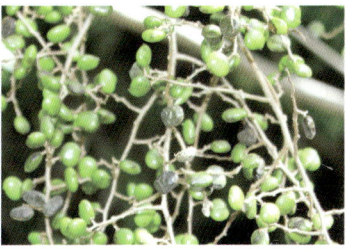
▲ 옻나무 덜 익은 열매

류로 글루크론산(glucuronic acid), 갈락토오스(galactose), 자일로스(xylose)도 함유되어 있다.

옻나무 약효 건칠은 맛이 맵고 약성은 따뜻하며 독성이 있고 살충, 소적(消積), 어혈, 해열, 학질, 소염, 건위, 통경, 월경 폐지, 진해, 관절염을 치료한다. 나무껍질과 뿌리껍질의 생약명은 칠수피(漆樹皮)라고 하여 접골, 타박상을 치료하는 데 사용하며 특히 흉부손상(胸部損傷)에 효과적이고 외용할 때는 칠수피를 짓찧어서 술에 볶아 환부에 붙인다. 심재의 생약명은 칠수목심(漆樹木心)이라고 하여 진통, 행기(行氣), 심위기통(心胃氣痛)을 치료한다.

약용법 건칠 1일량 10~15g을 환제나 산제로 만들어 매 식후에 복용한다. 나무껍질 1일량 5~10g에 물 900mL를 붓고 반량으로 달여서 매 식후에 복용하거나 10~20g에 닭 한 마리에 넣고 고아서 적당히 섭취한다. 외용할 때는 짓찧어서 술에 볶아 환부에 붙인다. 심재 1일량 10~20g에 물 900mL를 붓고 반량으로 달여서 매 식후에 복용한다. 옻나무의 추출물은 간 질환의 예방 및 치료에 효과적이라는 연구도 발표되었다.

주의 : 임산부, 신체 허약자는 주의하여 복용한다. 옻이 체질에 맞지 않거나 알레르기를 일으키는 사람은 복용을 금지한다. 반하(半夏)는 배합을 금한다. 나뭇진의 독성은 피부염이나 알레르기 질환을 일으키므로 주의하여 사용한다.

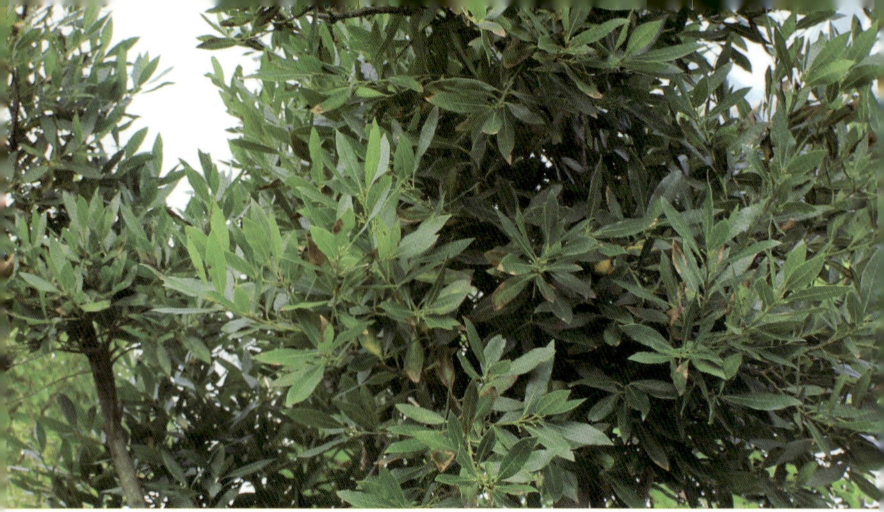

간경화, 류머티즘, 뇌신경 질환을 치료하는

월계수

- **학명** | *Laurus nobilis* L.
- **과명** | 녹나뭇과(Lauraceae)
- **생약명** | 월계자(月桂子), 월계엽(月桂葉)
- **이명** | 계수나무, 월계(月桂), 감람수, 계수
- **사용부위** | 열매, 잎

- **채취 시기** | 열매-9월, 잎-봄·여름
- **맛과 약성** | 맛이 맵고 약성은 따뜻하며 무독하다.
- **적용병증** | 이창(耳瘡), 습진, 해독, 간경화, 파킨슨병, 뇌신경, 항산화, 항균, 방향성 건위약, 류머티즘
- **용법** | 내복, 외용

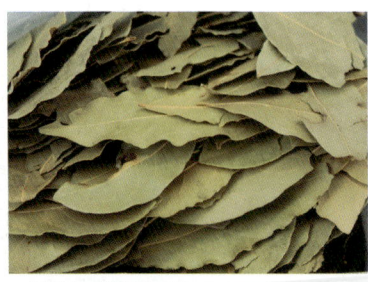

▲ 월계수 잎(약재 전형)

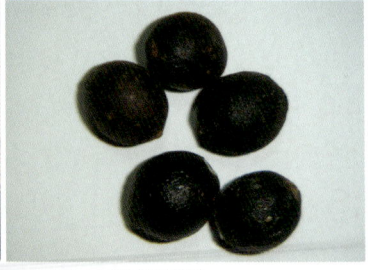

▲ 월계수 열매(약재 전형)

각 부위별 생김새

생태적 특성 남부 지방에서 관상용으로 심어 가꾸는 상록활엽교목으로 높이는 10m 전후이고 나무껍질은 흑갈색이다. 잎은 장타원형 또는 피침형에 어긋나고 혁질이며 끝은 날카롭고 가장자리는 밋밋하거나 약간의 물결 모양이다. 꽃은 암수딴그루에 산형꽃차례로 잎겨드랑이에서 3~4월에 황색으로 피고 열매는 액과로 타원형이며 9월경 흑자색으로 익는다.

약초 성분 열매에는 정유, 지방이 함유되어 있으며 그중에 라우릴산(lauric acid), 팔미트산(palmitic acid), 올레인산(oleic acid), 리놀레산(linoleic acid), 리놀레닌산(linolenic acid) 등이다. 씨에는 단백질 글루텐류와 글로블린류가 들어 있고, 잎에는 정유가 들어 있는데, 그 주요 성분은 리날룰(linalool), 오이게놀(eugenol), 게라니올(geraniol), 1,8-시네올(1,8-cineol), 터피네올(terpineol), 아세틸오이게놀(acetyleugenol), 메틸오이게놀(methyleugenol), 알파-피엔(α-pinene), 펠란드렌(phellandrene) 등이며 세스퀴터펜락톤(sesquiterpenlactone)의 겔마크라노리드(germacranolide)와 루틴(rutin)이다.

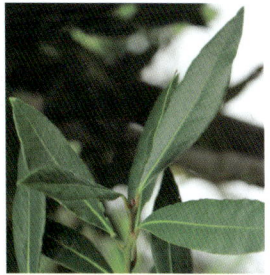

▲ 월계수 잎

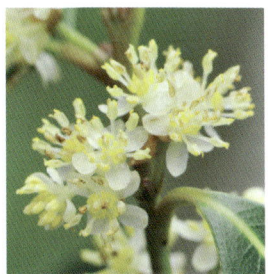

▲ 월계수 꽃

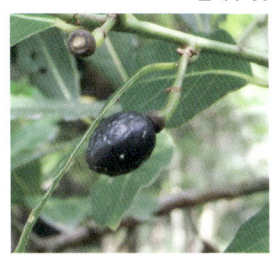

▲ 월계수 열매

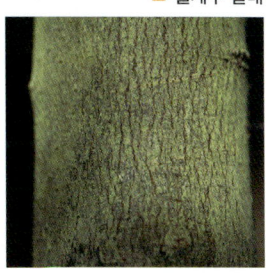

▲ 월계수 나무껍질

월계수 약효
열매를 약용하는데 생약명은 월계자(月桂子)라고 하며 맛이 맵고 약성은 따뜻하며 무독하고 정유에 항균작용을 하고 소아의 이창(耳瘡), 습진, 복어 중독의 해독, 가려움증을 치료한다. 잎의 생약명은 월계엽(月桂葉)이라고 하여 방향성 건위약으로 쓰고 류머티즘, 가려움증 등을 치료한다. 잎의 추출물은 간경화 및 간섬유화, 파킨슨병과 뇌신경 질환, 항산화제 등에 치료 효과가 있다.

약용법
열매 1일량 10~20g에 물 900mL를 붓고 반량으로 달여서 매 식후에 복용한다. 외용할 때는 분말을 만들어 기름과 혼합하여 붙인다. 잎 1일량 15~30g에 물 900mL를 붓고 반량으로 달여서 매 식후에 복용한다. 외용할 때는 정유를 환부에 도포한다.

월계수의 기능성 및 효능에 관한 특허 자료

▶ **월계수 잎 추출물로 구성된 간경화 및 간 섬유화 치료 또는 예방용 조성물**
본 발명은 월계수의 알코올 용매에 의한 알코올 추출물과 이를 분획한 클로로포름층으로 구성되어 간세포 독성을 유발하기 위한 Thioacetamide(TAA) 유도 간독성 모델을 이용하여 세포의 괴사와 사멸을 유도하여 간경화 및 간섬유화를 유발하는 것을 억제하고 간 성상세포의 증식 및 활성화를 억제함으로써 간경화 및 간 섬유화를 저지할 수 있는 월계수 추출물로 구성된 간경화 및 간 섬유화 치료 또는 예방용 조성물에 관한 것으로, 월계수 알코올 추출물 및 클로로포름층에서 간세포 자가사멸을 방지하는 효능이 있고, 산화적 손상 또는 그 이외의 원인에 의한 간세포 손상을 방지하는 효능이 있으며, 간경화 또는 간섬유화의 새로운 치료 방법 및 예방 방법으로 대두되고 있는 간 성상세포의 자가사멸을 유도하는 효능이 있어 간 보호용 또는 간경화 및 간 섬유화 치료 또는 예방용 조성물의 유효성분으로 이용될 수 있다.
- 공개번호 : 10-2009-0069720, 출원인 : 재단법인 서울대학교 산학협력재단

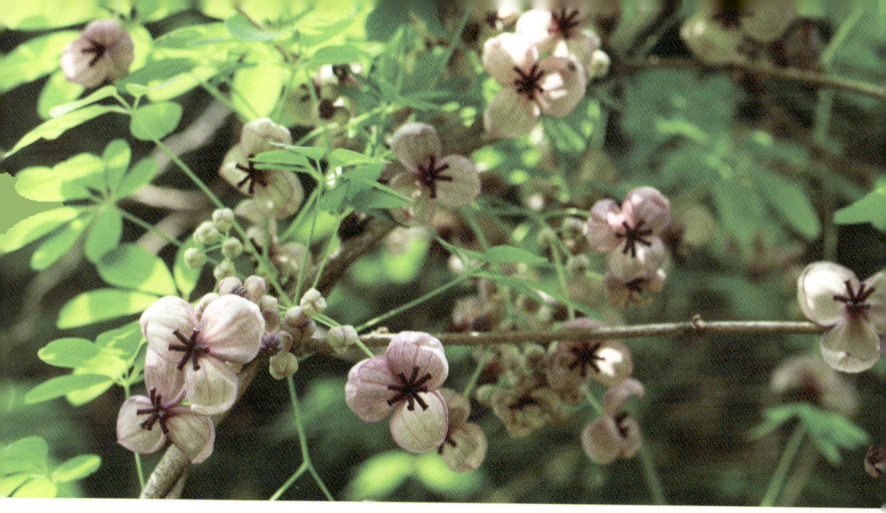

요통, 관절통, 타박상을 치료하는

으름덩굴

- **학명** | *Akebia quinata* (Houtt.) Decne.
- **과명** | 으름덩굴과(Lardizabalaceae)
- **생약명** | 목통(木通), 팔월찰(八月札), 목통근(木通根)
- **이명** | 으름, 통초(通草), 연복자(燕覆子)
- **사용부위** | 열매, 덩굴줄기, 목질, 뿌리

- **채취 시기** | 열매-9~10월, 덩굴줄기·목질-가을, 뿌리-9~10월
- **맛과 약성** | 열매-맛이 달고 약성은 차다. 덩굴줄기·목질-맛이 쓰고 약성은 시원하다. 뿌리-맛이 쓰고 약성은 평범하다.
- **적용병증** | 진통, 이뇨, 활혈, 번갈, 요통, 요로 결석, 거풍, 관절통, 타박상, 항암
- **용법** | 내복, 외용

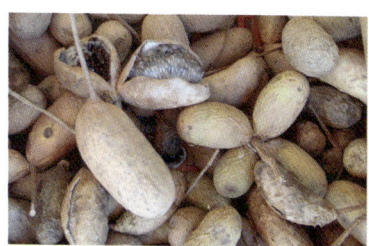

▲ 으름덩굴 열매(채취품)

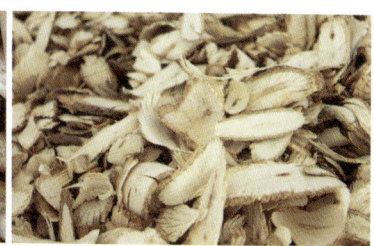

▲ 으름덩굴 줄기(약재)

각 부위별 생김새

생태적 특성 전국의 산기슭 계곡에서 자라는 낙엽활엽 덩굴나무로서 덩굴의 길이가 5m 전후로 뻗어 나가고 가지는 회색에 가는 줄이 있으며 껍질눈은 돌출한다. 잎은 손꼴겹잎이고, 3~5개의 겹잎이 가지 끝에 모여나거나 또는 어긋나며 잎자루는 가늘고 길다. 잔잎은 보통 5개로 도란형 또는 타원형에 끝은 약간 오목하고 양면에 털이 있으며 가장자리는 밋밋하다. 꽃은 4~5월에 암자색으로 피며 열매는 액과로 긴 타원형에 양끝은 둥글고 9~10월에 갈색으로 익어 벌어진다.

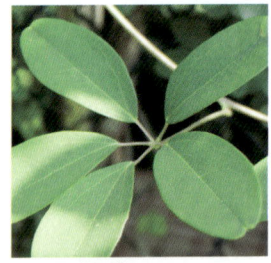
▲ 으름덩굴 잎

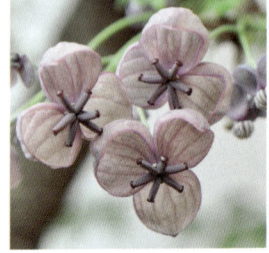
▲ 으름덩굴 암꽃

약초 성분 열매에는 트리테르페노이드 사포닌(triterpenoid saponin)으로서 올레아놀릭산(oleanolic acid), 헤드라게닌(hedragenin), 콜린소니딘(collinsonidin), 카로파낙스사포닌 A(kalopanaxsaponin A), 헤데로시드 D2(hederoside D2) 등이 함유되어 있다. 덩굴줄기와 목질에는 사포닌(saponin)의 헤드라게닌(hedragenin) 및 올레아놀릭산(oleanolic acid)을 게닌(genin)으로 하는 아케보시드(akeboside) st b~f, h~k, 키나토시드(quinatosid) A~D 등과 트리테르페노이드(triterpenoid)로서 노라주노린산(norajunolic

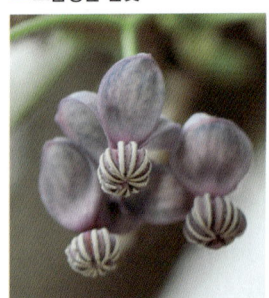
▲ 으름덩굴 수꽃

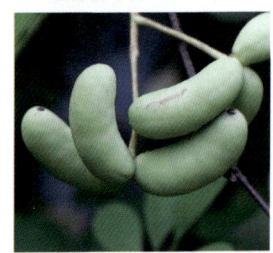
▲ 으름덩굴 덜 익은 열매

acid), 기타 스티그마스테롤(stigmasterol), 스테롤(sterol) 등이 함유되어 있다. 뿌리에는 스티그마스테롤(stigmasterol), 베타-시토스테롤(β-sitosterol), 베타-시토스테롤-베타-디-글루코사이드(β-sitosterol-β-d-glucoside)가 함유되고, 그 외에 아케보시드(akeboside) 등이 함유되어 있다.

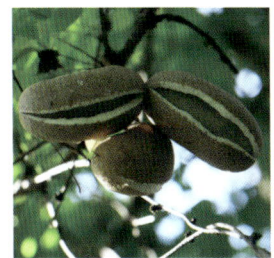
▲ 으름덩굴 익은 열매

으름덩굴 약효 열매를 약용하는데 생약명은 팔월찰(八月札)이라고 하며 맛이 달고 약성은 차며 진통, 이뇨, 활혈(活血), 번갈(煩渴), 이질, 요통, 월경통, 헤르니아, 혈뇨, 탁뇨(濁尿), 요로 결석을 치료한다. 덩굴줄기, 목질의 생약명은 목통(木桶)이라고 하여 이뇨작용과 항균작용을 하고 병원성 진균(眞菌)에 대한 억제작용을 하며 소변 불리, 혈맥통리(血脈通利), 사화(瀉火), 진통, 진정, 소변혼탁, 수종(水腫), 부종, 항염, 전신의 경직통(硬直痛), 유즙불통 등을 치료한다. 뿌리의 생약명은 목통근(木桶根)이라고 하여 거풍, 이뇨, 활혈, 행기(行氣), 보신, 보정(補精), 관절통, 소변 곤란, 헤르니아, 타박상 등을 치료한다. 으름덩굴의 씨 추출물은 암 예방과 치료에 효과적이다.

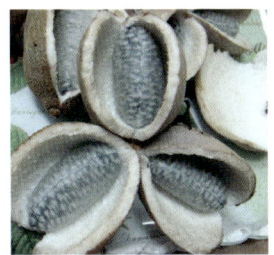
▲ 으름덩굴 열매 속

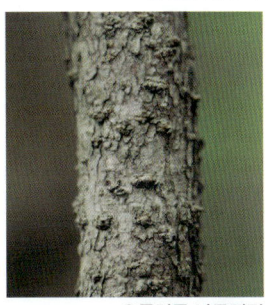
▲ 으름덩굴 나무껍질

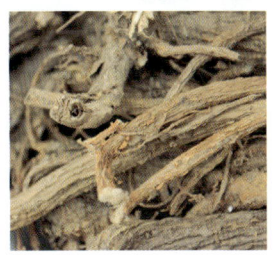
▲ 으름덩굴 뿌리(약재 전형)

약용법 열매 1일량 50~100g에 물 900mL를 붓고 반량으로 달여서 매 식후에 복용한다. 또는 술을 담가 아침저녁으로 마셔도 된다. 덩굴줄기, 목질 1일량 20~30g에 물 900mL를 붓고 반량으로 달여서 매 식후에 복용한다. 뿌리 1일량 30~50g에 물 900mL를 붓고 반량으로 달여서 매 식후에 복용한다. 또는 즙을 내어 먹어도 되고 술을 담가 마셔도 된다. 외용할 때는 뿌리를 짓찧어서 환부에 붙인다.

으름덩굴의 기능성 및 효능에 관한 특허 자료

▶ **으름덩굴 종자 추출물을 포함하는 항암 조성물 및 그의 제조 방법**
본 발명은 으름덩굴 종자 추출물을 포함하는 항암 조성물 및 그의 제조 방법에 관한 것으로, 본 발명의 조성물은 우수한 항암성을 나타내며, 이에 추가적으로 전호, 인삼 또는 울금 추출물을 처방하여 보다 증강된 항암효과를 얻을 수 있어 암의 예방 또는 치료제로서 유용하게 사용할 수 있다.

- 공개번호 : 10-2005-0087498, 출원인 : 김숭진

【혼동하기 쉬운 나무 비교】

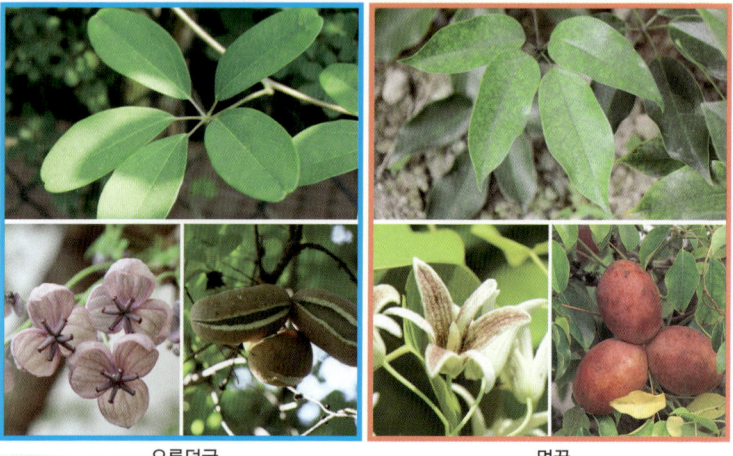

으름덩굴 / 멀꿀

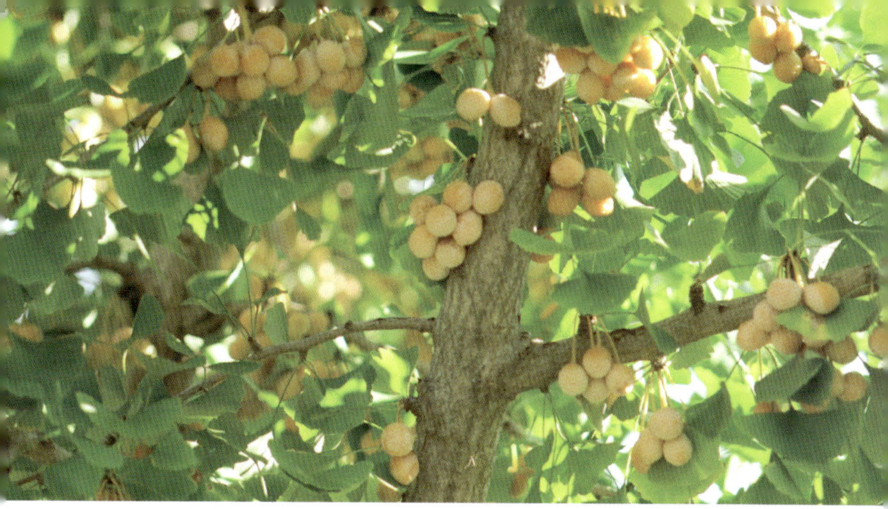

천식, 탈모, 허약 체질을 치료하는 은행나무

- **학명** | *Ginkgo biloba* L.
- **과명** | 은행나뭇과(Ginkgoaceae)
- **생약명** | 백과(白果), 은행(銀杏)
- **이명** | 공손수, 백과수, 행자목, 압각수(鴨脚樹), 백과목(白果木), 은행목(銀杏木)
- **사용부위** | 잎, 나무껍질, 열매, 뿌리껍질
- **채취 시기** | 잎 – 9~10월, 나무껍질 – 봄·가을, 열매 – 10월(열매가 익었을 때), 뿌리껍질 – 9~10월
- **맛과 약성** | 잎 – 맛이 쓰고 달며 떫고 약성은 평범하다. 나무껍질 – 맛이 쓰고 떫으며 약성은 평범하다. 열매 – 맛이 달고 쓰며 떫고 약성은 평범하며 독성이 있다. 뿌리껍질 – 맛이 달고 약성은 따뜻하며 평범하고 무독하다.
- **적용병증** | 항균, 항결핵, 항진균, 천식, 수렴, 해수, 임병, 신체 허약, 유정, 지사, 백대, 백탁, 발모 촉진
- **용법** | 내복, 외용

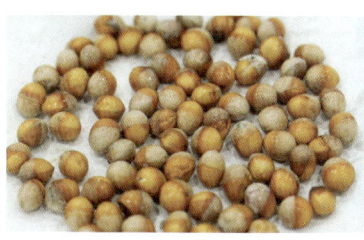

▲ 은행나무 씨(약재 전형)

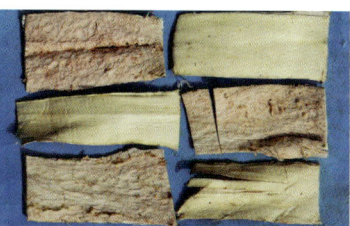

▲ 은행나무 나무껍질(약재 전형)

각 부위별 생김새

생태적 특성 전국의 공원이나 길가에 재배하는 낙엽침엽교목으로 높이는 60m 정도 자라며 가지는 길거나 짧은데, 긴 가지에는 잎이 어긋나고 짧은 가지에는 모여난다. 긴 잎자루의 잎은 부채 모양이고 끝이 중간부터 2개로 얕게 갈라지며 밑부분은 쐐기 모양에 잎맥은 평행하고 두 갈래로 갈라진다. 꽃은 암수딴그루로 4~5월에 짧은 가지에 연녹색으로 핀다. 수꽃은 밑으로 늘어진 짧은 꼬리꽃차례를 이루어 4~6개가 달리고, 암꽃은 1가지에 2~3개씩 달려 길이 2cm 정도의 꽃자루에 각각 2개씩 밑씨가 달리지만 그중 1개만이 10월에 익는다. 열매는 황색으로 익는데, 과육과 씨껍질은 악취가 나며 빨리 썩는다.

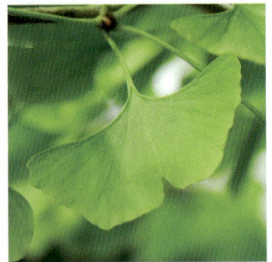
▲ 은행나무 잎

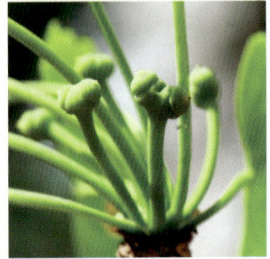
▲ 은행나무 암꽃

약초 성분 잎에는 이소람네틴(isorhamnetin), 캠페롤(kaempferol), 퀘르세틴(quercetin), 루틴, 퀘르시트린(quercitrin), 긴케틴(ginkgetin), 카테킨(catechin), 타닌, 아피게닌(apigenin), 아카세틴(acacetin), 아스트라갈린(astragalin), 미리세틴(myricetin), 빌로발리드(bilobalide), 플라보노이드(flavonoid) 등이 함유되어 있다. 나무껍질에는 타닌을 함유하고 속껍질에는 시킴믹크산(shikimic

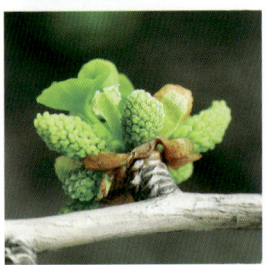
▲ 은행나무 수꽃

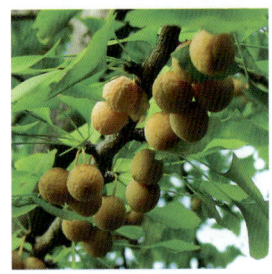
▲ 은행나무 열매

acid)이 함유되어 있고 목질부에는 셀룰로오스(cellulose), 헤미셀룰로오스, 리그난(lignan) 그리고 글루코만난(glucomannan), 다량의 라피노스(raffinose)가 함유되어 있다. 씨에는 소량의 청산 배당체와 지베렐린(gibberellin), 사이토키닌(cytokinin)과 같은 물질이 함유되어 있다. 내배유에는 2종의 리보뉴클레아제(ribonuclease)가 함유되어 있으며 씨의 일반 조성은 단백질, 지방, 탄수화물, 칼륨, 인, 철분, 카로틴, 비타민 B_2와 여러 종류의 아미노산이다. 씨껍질에는 독성 성분인 긴콜린산(ginkgolic acid), 비로볼(bilobol), 긴놀(ginnol), 아스파라긴(asparagin), 의산(蟻酸), 프로피온산(propionic acid), 락산

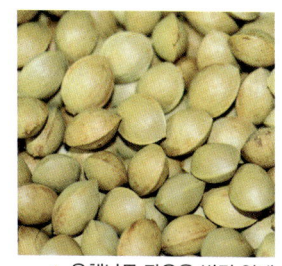
▲ 은행나무 과육을 벗긴 열매

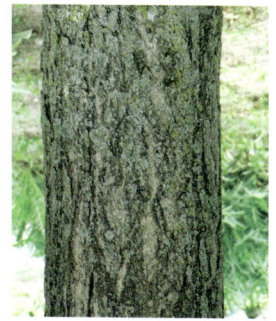
▲ 은행나무 나무껍질

(酪酸), 옥타노인산(octanoic acid) 등이 함유되어 있다. 꽃가루에는 여러 종류의 아미노산, 글루타민, 아스파라긴, 단백질, 구연산, 서당 등이 함유되어 있다. 뿌리껍질에는 긴크고라이드(ginkgolide) A · B가 함유되어 있다.

은행나무 약효 잎을 약용하는데 생약명은 백과엽(白果葉)이라 하며 맛이 달고 떫으며 짜고 약성은 평범하며 약간의 독성이 있다. 혈관을 확장하는 작용을 해서 혈액 순환을 돕고 익심(益心), 지사, 화습(化濕)에 효과가 있고 천식해수(喘息咳嗽), 수양하리(水樣下痢), 심장동통, 진해거담, 백대(白帶), 백탁(白濁)을 치료한다. 나무껍질의 생약명은 백과수피(白果樹皮)라 하여 지사, 수렴, 습진, 단독을 치료한다. 열매의 생약명은 백과(白果)라고 하여 기관지 천식을 진정시키고 수렴작용과 진해, 거담

작용을 하며 천식, 담수(痰嗽), 백대, 임병, 유정을 치료한다. 포도 구균, 연쇄 구균, 디프테리아균, 탄저균, 고초균, 대장균에 대한 억제작용을 하며 과육은 열매껍질보다 항균력이 강하다. 뿌리껍질의 생약명은 백과근(白果根)이라 백대, 유정을 치료하며 기를 돋우어 과로로 인한 허약 증상을 다스린다. 뿌리의 추출액은 탈모 치료 효과가 있다.

약용법

잎 1일량 20~30g에 물 900mL를 붓고 반량으로 달여서 매 식후에 복용한다. 분말을 만들어 복용해도 된다. 나무껍질 1일량 10~20g에 물 900mL를 붓고 반량으로 달여서 매 식후에 복용한다. 외용할 때는 환부에 짓찧어서 붙이거나 즙을 바른다. 열매 1일량 30~50g에 물 900mL를 붓고 반량으로 달여서 매 식후에 복용한다. 외용할 때는 과육을 짓찧어 환부에 붙인다. 뿌리껍질 1일량 10~20g에 물 900mL를 붓고 반량으로 달여서 매 식후에 복용한다.

주의 : 은행나무의 생열매는 독성이 있으므로 삶거나 볶아서 먹는다. 많이 먹으면 중독을 일으킨다. 씨껍질에는 피부염을 일으키는 긴코톡신(ginkgotoxine)이 함유되어 있어서 알레르기 증상으로 피부가 가렵거나 두드러기가 일어난다.

은행나무의 기능성 및 효능에 관한 특허 자료

▶ **은행나무 뿌리 추출액을 함유하는 발모제**

본 발명은 은행나무 뿌리 추출액을 유효성분으로 함유하는 발모제에 관한 것이다. 또한 본 발명에서는 발모제 성분으로 사용할 수 있는 은행나무 뿌리 추출액의 제조 방법이 제공된다. 본 발명에 따른 은행나무 뿌리 추출액 발모제를 계속하여 3개월 정도 적용할 경우 정상적인 모주기를 회복하여 대부분의 경우에서 탈모 전의 정상 모발 상태로 돌아갈 수 있으며, 또 본 발명의 발모제는 장기간 사용 시에도 부작용이 없으므로 그동안 치료 방법이 없어 고민하던 많은 탈모 환자의 치료에 이용될 수 있다.

– 등록번호 : 10-0604949, 출원인 : 이덕희

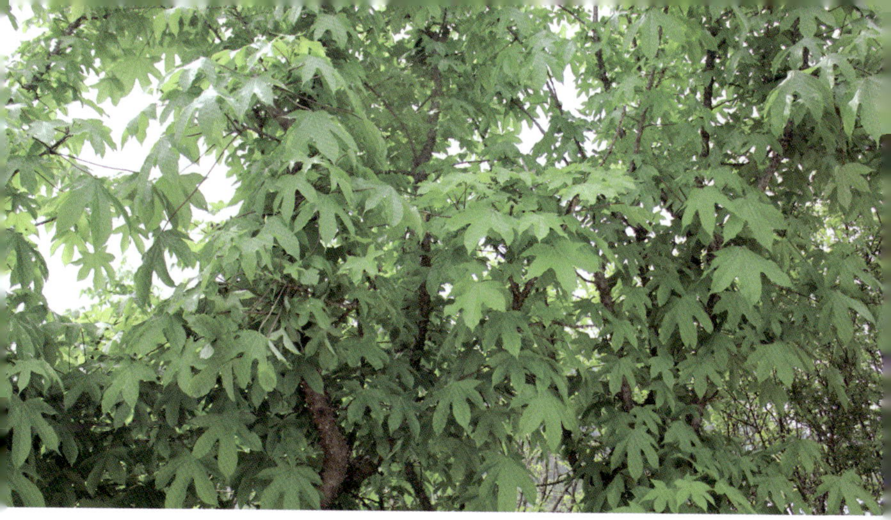

관절염, 구내염, 당뇨병을 치료하는
음나무

- **학명** | *Kalopanax septemlobus* (Thunb.) Koidz.
- **과명** | 두릅나뭇과(Araliaceae)
- **생약명** | 해동피(海桐皮), 해동수근(海桐樹根)
- **이명** | 개두릅나무, 당엄나무, 당음나무, 멍구나무, 엉개나무, 엄나무, 해동목(海桐木)
- **사용부위** | 나무껍질, 뿌리

- **채취 시기** | 나무껍질 – 연중 수시, 뿌리 – 늦여름~가을
- **맛과 약성** | 나무껍질 – 맛이 쓰고 매우며 약성은 평범하다. 뿌리 – 맛이 쓰고 약성은 시원하며 무독하다.
- **적용병증** | 거풍, 살충, 근육통, 관절염, 악창, 구내염, 타박상, 항진균, 항염, 항종양, 항산화, 당뇨병, 수렴, 진통, 가려움증, AIDS, 중추 신경계 질환
- **용법** | 내복, 외용

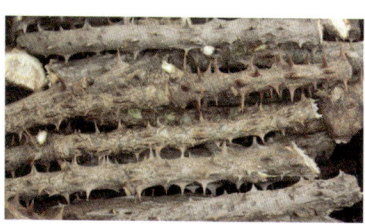
▲ 음나무 나무껍질(약재 전형)

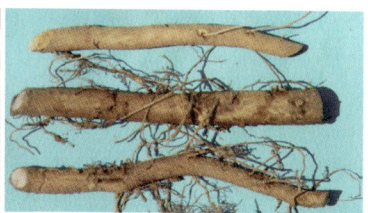
▲ 음나무 뿌리(약재 전형)

각 부위별 생김새

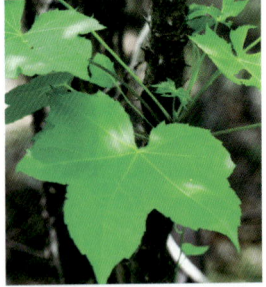
▲ 음나무 잎

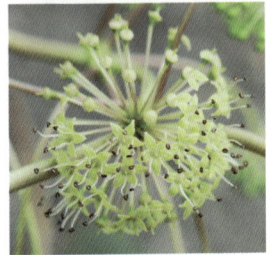
▲ 음나무 꽃

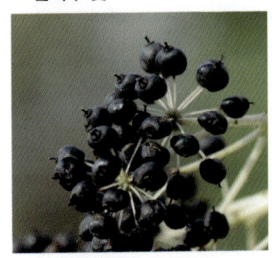
▲ 음나무 열매

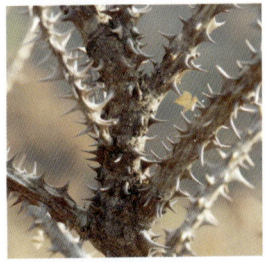
▲ 음나무 나무껍질 가시

생태적 특성 전국에 분포하며 산기슭의 양지쪽 길가에서 자라는 낙엽활엽교목으로 높이가 25m 정도로 자라며 나무와 가지에 굵은 가시가 많이 나 있다. 잎은 긴 가지에는 어긋나고 짧은 가지에는 모여나며 손바닥 모양으로 5~9갈래로 갈라지며 끝은 길게 뾰족하고 가장자리에는 톱니가 있다. 꽃은 산형꽃차례로 7~8월에 황록색으로 피고 윤기가 있다. 열매는 핵과로 둥글며 10월에 검은색으로 익는다.

약초 성분 나무껍질에는 트리테르펜사포닌(triterpene saponin)으로 카로파낙스사포닌(kalopanaxsaponin) A·B·G·K, 페리칼프사포닌(pericarpsaponin) P13, 헤데라사포닌(hederasaponin) B, 픽토사이드(pictoside) A가 함유되어 있고 리그난(lignan)으로 리리오덴드린(liriodendrin)이 함유되어 있으며 페놀 화합물(phenolic compound)로 코니페린(coniferin), 카로파낙신(kalopanaxin) A·B·C, 기타 폴리아세틸렌(polyacetylene) 화합물, 타닌(tannin), 플라보노이드(flavonoid), 쿠마린(coumarin), 글루코사이드(glucoside), 알칼로이드(alkaloid)류, 정유, 레신(resin), 전분 등이 함유되어 있다. 뿌리에

는 다당류가 함유되어 있고 가수 분해 후에 갈락투론산(galacturonic acid), 글루코오스(glucose), 아라비노오스(arabinose), 갈락토오스(galactose), 글루칸(glucan), 펙틴(pectin)질이 함유되어 있다.

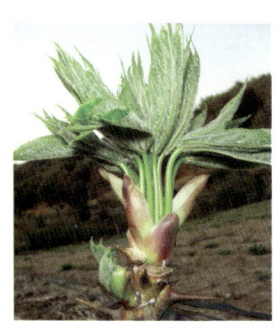
▲ 음나무 어린순

음나무 약효

나무껍질을 약용하는데 생약명은 해동피(海桐皮)라고 하며 맛이 쓰고 매우며 약성은 평범하여 수렴, 진통약으로 거풍습, 살충, 활혈(活血)의 효능이 있고 류머티즘에 따른 근육 마비, 근육통, 관절염, 가려움증 등을 치료한다. 또 황산화작용을 비롯해서 항염, 항진균, 항종양, 혈당 강하, 지질저하작용 등이 있다. 뿌리 또는 뿌리껍질의 생약명은 해동수근(海桐樹根)이라 하여 거풍, 제습(除濕), 양혈(凉血), 어혈(瘀血)에 효능이 있고 장풍치혈(腸風痔血), 타박상, 류머티즘에 따른 골통 등을 치료한다. 음나무 추출물은 HIV 증식 억제 활성으로 AIDS(후천성 면역 결핍증), 퇴행성 중추 신경계 질환 개선 등에 치료 효과를 가지고 있다.

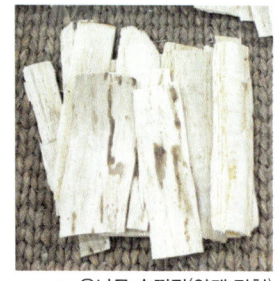
▲ 음나무 속껍질(약재 전형)

약용법

나무껍질 1일량 30~50g에 물 900mL를 붓고 반량으로 달여서 매 식후에 복용한다. 외용할 때는 달인 액으로 환부를 씻거나 짓찧어서 환부에 붙이거나 또는 분말로 만들어 기름에 개어 환부에 붙인다. **뿌리** 1일량 20~40g에 물 900mL를 붓고 반량으로 달여서 매 식후에 복용한다. 외용할 때는 짓찧어서 환부에 붙인다.

음나무의 기능성 및 효능에 관한 특허 자료

▶ **HIV 증식 억제 활성을 갖는 음나무 추출물 및 이를 유효성분으로 함유하는 AIDS 치료제**

본 발명은 HIV 억제 활성을 갖는 음나무 추출물 및 이를 유효성분으로 함유하는 AIDS 치료제에 관한 것이다. 본 발명의 음나무 추출물은 HIV 역전사효소 활성 억제, 프로테아제 활성 억제, 글루코시다제 활성 억제 및 HIV 증식 억제 활성이 뛰어나므로 AIDS를 치료하고 진행을 억제시키며 감염을 억제하는 데 유용하게 사용될 수 있다.

– 공개번호 : 10-2005-0045117, 특허권자 : 유영법 · 최승훈 · 심범상 · 안규석

▶ **음나무 추출물을 함유하는 퇴행성 중추신경계 질환 증상의 개선을 위한 기능성 식품**

본 발명은 음나무 추출물 및 음나무로부터 단리된 디하이드로디하이드로코니페릴 알코올(Dihydrodehydroconiferylalcohol)을 함유함을 특징으로 하는 퇴행성 중추신경계 질환 증상 개선을 위한 기능성 식품에 관한 것이다.

– 공개번호 : 10-2005-0111258, 특허권자 : 충북대학교 산학협력단

【혼동하기 쉬운 나무 비교】

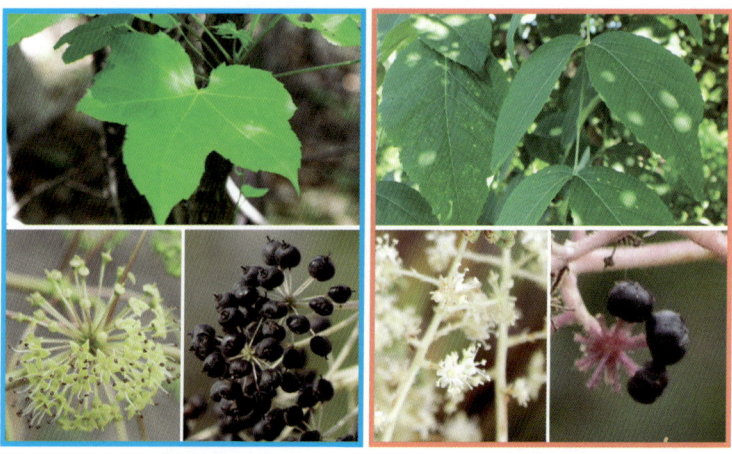

음나무   두릅나무

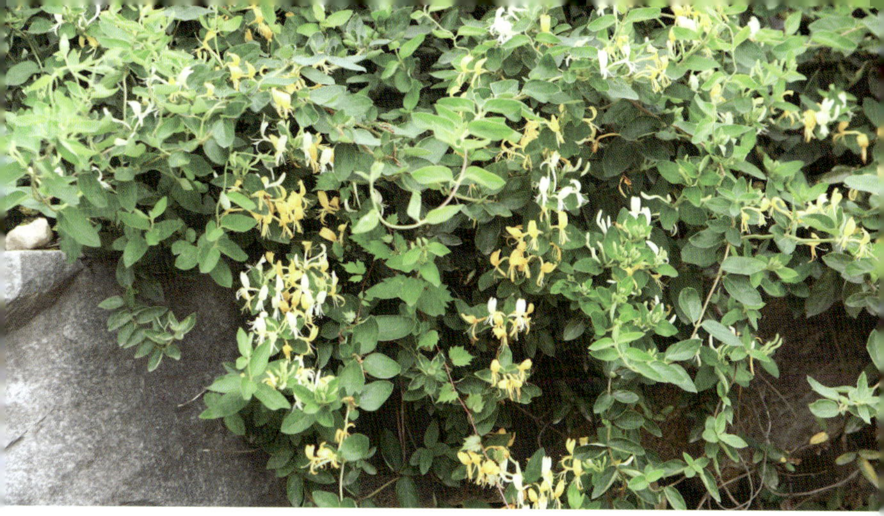

발열, 염증, 간염을 치료하는

인동덩굴

- **학명** | *Lonicera japonica* Thunb.
- **과명** | 인동과(Caprifoliaceae)
- **생약명** | 금은화(金銀花), 인동등(忍冬藤)
- **이명** | 인동, 눙박나무, 능박나무, 털인동덩굴, 우단인동, 덩굴섬인동, 금은등(金銀藤), 이포화(二包花), 노옹수, 금채고
- **사용부위** | 덩굴과 잎, 꽃봉오리

- **채취 시기** | 덩굴과 잎-가을·겨울, 꽃봉오리-5~6월
- **맛과 약성** | 맛이 달고 약성은 차다.
- **적용병증** | 진정, 이뇨, 해열, 청열, 온병발열(溫病發熱), 간염, 옹종(癰腫), 창독(瘡毒), 근골 동통, 항균, 항바이러스, 항염, 항암, 성장 호르몬 분비 촉진, 세포 변이 억제
- **용법** | 내복, 외용

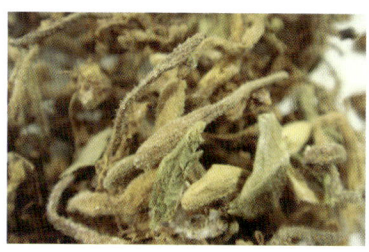

▲ 인동덩굴 꽃봉오리(약재 전형)

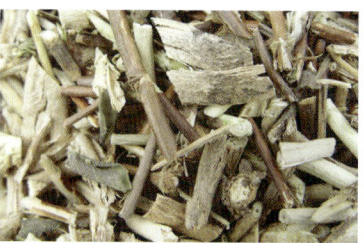

▲ 인동덩굴 잎줄기(약재)

각 부위별 생김새

생태적 특성 전국의 산기슭이나 울타리 근처에서 자생하는 반상록활엽덩굴성관목으로 덩굴줄기가 오른쪽으로 감아 올라가고 3~5m 정도로 뻗어나간다. 어린 가지는 적갈색에 털이 나 있고 줄기의 속은 비어 있다. 잎은 난원형 또는 장난형에 마주난다. 끝은 뾰족하고 밑부분은 둥글거나 심장형에 가깝고 가장자리는 밋밋하다. 꽃은 5~6월에 잎겨드랑이에서 피며 꽃잎은 입술 모양으로 위쪽이 얕고 4개로 갈라지고 바깥면은 부드러운 털로 덮여 있다. 꽃이 처음 필 때는 은빛을 띠는 백색이고 3~4일이 지나면 황금빛을 내는 황색이 되어 이 꽃을 금은화(金銀花)라고 불렀다고 한다. 열매는 장과로 둥글고 9~10월에 흑색으로 익는다.

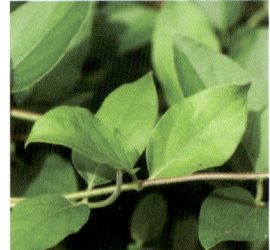
▲ 인동덩굴 잎

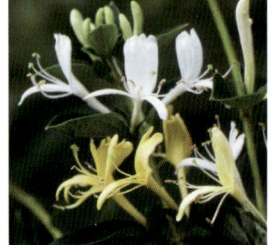
▲ 인동덩굴 꽃

약초 성분 잎과 덩굴줄기에는 로니세린(lonicerin), 루테올린(luteolin) 등의 플라보노이드류가 함유되어 있으며 줄기에는 타닌(tannin), 알칼로이드(alkaloid)가 함유되어 있다. 그 외 로가닌(loganin), 세코로가닌(secologanin), 트리테르펜사포닌(triterpenesaponin)의 로니세로시드(loniceroside) A~C 등도 함유되어 있다. 꽃봉오리

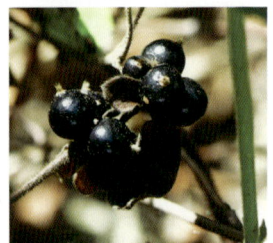
▲ 인동덩굴 열매

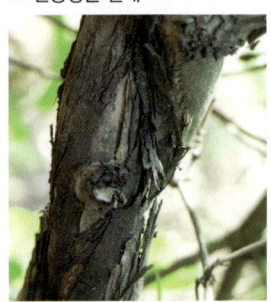
▲ 인동덩굴 나무껍질

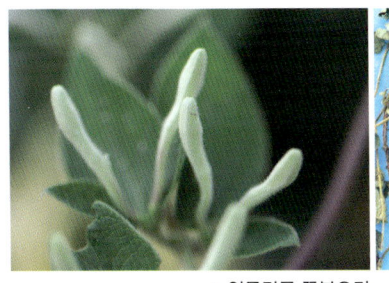
▲ 인동덩굴 꽃봉오리

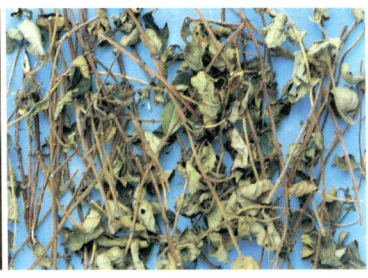
▲ 인동덩굴 줄기(채취품)

에는 루테올린(luteolin), 이노시톨(inositol), 로가닌(loganin), 세코로가닌(secologanin), 로니세린(lonicerin), 사포닌 중에 헤데라게닌(hederagenin), 클로로게닌산(chlorogenic acid), 긴놀(ginnol), 오로크산틴(auroxanthin) 등이 함유되어 있다.

인동덩굴 약효 덩굴줄기와 잎을 약용하는데 생약명은 인동등(忍冬藤)이라 하며 맛이 달고 약성은 차며 달인 액이 황색 포도상 구균과 대장균 등의 발육을 억제하는 항균작용과 항염증작용을 한다. 또한 에탄올 추출물은 고지혈증 치료에 효과가 있으며 메탄올의 추출물은 암세포주에 대하여 세포 독성을 나타내고 감기 몸살로 인한 발열에 해열작용을 한다. 또한 이뇨·소염약으로 종기의 부종을 완하하고 버섯 중독의 해독제로도 사용하며 전염성 간염의 치료에도 도움을 준다. 꽃의 생약명은 금은화라고 하며 꽃봉오리를 약용한다. 또한 알코올 추출물은 살모넬라균, 티프스균, 대장균 등의 성장을 억제하는 항균작용을 하고 인플루엔자 바이러스에 대한 항바이러스작용을 하기도 한다. 특히 전염성 질환의 발열에 치료 효과가 있고 청열, 해독의 효능이 있으며 감기 몸살의 발열, 해수, 장염, 종독, 세균성 적리, 이하선염, 염증, 패혈증, 외상감염, 종기, 창독 등을 치료한다. 인동덩굴의 추출물은 성장 호르몬 분비 촉진, 자외선에 따른 세포 변이 억제 효과가 있다.

약용법 줄기와 잎 1일량 50~100g에 물 900mL를 붓고 반량으로 달여서 매 식후에 복용한다. 외용할 때는 달인 액으로 환부를 씻거나 달인 액을 졸여서 고제(膏劑)를 만들어 환부에 붙이거나 분말로 만들어 기름과 조합하여 환부에 붙인다. 꽃봉오리 1일량 10~30g에 물 900mL를 붓고 반량으로 달여서 매 식후에 복용한다.

인동덩굴의 기능성 및 효능에 관한 특허 자료

▶ **성장호르몬 분비 촉진 활성이 뛰어난 인동 추출물, 이의 제조 방법 및 용도**
본 발명의 인동초 추출물은 강력한 성장호르몬 분비 촉진 활성을 나타냄은 물론 천연 약재로서 안전성이 확보되어 있으므로 성장호르몬 분비 촉진제용 의약품, 화장품 및 식품 등으로 유용하게 사용될 수 있다.
- 공개번호 : 10-2005-0005633, 출원인 : (주)엠디바이오알파

▶ **자외선에 의한 세포 변이 억제 효과를 갖는 인동 추출물을 포함하는 조성물**
본 발명에서는 인동을 이용하여 자외선에 의한 세포 손상 또는 세포 변이에 따른 질환을 방지, 억제할 수 있는 추출물 및 그 추출 방법을 제안한다. 본 발명에 따라 얻어진 인동 추출물은 예를 들어 자외선 노출로 인한 세포 계획사(apoptosis), 세포막 변이, 세포분열 정지, DNA 변이와 같은 핵 성분의 파괴 등을 억제할 수 있음을 확인하였다.
- 공개번호 : 10-2009-0001237, 출원인 : 순천대학교 산학협력단

【혼동하기 쉬운 나무 비교】

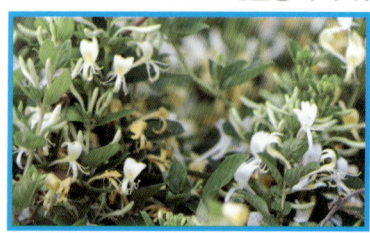
인동덩굴

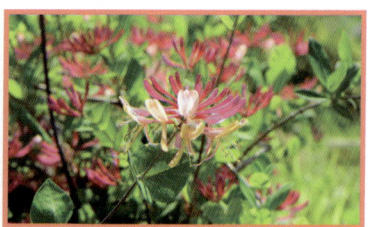
붉은인동덩굴(관상용)

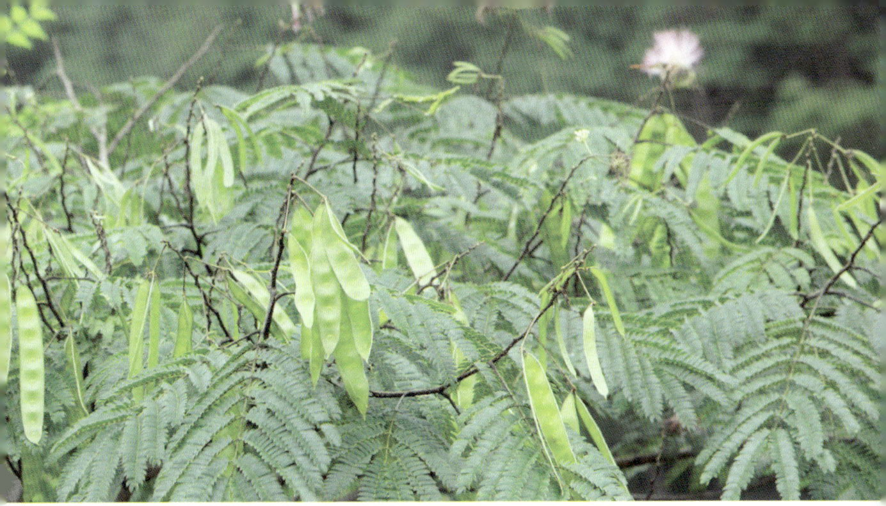

우울증, 건망증, 불면증을 치료하는
자귀나무

- **학명** | *Albizzia julibrissin* Durazz.
- **과명** | 콩과(Leguminosae)
- **생약명** | 합환피(合歡皮), 합환화(合歡花)
- **이명** | 합혼피(合昏皮), 합환목, 애정목, 합환수
- **사용부위** | 나무껍질, 꽃과 꽃봉오리
- **채취 시기** | 나무껍질 – 여름·가을, 꽃과 꽃봉오리 – 6~7월
- **맛과 약성** | 맛이 달고 약성은 평범하다.
- **적용병증** | 심신 불안, 우울 불면, 옹종, 근골절상, 소종(消腫), 항암, 신경 과민, 히스테리, 건망, 불면
- **용법** | 내복, 외용

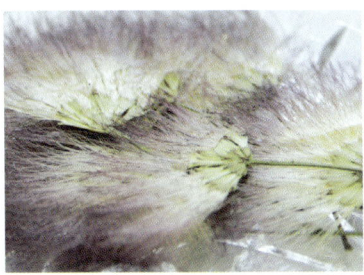
▲ 자귀나무 꽃(채취품)

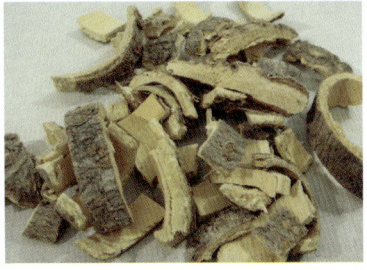
▲ 자귀나무 나무껍질(약재)

각 부위별 생김새

생태적 특성 전국적으로 분포하는 낙엽활엽 소교목으로 높이는 5m 전후이며 어린 가지는 털이 없고 능선이 있다. 잎은 2회 깃꼴겹잎으로 어긋나고 잔잎은 낫처럼 생겨 원줄기를 향해 굽으며 좌우가 같지 않은 긴 타원형이다. 잎의 양면으로 털이 없거나 뒷면 맥 위에 털이 있기도 하고, 밤에는 잎이 접힌다. 꽃은 두상꽃차례로 가지 끝에 달려 6~7월에 담홍색으로 피고 열매는 협과로 평평하고 꼬투리 안에 5~6개의 타원형 씨가 9~10월에 갈색으로 익는다.

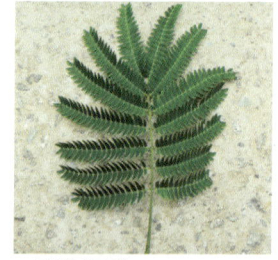
▲ 자귀나무 잎

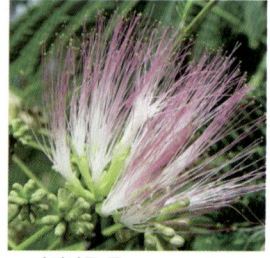
▲ 자귀나무 꽃

약초 성분 나무껍질에는 사포닌(saponin), 타닌(tannin)이 함유되어 있으며, 새로 난 잎에는 비타민 C가 많이 함유되어 있다.

자귀나무 약효 나무껍질을 약용하는데 생약명은 합환피(合歡皮)라고 하며 맛이 달고 약성은 평범하다. 심신 불안을 안정시키고 근심과 걱정을 덜어 마음을 편안히 하여 우울 불면, 근골절상, 옹종종독, 소종, 신경 과민, 히스테리 등의 치료를 돕는다. 꽃 또는 꽃봉오리를 약용하는데 꽃의 생약명은 합환화(合歡花)라고 하고, 꽃봉

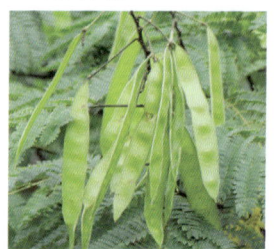
▲ 자귀나무 열매

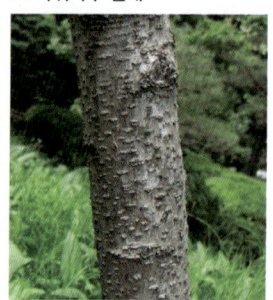
▲ 자귀나무 나무껍질

오리의 생약명은 합환미(合歡米)라고 하여 불안, 초조, 불면, 건망, 옹종(癰腫), 타박상, 동통 등을 치료한다. 자귀나무 추출물은 항암 작용을 한다.

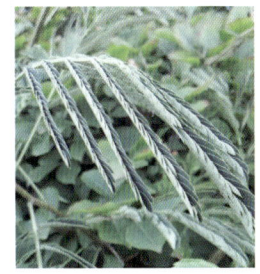
▲ 자귀나무 잎 오므라든 모습

약용법

나무껍질 1일량 15~30g에 물 900mL를 붓고 반량으로 달여서 매 식후에 복용한다. 외용할 때는 분말을 만들어 기름에 개어 환부에 붙인다. 꽃, 꽃봉오리 1일량 10~20g에 물 900mL를 붓고 반량으로 달여서 매 식후에 복용한다. 외용할 때는 분말을 만들어 기름에 개어 환부에 붙인다.

자귀나무의 기능성 및 효능에 관한 특허 자료

▶ **자귀나무 추출물을 포함하는 항암 또는 항암 보조용 조성물**

본 발명은 자귀나무 껍질 추출물을 포함하는 항암 또는 항암 보조용 조성물에 관한 것이다. 본 발명에 따른 자귀나무 껍질 추출물은 천연식물로부터 유래하여 소비자에게도 안전하며, 기존의 항암제와의 병용 투여 시 기존 항암제를 적은 용량으로 투여하는 경우에도 약물의 상승효과가 나타나 항암 활성이 극대화되므로 적은 투여용량의 기존 항암제를 사용함으로써 항암제 투여에 따른 독성 및 부작용은 줄일 수 있는 항암 또는 항암 보조용 조성물에 관한 것이다.

- 공개번호 : 10-2012-0090118, 출원인 : 학교법인 동의학원

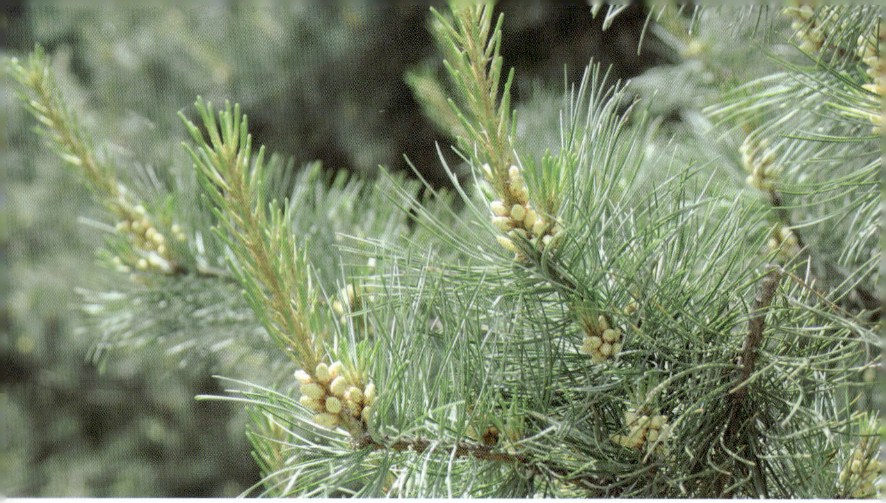

콜레스테롤, 당뇨병, 변비를 치료하는
잣나무

- **학명** | *Pinus koraiensis* Siebold & Zucc.
- **과명** | 소나뭇과(Pinaceae)
- **생약명** | 해송자(海松子)
- **이명** | 홍송(紅松), 송자(松子), 송자인(松子仁), 신라송자(新羅松子)
- **사용부위** | 씨

- **채취 시기** | 10~11월
- **맛과 약성** | 맛이 달고 약성이 따뜻하며 무독하다.
- **적용병증** | 자양강장, 보기, 양혈, 토혈, 변비, 두현(頭眩), 콜레스테롤, 당뇨병
- **용법** | 내복

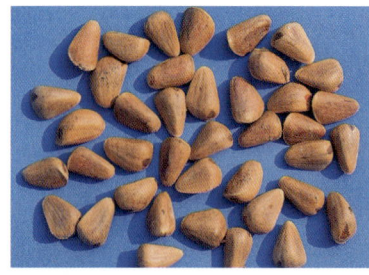

▲ 잣나무 씨(채취품)

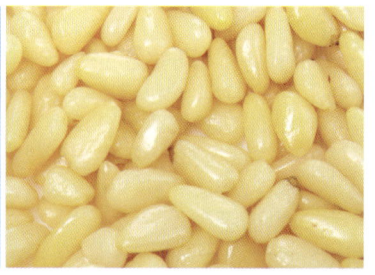

▲ 잣나무 겉껍질을 제거한 씨(약재 전형)

생태적 특성 전국의 산야에 분포하는 상록 침엽교목으로 높이가 30m 정도로 자라고 나무껍질은 암갈색이며 표면이 비늘 모양으로 갈라져 떨어진다. 잎은 침형으로 5개씩 모여나고 3개의 능선이 있으며 양면에 백색의 기공선이 5~7줄 있고 가장자리에는 잔톱니가 나 있다. 꽃은 암수한그루로 4~5월에 수꽃은 황색이고, 암꽃은 연한 홍자색이다. 열매는 솔방울과 같은 구과로 긴 난형 또는 난상 타원형으로 10월에 익는다. 그 속에 들어 있는 씨는 난상 삼각형으로 날개는 없고 양면에 얇은 막이 있다.

약초 성분 씨에는 지방유가 74% 함유되어 있고 주성분은 에틸올레산(ethyloleic acid), 에틸리놀레산(ethyllinoleic acid)이며 팔미틴(palmitin)과 단백질, 정유 등도 함유되어 있다. 유수지(油樹脂)에는 알파,베타-피넨(α,β-pinene), 캄펜(camphene), 3-카렌(3-carene), 사비넨(sabinene), 디펜텐(dipentene), 밀센(myrsene), 베타-펠란드렌(β-pellandrene), 감마-테르피넨(γ-terpinene), p-시멘(p-cymene), 셈부렌(cembrene), 이소셈부롤(isocembrol), 이랑게(ylange), 롱기폴렌

각 부위별 생김새

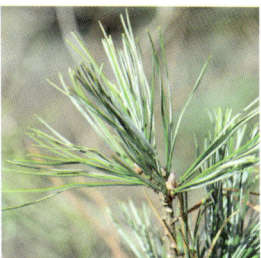
▲ 잣나무 잎

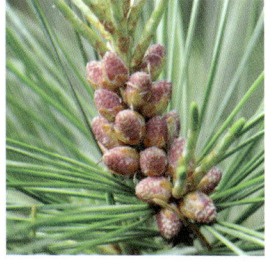
▲ 잣나무 암꽃

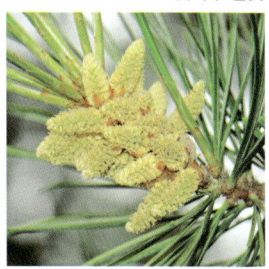
▲ 잣나무 수꽃

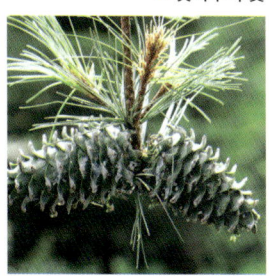
▲ 잣나무 열매(2년생)

(longifolene), 피나센(pinacene) 등이 함유되어 있다.

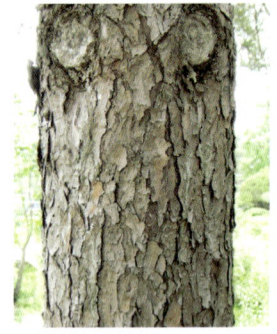
▲ 잣나무 나무껍질

잣나무 약효 씨를 식용하거나 약용하는데 생약명은 해송자(海松子)라고 하며 자양강장, 보기(補氣), 양혈(凉血), 토혈, 변비, 두현(頭眩)을 치료한다. 잎 추출물은 혈중 콜레스테롤을 낮추고 당뇨병을 예방하는 데 효과적이다.

약용법 씨 1일량 20~30g에 물 900mL를 붓고 반량으로 달여서 매 식후에 복용한다.

잣나무의 기능성 및 효능에 관한 특허 자료

▶ **잣나무 잎 추출물을 유효성분으로 함유하는 혈중 콜레스테롤 강하용 조성물**

본 발명은 혈당 그리고 콜레스테롤을 조절하는 데 있어서의 잣나무 잎 추출물의 용도 및 이용 방법에 관한 것이다. 본 발명에 따른 추출물은 췌장 세포에서 인슐린 분비 결핍으로 인한 체중 감소를 억제하며 혈당을 강하할 뿐만 아니라, 혈중 콜레스테롤 수준을 낮추며 지질 대사를 개선하고 신장 기능 저하를 억제하며 탁월한 항당뇨효과를 나타낸다. 따라서 안전한 치료제, 건강식품, 건강기능식품 및 식품 원료물질로 제조될 수 있다.

- 공개번호 : 10-2012-0074269, 출원인 : (주)메테르젠

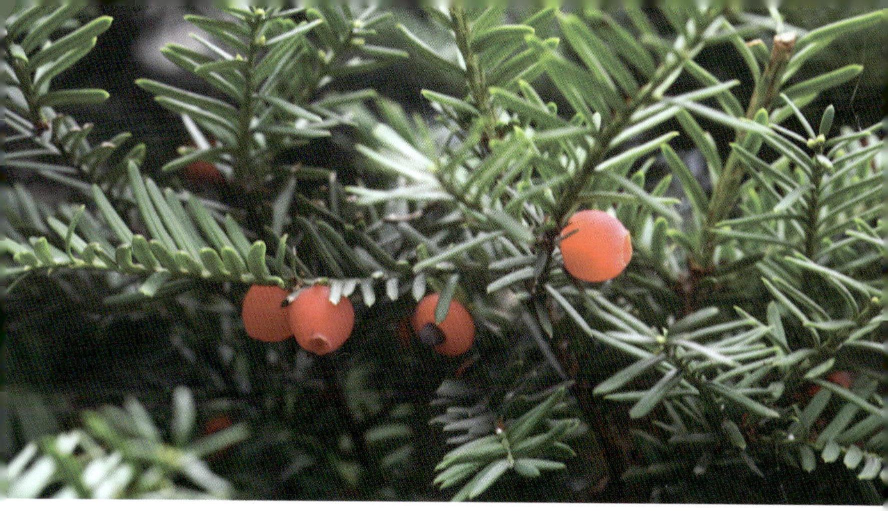

당뇨병, 자궁암, 신장병을 치료하는
주목

- **학명** | *Taxus cuspidata* Siebold & Zucc.
- **과명** | 주목과(Taxaceae)
- **생약명** | 자삼(紫杉)
- **이명** | 화솔나무, 적목, 경목, 노가리나무, 적백송(赤柏松), 동북홍두삼(東北紅豆杉)
- **사용부위** | 가지와 잎

- **채취 시기** | 연중 수시
- **맛과 약성** | 맛이 달고 쓰며 약성은 시원하다. 잎에는 독성이 조금 있다.
- **적용병증** | 당뇨병, 자궁암, 난소암, 신장병, 이뇨, 통경, 항암, 항산화, 항염
- **용법** | 내복

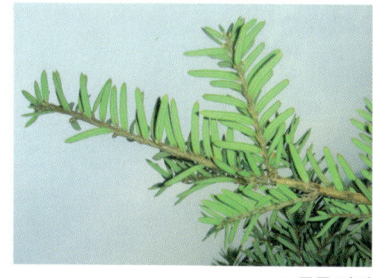
▲ 주목 가지

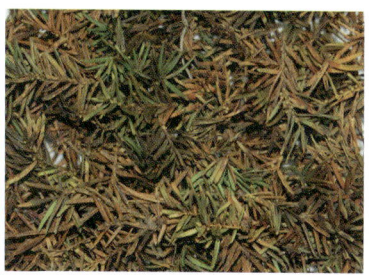
▲ 주목 잎(약재 전형)

생태적 특성 전국의 높고 깊은 산에서 자라는 상록침엽교목으로 높이는 15~20m 정도이다. 나무껍질은 적갈색으로 얕게 갈라지고 가지는 밀생(密生)하며 어린 가지는 어긋나기로 붙어 있다. 선형의 잎은 나선상으로 달려 있지만 옆으로 뻗은 가지에서는 날개깃 모양으로 보이고 밑부분은 좁으며 끝은 뾰족하다. 꽃은 암수한그루로 5~6월에 수꽃은 갈색으로 피고 암꽃은 난형에 녹색으로 핀다. 열매는 둥글고 8~9월경에 적색으로 익는다.

약초 성분 어린 가지는 탁신(taxine)을 함유하고 줄기껍질은 항백혈병작용과 항종양작용이 있는 택솔(taxol)을 함유하며 자궁암, 난소암에 선택적으로 작용한다. 심재는 탁수신(taxusin)을 함유한다. 잎은 디터페네스(ditepenes) 화합물을 함유하며 탁시닌(taxinine), 탁시닌 A·H·K·L, 파나스테론(panasterone) A, 에크디스테론(ecdysterone), 시아도피티신(sciadopitysin)도 함유한다.

주목 약효 가지와 잎을 약용하는데 생약명은 자삼(紫杉)이라고 하며 혈당 강하, 항암작용을 하며 이뇨, 통경에 효

각 부위별 생김새

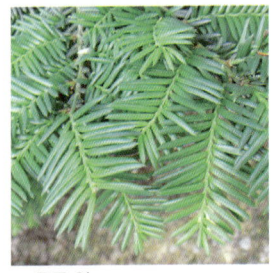

▲ 주목 잎

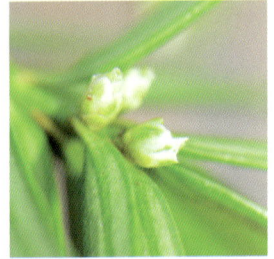

▲ 주목 암꽃

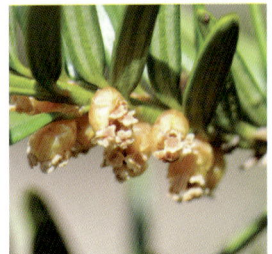

▲ 주목 수꽃

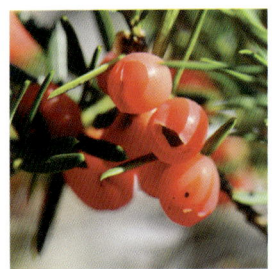

▲ 주목 열매

능이 있고 당뇨병, 난소암, 자궁암, 백혈병, 신장병(腎臟病)을 치료한다. 주목의 형성층 또는 전형성층 유래 세포주를 유효 성분으로 하여 항산화, 항염증, 항노화, 미백 효과가 있다.

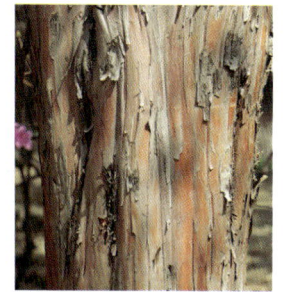
▲ 주목 나무껍질

약용법 가지와 잎 1일량 20~30g에 물 900mL를 붓고 반량으로 달여서 매 식후 또는 아침저녁으로 복용한다. 껍질을 벗긴 어린 가지 1일량 30~40g에 물 900mL를 붓고 반량으로 달여서 매 식후에 복용한다. 잎 1일량 10~20g에 물 900mL를 붓고 반량으로 달여서 매 식후 또는 아침저녁에 복용한다. 당뇨병을 치료할 때에는 잎 20g에 물 900mL를 붓고 달여서 아침저녁에 2회 복용한다. 오심, 구토 등의 부작용이 나타나면 사용을 중지하여 용량을 줄이고 부작용이 없으면 30g에 물 900mL를 붓고 달여서 아침저녁으로 복용한다.

주목의 기능성 및 효능에 관한 특허 자료

▶ **주목의 형성층 또는 전형성층 유래 식물 줄기세포주를 유효성분으로 함유하는 항산화, 항염증 또는 항노화용 조성물**

본 발명은 주목의 형성층 또는 전형성층 유래 세포주, 그 추출물, 그 파쇄물 및 그 배양액 중 어느 하나 이상을 함유하는 항산화, 항염증 또는 항노화용 조성물에 관한 것이다. 본 발명에 따른 조성물은 기존 항산화제와 항염증제의 부작용을 최소화하며, 세포 내의 대사작용에 관여하여 세포 내 활성산소를 감소시키고, 노화와 관련된 신호들을 감소 및 유도시키는 효과가 있으므로 노화의 방지 및 지연에 유용하다. 아울러 본 발명에 따른 조성물은 멜라닌 생성을 억제하는 효과가 있어 미백용 화장료 조성물로서도 유용하다.

- 공개번호 : 10-2009-0118877, 출원인 : (주)운화

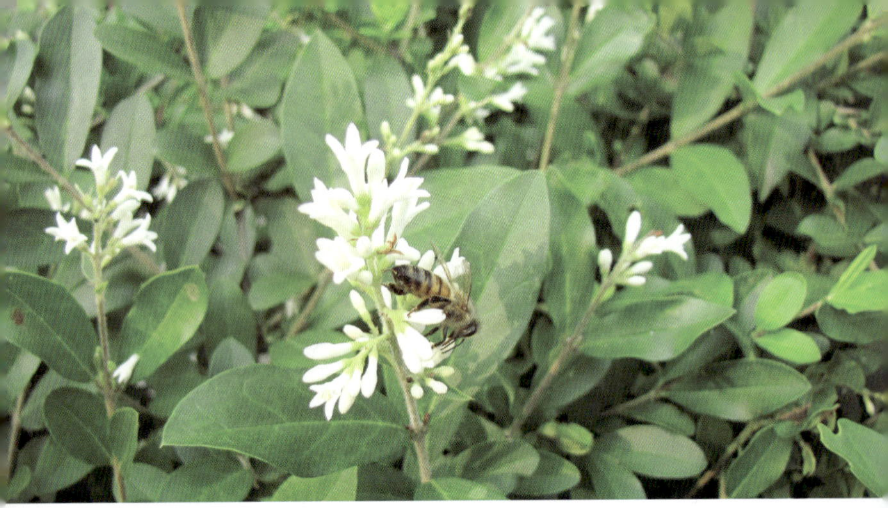

신체 허약, 출혈, 혈변을 치료하는
쥐똥나무

- **학명** | *Ligustrum obtusifolium* Siebold & Zucc.
- **과명** | 물푸레나뭇과(Oleaceae)
- **생약명** | 수랍과(水蠟果)
- **이명** | 개쥐똥나무, 남정실, 검정알나무, 귀똥나무, 수랍수(水蠟樹), 여정(女貞), 착엽여정(窄葉女貞), 싸리버들, 백당나무
- **사용부위** | 열매

- **채취 시기** | 10~11월
- **맛과 약성** | 맛이 달고 약성은 평범하며 무독하다.
- **적용병증** | 강장, 지혈, 신체 허약, 유정(遺精), 자한(自汗), 혈변(血便), 신허(腎虛)
- **용법** | 내복

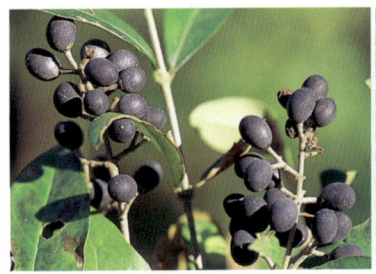
▲ 쥐똥나무 익은 열매

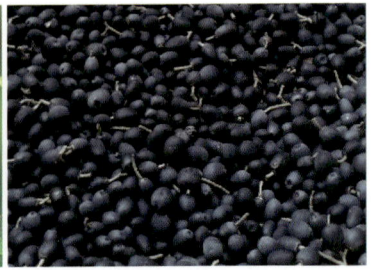
▲ 쥐똥나무 열매(약재 전형)

각 부위별 생김새

생태적 특성 전국에 분포하는 낙엽활엽관목으로 높이는 2m 전후로 어린 가지에는 가늘고 잔털이 있으나 2년째 가지에서는 없어진다. 잎은 장타원형에 어긋나고 양끝이 뭉뚝하며 가장자리에는 톱니가 없고 뒷면에 털이 있다. 꽃은 가지 끝에 많이 달리고 총상 또는 복총상꽃차례로 5~6월에 백색으로 핀다. 열매는 핵과로 둥글고 원형에 10~11월에 흑색으로 익는다.

약초 성분 열매에 베타-시토스테롤(β-sitosterol), 세로틴산(cerotic acid), 팔미트산(palmitic acid)이 함유되어 있다.

쥐똥나무 약효 잘 익은 열매를 말려서 약용하는데 생약명은 수랍과(水蠟果)라고 하며 맛이 달고 약성은 평범하며 독성이 없어 강장, 자한, 지혈, 신체 허약, 신허(腎虛), 유정, 토혈, 혈변 등을 치료한다.

약용법 열매 1일량 30~50g에 물 900mL를 붓고 반량으로 달여서 매 식후에 복용한다.

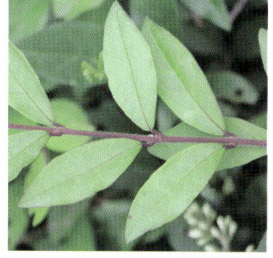
▲ 쥐똥나무 잎

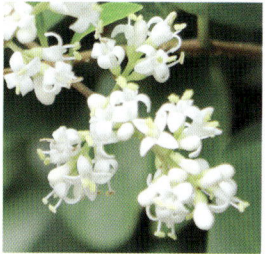
▲ 쥐똥나무 꽃

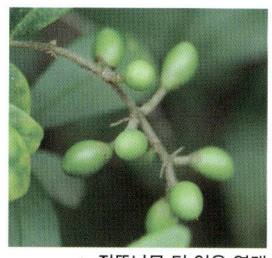
▲ 쥐똥나무 덜 익은 열매

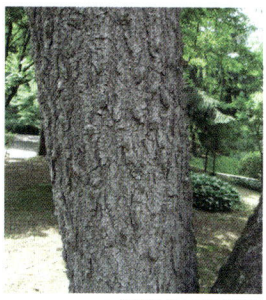
▲ 쥐똥나무 나무껍질

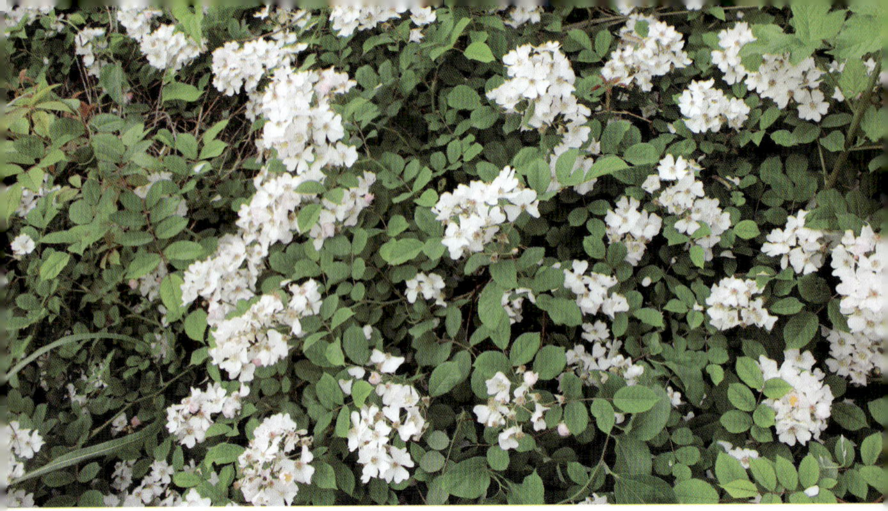

신장염, 출혈, 설사, 당뇨병을 치료하는
찔레꽃

- **학명** | *Rosa multiflora* Thunb.
- **과명** | 장미과(Rosaceae)
- **생약명** | 장미화(薔薇花), 영실(營實), 장미근(薔薇根)
- **이명** | 찔레나무, 설널네나무, 새버나무, 질꾸나무, 들장미, 가시나무, 질누나무, 자매화(刺梅花), 자매장미화(刺梅薔薇花)
- **사용부위** | 꽃, 뿌리, 열매
- **채취 시기** | 꽃-5월, 뿌리-연중 수시, 열매-10월(열매가 익기 전)
- **맛과 약성** | 꽃-맛이 달고 약성은 시원하며 무독하다. 뿌리-맛이 쓰고 떫으며 약성은 시원하다. 열매-맛이 시고 약성은 시원하다.
- **적용병증** | 지혈, 구갈, 청열, 거풍, 당뇨병, 관절염, 월경 불순, 이뇨, 해독, 설사, 부종, 신장염, 항산화
- **용법** | 내복, 외용

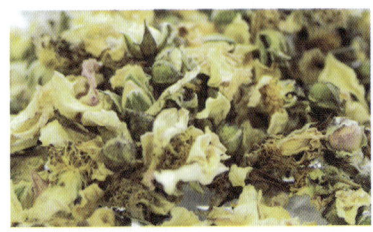
▲ 찔레꽃 꽃(채취품)

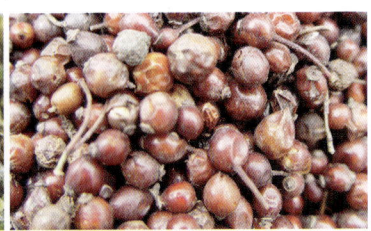
▲ 찔레꽃 열매(약재 전형)

각 부위별 생김새

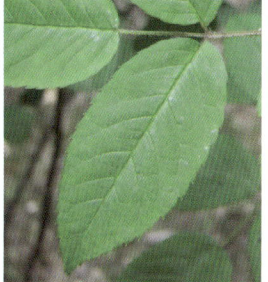
▲ 찔레꽃 잎

생태적 특성 전국에 분포하는 낙엽활엽관목으로 높이는 2m 정도로 자라며 줄기와 가지에는 억센 가시가 많이 나 있고 가지는 덩굴처럼 밑으로 늘어져 서로 엉켜 있다. 잎은 홀수깃꼴겹잎이 어긋나고 잔잎은 보통 5~9개이며 타원형 또는 광난형에 끝은 둥글거나 날카롭고 가장자리에는 톱니가 나 있다. 꽃은 원뿔꽃차례로 5~6월에 백색 또는 담홍색으로 모여서 피고 향기를 풍긴다. 열매는 장과로 둥글며 10~11월에 적색으로 익는다.

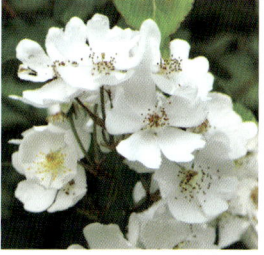
▲ 찔레꽃 꽃

약초 성분 꽃에는 아스트라갈린(astragalin)과 정유가 함유되어 있으며, 뿌리에는 톨멘틱산(tormentic acid)이 함유되어 있고 뿌리의 껍질에는 타닌(tannin)이 함유되며, 생잎에는 비타민 C가 함유되어 있다. 열매에는 물티플로린(multflorin)과 루틴(rutin), 지방유가 함유되어 있으며 지방유에는 팔미트산(palmitic acid), 리놀산(linolic acid), 리노렌산(linolen acid), 스테아린산(stearin acid) 등이 들어 있다. 열매껍질에는 리코펜(licopene), 알파-카로틴(α-carotene)이 함유되어 있다.

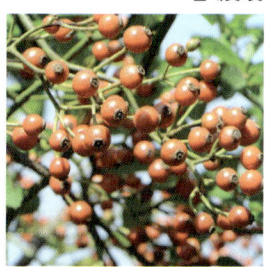
▲ 찔레꽃 열매

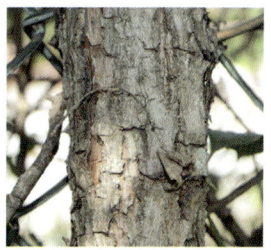
▲ 찔레꽃 나무껍질

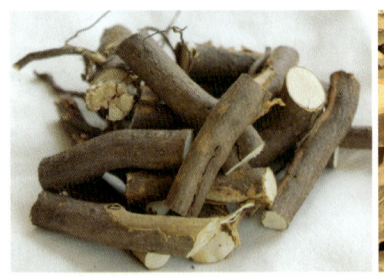
▲ 찔레꽃 뿌리(약재 전형)

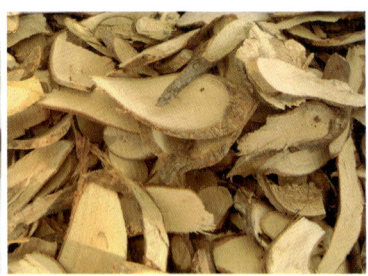
▲ 찔레꽃 뿌리(약재)

찔레꽃 약효   꽃을 약용하는데 생약명은 장미화(薔薇花)라고 하며 약성은 시원하고 맛은 달콤하며 독성은 없고 각종 출혈에 지혈 효과가 있으며 여름철에 더위를 타서 지쳤을 때나 당뇨로 입이 마를 때, 위가 불편할 때에도 복용하면 효과가 있다. 뿌리의 생약명은 장미근(薔薇根)이라고 하여 청열, 거풍, 활혈의 효능이 있고 신염, 부종, 각기, 창개 옹종(瘡疥癰腫), 월경 복통을 치료한다. 열매의 생약명은 영실(營實)이라고 하며 이뇨, 해독, 설사, 해열, 활혈(活血), 부종, 소변 불리, 각기, 창개 옹종(瘡疥癰腫), 월경 복통, 신장염 등을 치료한다. 찔레나무의 추출물은 항산화작용을 하여 노화 방지, 성인병의 일부에도 치료 효과가 있다.

약용법   꽃 1일량 10~20g에 물 900mL를 붓고 반량으로 달여서 매 식후에 복용한다. 외용할 때는 분말을 만들어서 환부에 뿌려서 바른다. 뿌리 1일량 30~50g에 물 900mL를 붓고 반량으로 달여서 매 식후에 복용한다. 외용할 때는 짓찧어서 환부에 붙인다. 열매 1일량 20~30g에 물 900mL를 붓고 반량으로 달여서 매 식후에 복용한다. 외용할 때는 짓찧어서 환부에 붙이거나 달인 액으로 환부를 씻는다.

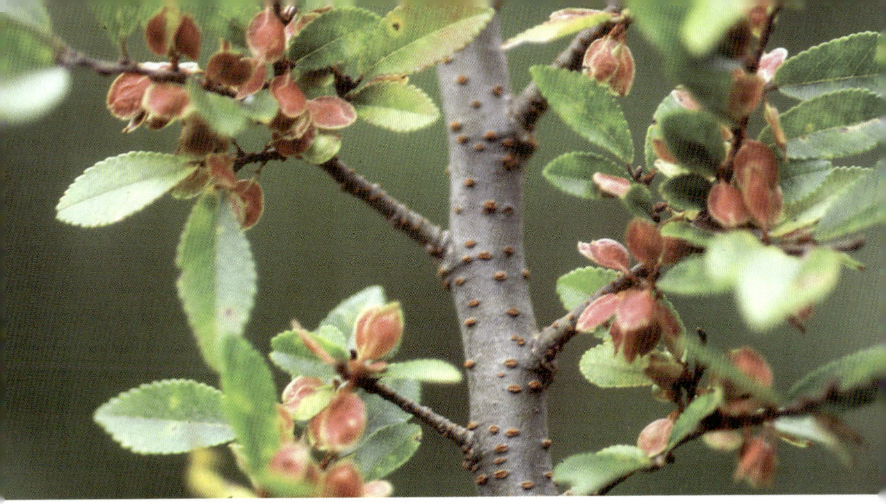

궤양, 요통, 암, 습진을 치료하는

참느릅나무

- **학명** | *Ulmus parvifolia* Jacq.
- **과명** | 느릅나뭇과(Ulmaceae)
- **생약명** | 낭유피(榔楡皮), 낭유경엽(榔楡莖葉)
- **이명** | 좀참느릅나무, 둥근참느릅나무, 둥근참느릅, 좀참느릅, 소엽유, 세엽랑유
- **사용부위** | 나무껍질과 뿌리껍질, 줄기와 잎

- **채취 시기** | 나무껍질과 뿌리껍질 – 가을, 줄기와 잎 – 여름 · 가을
- **맛과 약성** | 나무껍질과 뿌리껍질 – 맛이 달고 약성은 차며 무독하다. 줄기와 잎 – 맛이 쓰고 약성은 평범하다.
- **적용병증** | 종기, 습진, 궤양, 유옹(乳癰, 젖멍울), 창종(瘡腫), 요통, 치통, 항암, 위암, 항염, 면역 억제, 수렴
- **용법** | 내복, 외용

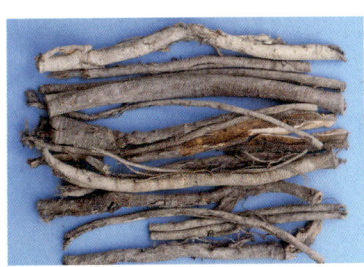
▲ 참느릅나무 뿌리껍질(약재 전형)

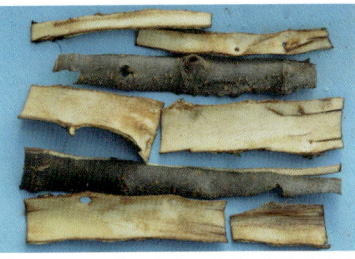
▲ 참느릅나무 나무껍질(약재 전형)

각 부위별 생김새

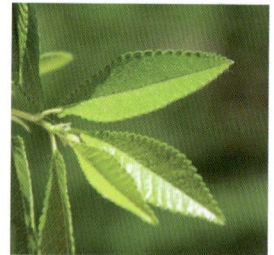
▲ 참느릅나무 잎

생태적 특성 중부 이남의 산기슭 및 하천 등에 자라는 낙엽활엽교목으로 높이는 10m 전후로 자라며 나무껍질은 회갈색이고 어린 가지에 털이 있다. 잎은 두껍고 타원상 도란형 또는 도란상 피침형이며 밑부분은 원형에 끝은 뾰족하고 가장자리에는 톱니가 나 있다. 잎의 윗면은 반들반들하고 윤기가 있으며 뒷면은 어린잎일 때는 잔털이 있으나 자라면서 없어지고 잎자루는 짧다. 꽃은 잎겨드랑이에서 모여나고 9~10월에 황갈색으로 피며 열매는 타원형에 10~11월에 익는데 날개 같은 것이 붙어 있다.

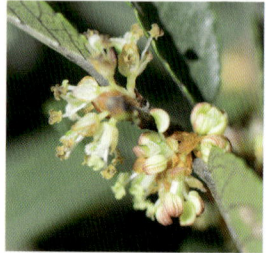
▲ 참느릅나무 꽃

약초 성분 나무껍질과 뿌리껍질에는 전분, 점액질, 타닌(tannin), 스티그마스테롤(stigmasterol) 등의 피토스테롤(phytosterol)이 함유되어 있고 그 밖에 셀룰로오스(cellulose), 헤미셀룰로오스(hemicellulose), 리그닌(lignin), 펙틴(pectin), 유지가 함유되어 있다. 줄기와 잎에는 7-하이드록시카다네랄(7-hydroxycadalenal), 만소논(mansonone) C · G, 시토스테롤(sitosterol)이 함유되어 있다.

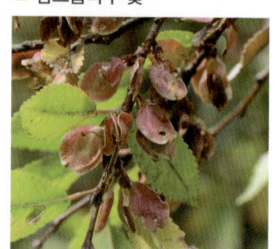
▲ 참느릅나무 열매

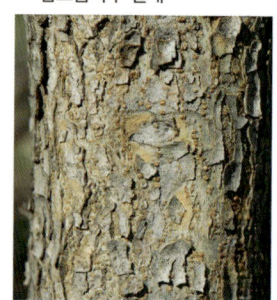
▲ 참느릅나무 나무껍질

느릅나무 약효 나무껍질 또는 뿌리껍질을 약용하는데 생약명은 낭유피(榔榆皮)라 하며 맛은 달고 약성은 차며 종기, 수렴(收斂), 지사, 궤양, 젖멍울, 항암, 위암, 습진 등을 치료한다. 줄기와 잎의 생약명은 낭유경엽

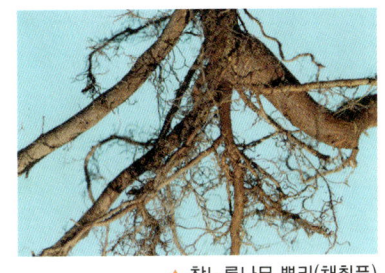
▲ 참느릅나무 뿌리(채취품)

(榔榆莖葉)이라 하여 요통, 치통, 창종(瘡腫)을 치료한다. 참느릅나무의 나무껍질 추출물은 염증 및 면역 억제의 효과가 있다.

약용법 나무껍질 또는 뿌리껍질 1일량 30~50g에 물 900mL를 붓고 반량으로 달여서 매 식후에 복용한다. 줄기와 잎 1일량 50~100g에 물 900mL를 붓고 반량으로 달여서 매 식후에 복용한다. 외용할 때는 줄기와 잎 생것을 적당량 짓찧어 환부에 붙여 창종을 치료하고, 잎 50~60g에 물 900mL를 붓고 반량으로 달여서, 그 액으로 수시로 양치질을 하여 치통을 치료한다.

참느릅나무의 기능성 및 효능에 관한 특허 자료

▶ **참느릅나무 나무껍질 추출물을 유효성분으로 함유한 면역 억제제 및 이의 이용 방법**

본 발명은 느릅나무 나무껍질 추출물을 유효성분으로 함유한 면역 억제제 및 이의 이용 방법에 관한 것으로서 더욱 상세하게는 느릅나무의 나무껍질를 환류냉각장치를 이용해 유기용제 및 증류수로 추출, 여과하여 얻은 수용성 고분자를 유효성분으로 함유시킴으로써 장기이식 시 발생하는 거부 반응의 제어, 자가면역 질환의 치료 및 만성 염증의 치료에 효과적인 면역 억제제와 이의 이용 방법에 관한 것이다.

- 공개번호 : 10-1998-0086059, 출원인 : 한솔제지(주)

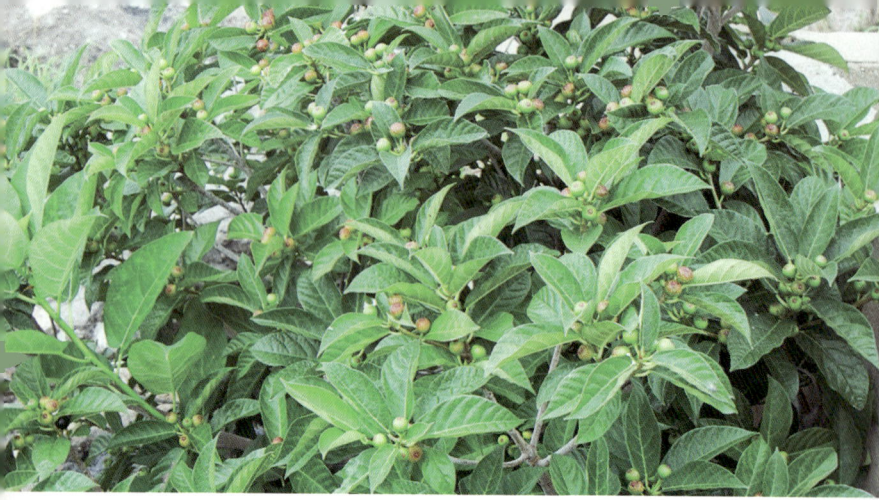

류머티즘, 치질, 식욕 부진을 치료하는
천선과나무

- **학명** | *Ficus erecta* Thunb.
- **과명** | 뽕나뭇과(Moraceae)
- **생약명** | 우내장(牛奶漿), 우내장근(牛奶漿根), 우내장시(牛奶漿柴)
- **이명** | 천선과, 꼭지천선과, 긴꼭지천선과, 젖꼭지나무
- **사용부위** | 열매, 뿌리, 줄기와 잎
- **채취 시기** | 열매-가을(열매가 익었을 때), 뿌리-연중 수시, 줄기와 잎-여름·가을
- **맛과 약성** | 열매-맛이 달고 약성은 따뜻하다. 뿌리-맛이 달고 매우며 약성은 따뜻하다. 줄기와 잎-맛이 달고 담백하며 약성은 따뜻하고 무독하다.
- **적용병증** | 상완하, 윤장, 치질, 거풍(祛風), 식욕 부진, 월경 불순, 종기, 해독, 류머티즘, 관절통, 타박
- **용법** | 내복

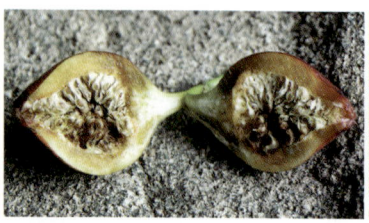

▲ 천선과나무 열매 속

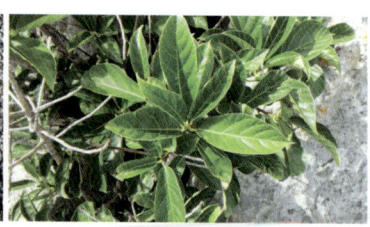

▲ 천선과나무 잎

생태적 특성 제주도 및 남해의 도서 지방의 바닷가에서 자생하는 낙엽활엽 관목으로 높이가 2~4m 정도이고 나무껍질은 평활하며 회백색이고 털이 없다. 잎은 도란상 장타원형 또는 도란상 타원형에 어긋나고 끝은 날카롭고 밑부분은 원형 또는 심장형과 비슷하며 가장자리는 밋밋하다. 잎의 표면에는 짧고 거친 털이 드문드문 나 있고 뒷면에는 중앙 맥에만 작고 가는 털이 있다. 꽃은 암수딴그루이다. 새로 난 가지의 잎겨드랑이에서 1개의 꽃자루가 자라고 그 위에 있는 꽃주머니는 지름 15cm 내외로 꽃받침 안에 작은 꽃이 5~6월에 피는데, 주로 자홍색이다. 열매는 은화과로 구형이고 9~10월에 자흑색으로 익는다.

약초 성분 열매에는 포도당, 과당, 서당, 사과산, 마론산 등의 유기산이 함유되어 있고 유즙에는 아밀라아제(amylase), 에스테라아제(esterase), 프로테아제(protease) 등이 들어 있다. 그 외 뿌리와 잎, 줄기에는 스테로이드(steroid)의 베타-시토스테롤(β-sitosterol)과 페놀류 중의 P-하이드록시벤조인산(P-hydroxybenzoic acid), 바닐린산(vanillic acid), 트리테르페노이드 중에는

각 부위별 생김새

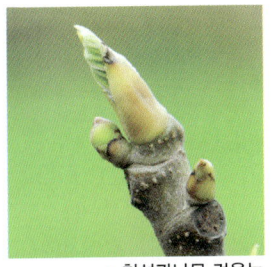
▲ 천선과나무 겨울눈

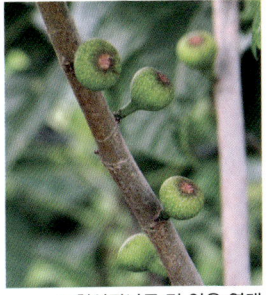
▲ 천선과나무 덜 익은 열매

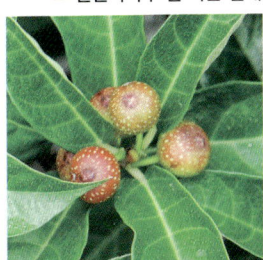
▲ 천선과나무 익은 열매

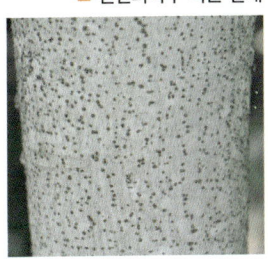
▲ 천선과나무 나무껍질

알파-아미린아세테이트(α-amyrinacetate)와 지방산도 함유되어 있다.

천선과나무 약효 열매를 약용하는데 생약명은 우내장(牛奶漿)이라 하며 맛은 달고 약성은 따뜻하며 완하(緩下), 윤장(潤腸)의 효능이 있고 치질을 치료한다. 뿌리의 생약명은 우내장근(牛奶漿根)이라 하여 거풍(祛風), 익기(益氣), 활혈(活血), 제습(除濕), 식욕 부진, 월경 불순, 탈항(脫肛), 류머티즘을 치료한다. 줄기와 잎의 생약명은 우내시(牛奶柹)라 하여 보중(補中), 익기(益氣), 건비(健脾), 소종(消腫), 활혈(活血), 해독, 류머티즘에 따른 관절염, 사지에 힘이 없고 나른한 증상, 타박상, 유즙 분비를 치료한다.

약용법 열매 1일량 50~100g에 물 900mL를 붓고 반량으로 달여서 매 식후에 복용한다. 뿌리 1일량 100~150g에 물 900mL를 붓고 반량으로 달여서 매 식후에 복용한다. 줄기와 잎 1일량 100~150g에 물 900mL를 붓고 반량으로 달여서 매 식후에 복용한다.

【혼동하기 쉬운 나무 비교】

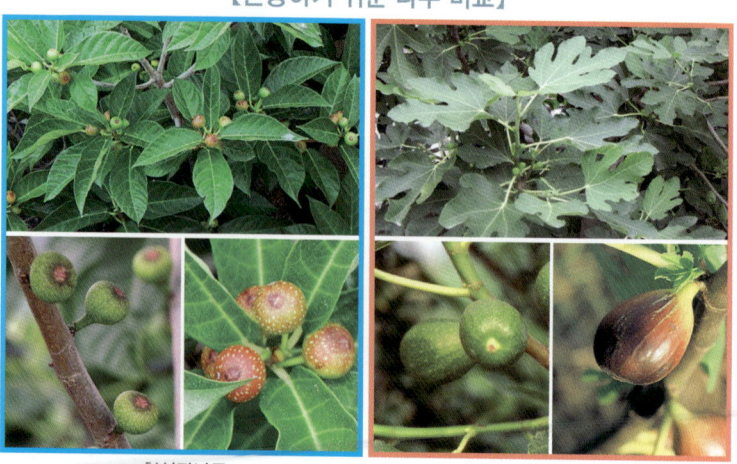

천선과나무　　　　　　　　　　　무화과

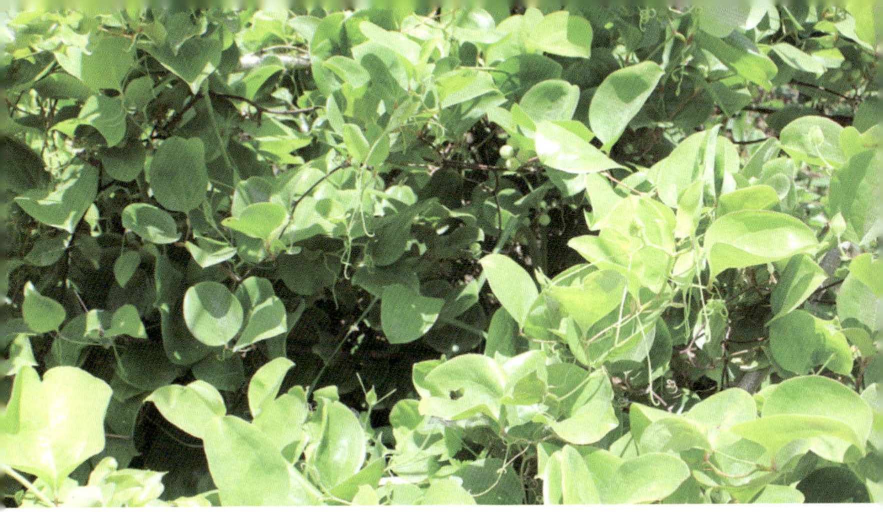

관절통, 설사, 치질을 치료하는 청미래덩굴

- **학명** | *Smilax china* L.
- **과명** | 백합과(Liliaceae)
- **생약명** | 발계(菝葜), 발계엽(菝葜葉), 토복령(土茯苓)
- **이명** | 망개나무, 명감나무, 청열매덤불, 팔청미래
- **사용부위** | 뿌리줄기, 잎

- **채취 시기** | 뿌리줄기 – 2월·8월, 잎 – 봄·여름
- **맛과 약성** | 뿌리줄기 – 맛이 달고 약성은 따뜻하다. 잎 – 맛이 달고 약성은 따뜻하며 무독하다.
- **적용병증** | 풍습(風濕), 종기, 관절통, 근육 마비, 설사, 종독(腫毒), 치질, 해독, 이뇨, 화상, 혈관 강화
- **용법** | 내복, 외용

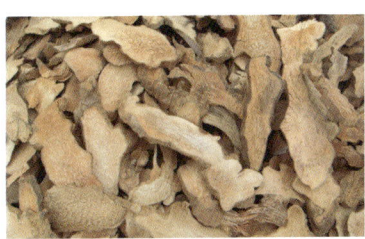

▲ 청미래덩굴 뿌리(약재 전형)

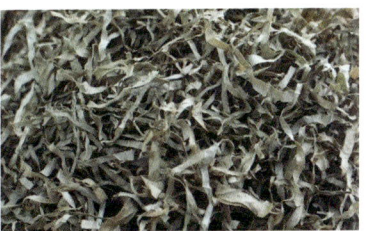

▲ 청미래덩굴 잎(약재 전형)

각 부위별 생김새

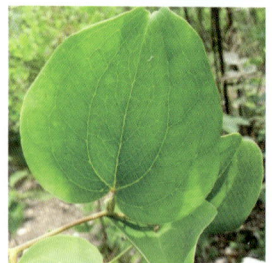
▲ 청미래덩굴 잎

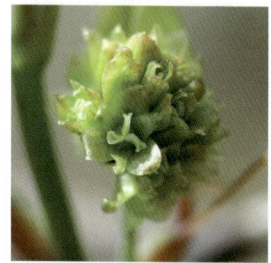
▲ 청미래덩굴 암꽃

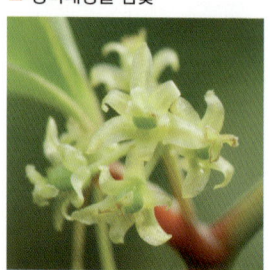
▲ 청미래덩굴 수꽃

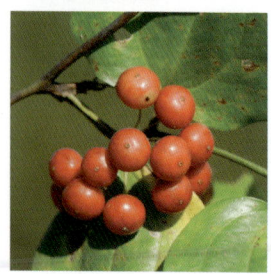
▲ 청미래덩굴 열매

생태적 특성 일본, 중국, 필리핀, 인도차이나 등지를 비롯하여 우리나라 황해도 이남의 해발 1600m 이하의 양지바른 산기슭이나 숲 가장자리에 자생하는 낙엽활엽 덩굴나무이다. 줄기는 마디에서 굽어 자라고 덩굴의 길이가 3m에 이르며 갈고리 같은 덩굴과 가시가 있어 다른 나무를 기어올라 덤불을 이룬다. 잎은 두꺼우며 광택이 나고 넓은 타원형이다. 꽃은 암수딴그루에 산형꽃차례로 5월에 황록색으로 핀다. 열매는 둥글고 붉은색으로 한곳에 5~10개씩 달려 9~10월에 익는데 씨는 황갈색이다.

약초 성분 뿌리줄기에는 사포닌(saponin), 알칼로이드(alkaloid), 페놀(phenol)류, 아미노산(amino acid), 디오스게닌(diosgenin), 유기산, 당류가 함유되어 있다. 잎에는 루틴(rutin)이 함유되어 있다.

청미래덩굴 약효 뿌리줄기를 약용하는데 생약명은 발계(菝葜) 또는 토복령(土茯苓)이라고 하며 이뇨, 해독, 부종, 수종(水腫), 풍습, 소변 불리, 종독, 관절통, 근육마비, 설사, 이질, 치질 등을 치료한다. 특히 수은이나 납 등 중금속 물질의 해독에

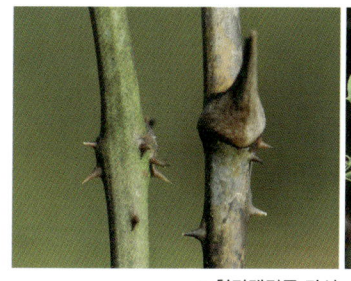 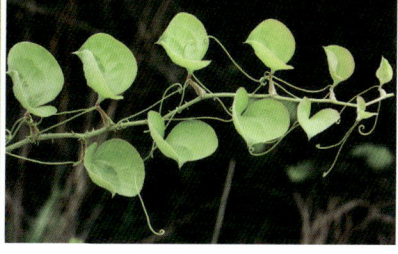

▲ 청미래덩굴 가시　　　　　　　　▲ 청미래덩굴 덩굴줄기

효과적이다. 잎의 생약명은 발계엽(菝葜葉)이라고 하며 종독(腫毒), 풍독(風毒), 화상 등을 치료한다. 청미래덩굴의 추출물은 혈관 질환을 예방하거나 치료하는 데 효과적이다.

약용법

뿌리줄기 1일량 30~50g에 물 900mL를 붓고 반량으로 달여서 매 식후에 복용하거나 술을 담가 먹는다. 환제나 가루로 만들어 먹어도 된다. **잎** 1일량 40~60g에 물 900mL를 붓고 반량으로 달여서 매 식후에 복용한다. 외용할 때는 짓찧어서 환부에 붙이거나 분말로 만들어 살포한다.

청미래덩굴의 기능성 및 효능에 관한 특허 자료

▶ **청미래덩굴 추출물을 함유하는 혈관질환의 예방 또는 치료용 약학 조성물**
본 발명은 청미래덩굴 잎 추출물을 함유하는 약학조성물에 관한 것이다. 보다 구체적으로 본 발명의 청미래덩굴 잎 추출물은 혈관 이완과 항염증 인자 저해 효능을 가지므로 이를 함유하는 약학 조성물은 혈관질환의 예방 또는 치료를 위한 약학조성물 및 건강기능식품으로 유용하게 이용될 수 있다.
- 공개번호 : 10-2012-0059832, 출원인 : 동국대학교 경주캠퍼스 산학협력단

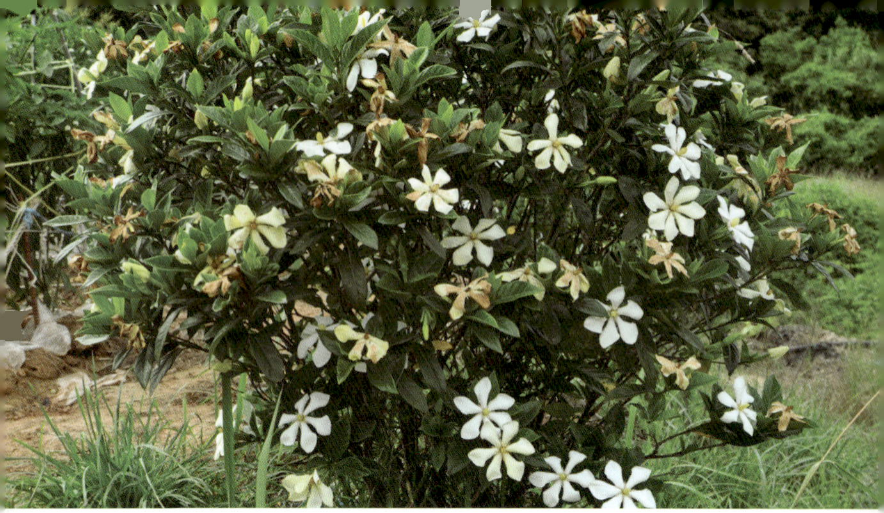

고혈압, 황달, 알레르기를 치료하는
치자나무

- **학명** | *Gardenia jasminoides* J.Ellis = [*Cardenia jasminoides* for. *grandiflora* Makino.]
- **과명** | 꼭두서닛과(Rubiaceae)
- **생약명** | 치자(梔子), 치자화근(梔子花根)
- **이명** | 치자, 좀치자, 겹치자나무, 산치자, 황치화(黃梔花), 치자수(梔子樹), 산치(山梔), 치자화(梔子花), 황치자(黃梔子)
- **사용부위** | 열매, 뿌리
- **채취 시기** | 열매-9~10월(열매가 익었을 때), 뿌리-연중 수시
- **맛과 약성** | 열매-맛이 쓰고 약성은 차며 무독하다. 뿌리-맛이 쓰고 약성은 차다.
- **적용병증** | 진정, 고혈압, 담즙 분비, 지혈, 불면, 황달, 결막염, 해독, 소갈, 열독, 창양(瘡瘍), 항알레르기, 감기 고열
- **용법** | 내복, 외용

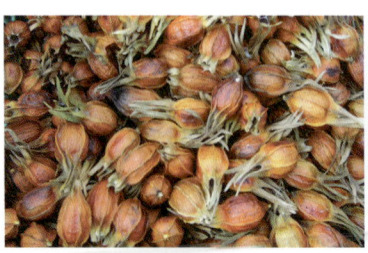
▲ 치자나무 열매(약재 전형)

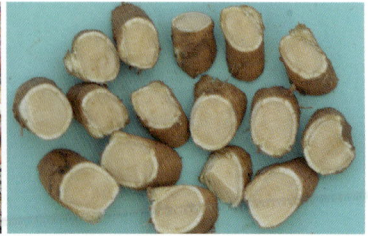
▲ 치자나무 뿌리(약재)

각 부위별 생김새

생태적 특성 제주도를 비롯한 남부 지방에서 자생하거나 재배하는 상록활엽관목으로 높이가 1~3m 정도로 자라고 어린 가지에는 작은 털이 나 있다. 잎은 혁질에 마주나고 세 잎이 돌려나고 긴 타원상 피침형 또는 난상 도피침형에 잎자루는 짧으며 끝은 급하게 뾰족하고 가장자리는 밋밋하다. 꽃은 가지의 끝이나 잎겨드랑이에 한 송이씩 달리며 6~7월에 백색으로 피며 강한 향기가 난다. 열매는 도란형 또는 장타원형이고 날개 모양의 능각이 6~7개 있으며 9~10월에 결실하면 주황색이 되고 열매 끝에는 꽃받침이 남아 있다.

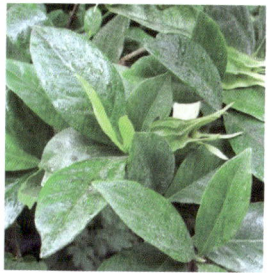
▲ 치자나무 잎

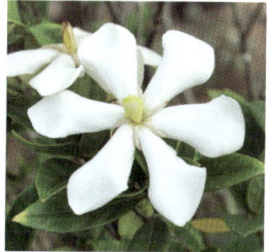
▲ 치자나무 꽃

약초 성분 열매에는 플라보노이드(flavonoid)의 갈데닌(gardenin), 펙틴(pectin), 타닌(tannin), 크로신(crocin), 크로세틴(crocetin), 디-만니톨(d-mannitol), 노나코산(nonacosane), 베타-시토스테롤(β-sitosterol) 이외에 여러 종류의 이리도이드(iridoid) 골격의 배당체, 즉 가르데노사이드(gardenoside), 게니포시드(geniposide)와 소량의 산지사이드(shanzhiside)를 함유하고 또 가르도시드(gardoside), 스칸도시드 메틸에스테르(scandoside methylester), 콜린(choline) 및 우르

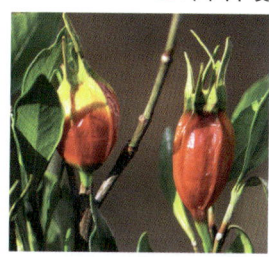
▲ 치자나무 열매

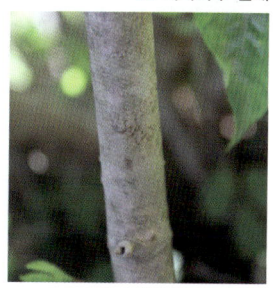
▲ 치자나무 나무껍질

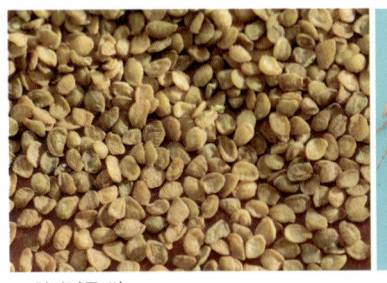
▲ 치자나무 씨

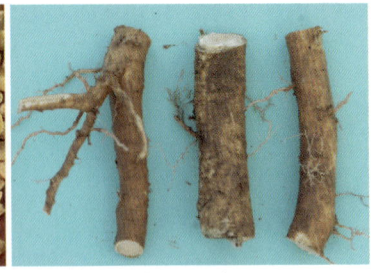
▲ 치자나무 뿌리(약재 전형)

소릭산(ursolic acid)이 함유되어 있다. 뿌리에는 가르데노사이드(gardenoside)가 함유되어 있다.

치자나무 약효 열매를 약용하는데 가을에 잘 익은 열매를 채취하여 솥에 넣고 황금색이 되도록 볶아 사용한다. 생약명은 치자(梔子)라고 하며 맛은 쓰고 약성은 차며 독성은 없고 진정, 혈압 강하, 지혈, 이담작용이 있으며 청열, 해독, 황달, 불면, 소갈, 결막염, 임병, 열독, 창양, 좌상통, 타박상을 치료한다. 뿌리의 생약명은 치자화근(梔子花根)이라 하여 청열, 해독, 양혈(凉血), 감기 고열, 황달형 간염, 토혈, 비출혈, 이질, 임병(淋病), 신염수종(腎炎水腫), 종독(腫毒) 등을 치료한다. 치자의 추출물은 알레르기 질환과 우울증 질환의 예방 및 치료에 사용할 수 있다.

약용법 <u>열매</u> 1일량 30~50g에 물 900mL를 붓고 반량으로 달여서 매 식후에 복용한다. 외용할 때는 분말로 만들어 기름에 갠 후 환부에 붙인다. <u>뿌리</u> 1일량 50~100g에 물 900mL를 붓고 반량으로 달여서 매 식후에 복용한다. 외용할 때는 <u>생뿌리</u>를 짓찧어서 환부에 도포한다.

치자나무의 기능성 및 효능에 관한 특허 자료

▶ **치자나무 추출물의 분획물을 유효성분으로 함유하는 알레르기 질환의 예방 또는 치료용 조성물**

본 발명은 치자나무 추출물의 분획물을 유효성분으로 함유하는 알레르기 질환의 예방 또는 치료용 조성물에 관한 것으로 보다 구체적으로 치자나무 추출물로부터 분획한 치자 분획물은 비만세포(mast cell)에서 히스타민의 분비량을 낮추고, 알레르기성 아토피 피부염 질환 모델에서 피부염 및 귀 부종을 감소시키며, 혈청 중 IgE 농도를 감소시키므로 알레르기 질환의 예방, 개선 또는 치료에 유용하게 사용될 수 있다.

– 공개번호 : 10-2011-0136387, 출원인 : 한국한의학연구원

▶ **치자나무 추출물을 포함하는 우울증 질환의 예방 및 치료를 위한 약학조성물**

본 발명은 치자나무 추출물을 포함하는 우울증 질환의 예방 및 치료를 위한 약학조성물에 관한 것으로, 본 발명의 치자나무 추출물은 우울증의 원인이 되는 MAO의 활성을 저해하여 항우울효과를 나타내므로 본 발명의 치자나무 추출물을 포함하는 조성물은 우울증 질환의 예방 및 치료를 위한 의약품 또는 건강기능식품으로 유용하게 이용될 수 있다.

– 공개번호 : 10-2007-0013378, 출원인 : 건국대학교 산학협력단

【혼동하기 쉬운 나무 비교】

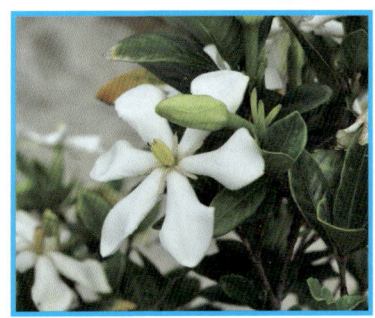

치자나무

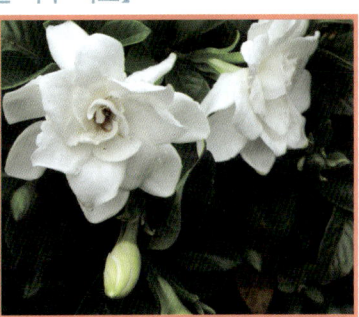

꽃치자(관상용)

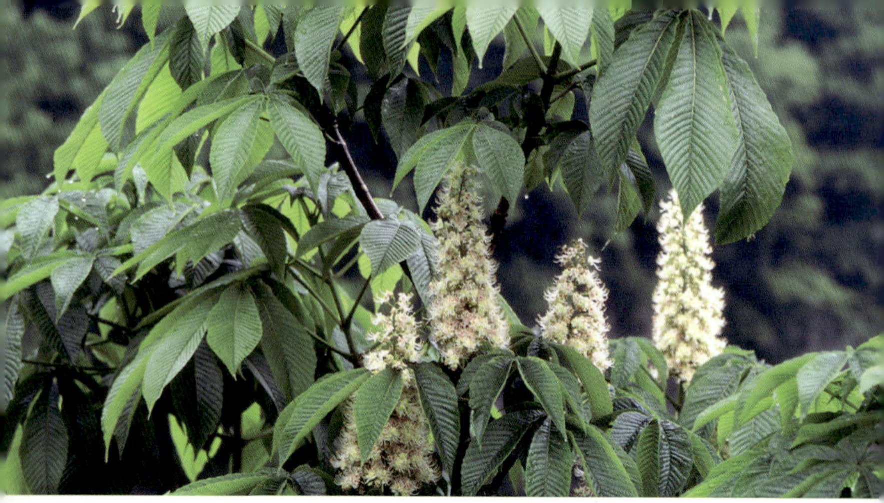

위통, 통증, 말라리아를 치료하는
칠엽수

- **학명** | *Aesculus turbinata* Blume.
- **과명** | 칠엽수과(Hippocastanaceae)
- **생약명** | 사라자(娑羅子)
- **이명** | 칠엽나무, 왜칠엽나무, 마로니에
- **사용부위** | 열매 또는 씨

- **채취 시기** | 10월(열매가 익었을 때)
- **맛과 약성** | 맛이 달고 약성은 따뜻하며 무독하다.
- **적용병증** | 소염, 살충, 위통, 충통(蟲痛), 말라리아, 이질, 다크서클 완화
- **용법** | 내복

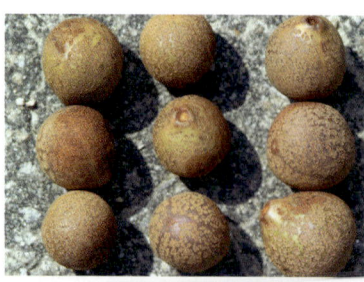
▲ 칠엽수 열매(약재 전형)

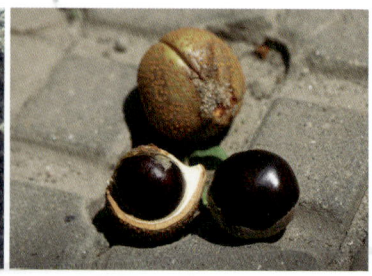
▲ 칠엽수 씨(약재 전형)

생태적 특성 중·남부 지방에서 분포하는 낙엽활엽교목으로 높이가 30m 전후로 자라고 잎은 손꼴겹잎으로 어긋나며 잔잎은 5~7개로 긴 도란형에 끝이 점점 뾰족해져 날카롭고 가장자리에는 겹톱니가 있다. 꽃은 원뿔꽃차례로 가지 끝에 달리고 6월에 백색 또는 담황색으로 핀다. 열매는 삭과로 도원추형(倒圓錐形)에 10월에 익는데 적갈색의 씨가 들어 있다.

약초 성분 열매에는 사포닌(saponin)이 함유되어 있고 씨에는 지방유가 함유되어 있는데 주로 올레인산(oleic acid), 스테아린산(stearic acid), 글리세린 에스테르(glicerin ester) 등이며 그 외 전분, 조단백, 섬유도 함유되어 있다.

칠엽수 약효 열매를 약용하는데 생약명은 사라자(娑羅子)라고 하며 맛은 달고 약성은 따뜻하며 독성은 없고 소염, 진통작용이 있으며 살충작용을 하고 위장이 차가운 위통과 충통(蟲痛), 말라리아, 이질 등을 치료한다.

각 부위별 생김새

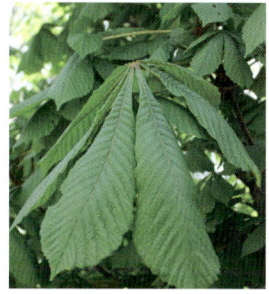
▲ 칠엽수 잎

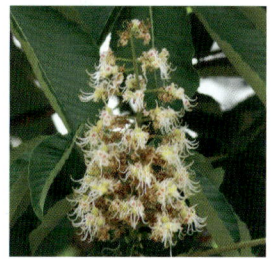
▲ 칠엽수 꽃

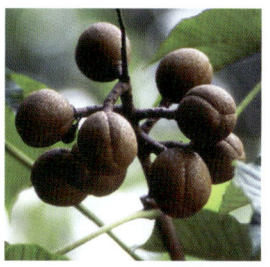
▲ 칠엽수 열매

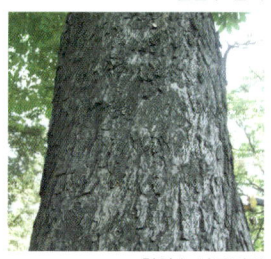
▲ 칠엽수 나무껍질

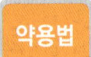

약용법 | **열매** 1일량 20~30g에 물 900mL를 붓고 반량으로 달여서 매 식후에 복용한다.

주의 : 기(氣)가 허(虛)한 자, 음(陰)이 한(寒)한 자는 복용을 금지한다.

칠엽수의 기능성 및 효능에 관한 특허 자료

▶ 칠엽수 추출물을 함유하는 다크서클 완화용 화장료 조성물

본 발명은 다크서클을 완화하는 화장료 조성물에 관한 것으로서 더욱 상세하게는 칠엽수 추출물을 유효성분으로 함유하여 안지오텐신 I 전환 효소를 억제하여 안지오텐신 II의 생성과 억제에 우수한 효과가 있고, 피부의 혈액순환도 촉진할 수 있는 다크서클 완화용 화장료 조성물에 관한 것이다.

- 공개번호 : 10-2010-0104611, 출원인 : (주)더페이스샵

▶ 혈관신생 억제활성을 갖는 칠엽수 추출물을 유효성분으로 하는 조성물

본 발명은 혈관신생 억제활성을 갖는 칠엽수 추출물을 유효성분으로 하는 조성물 및 이를 함유하는 혈관신생으로 인한 질환의 예방 및 치료용 약학조성물에 관한 것으로서, 사람의 제대혈관내피세포(HUVEC)를 이용한 모세혈관과 같은 관 구조 형성 억제실험, 마우스 마트리젤 모델을 이용한 생체 내 실험을 통하여 칠엽수 추출물이 혈관신생 억제 효능을 가지고 있음을 확인하였으며, 또한 칠엽수 추출물은 매트릭스 메탈로프로테이나제(Matix metalloproteinase; MMP)계 효소에 대한 억제 활성을 확인한 바 본 발명의 칠엽수 추출물을 유효성분으로 하는 조성물은 종양 억제, 전이 억제, 혈관신생에 의한 안과 질환, 건선, 관절염 등 혈관신생에 의한 각종 질환의 치료 및 과다한 MMP 활성과 관련된 질환의 치료에 사용할 수 있다.

- 공개번호 : 10-2003-0035912, 특허권자 : (주)안지오랩

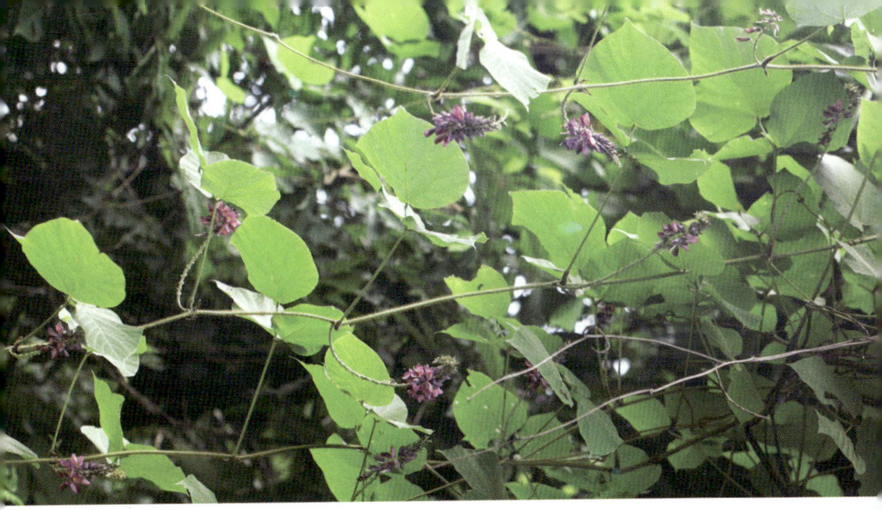

해열, 해독, 폐경기, 골다공증을 치료하는
칡

- **학명** | *Pueraria lobata* (Willd.) Ohwi
- **과명** | 콩과(Leguminosae)
- **생약명** | 갈근(葛根), 갈화(葛花)
- **이명** | 칙, 칙덤불, 칡덩굴, 칡넝굴, 갈등(葛藤), 갈마(葛麻), 갈자(葛子), 갈화(葛花)
- **사용부위** | 뿌리, 꽃
- **채취 시기** | 뿌리-봄, 가을, 꽃-8월 상순경 꽃이 만개하기 전
- **맛과 약성** | 뿌리-맛은 달고 매우며 약성은 평범하다. 꽃-맛이 달고 약성은 시원하다.
- **적용병증** | 해열, 두통, 진경, 발한, 지갈, 지사, 이질, 고혈압, 협심증, 식욕 부진, 구토, 감기, 해독, 항암, 여성 폐경기, 골다공증, 항균, 진정
- **용법** | 내복, 외용

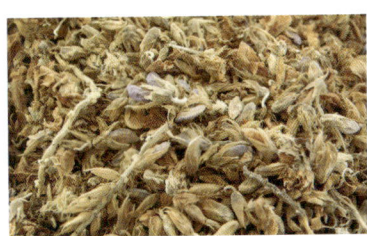

▲ 칡 꽃(약재 전형)

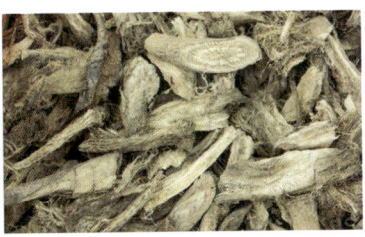

▲ 칡 뿌리(약재)

각 부위별 생김새

생태적 특성 전국의 산기슭 양지나 경작지 주변에서 자생하는 낙엽활엽 덩굴나무로 다른 물체를 감아 올라간다. 덩굴의 길이는 약 10m 전후로 뻗어 나간다. 잎자루는 길고 잎은 어긋나며 잔잎은 능상 원형이고 가장자리는 밋밋하거나 얕게 3개로 갈라진다. 꽃은 총상꽃차례로 잎겨드랑이에 달리며 8월에 홍자색 또는 홍색으로 핀다. 열매는 협과로 평평하고 길며 딱딱한 털이 밀생하고, 9~10월에 황갈색으로 익는다.

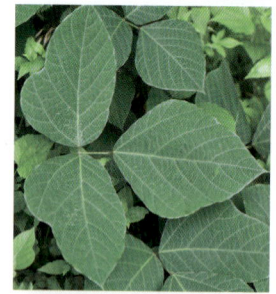
▲ 칡 잎

약초 성분 뿌리에는 에스트로겐(estrogen), 이소플라본(isoflavone) 성분의 푸에라린(puerarin), 푸에라린 자일로시드(puerarin xyloside), 다이드제인(daidzein), 베타-시토스테롤(β-sitosterol), 아락킨산(arackin acid), 전분 등이 함유되어 있다. 잎에는 로비닌(robinin)이 함유되어 있다.

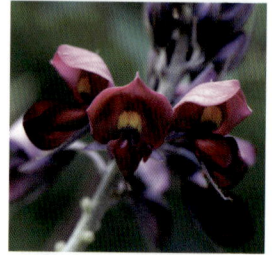
▲ 칡 꽃

칡 약효 뿌리를 약용하는데 생약명은 갈근(葛根)이라고 하며 맛이 달고 매우며 약성은 평범하고 해열, 두통, 발한, 감기, 진정, 전립선암, 여성의 갱년기 장애, 골다공증, 당뇨병, 진경(鎭痙), 지갈, 지사, 이질, 고혈압, 협심증, 해독, 난청(難

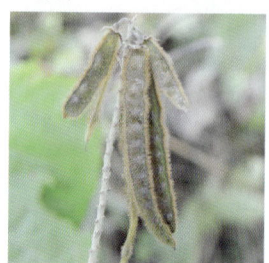
▲ 칡 열매

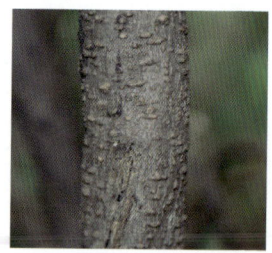
▲ 칡 나무껍질

聽) 등을 치료한다. 꽃의 생약명은 갈화(葛花)라고 하며 주독을 풀고 속쓰림과 오심, 구토, 식욕 부진 등을 치료하며 치질의 내치(內痔) 및 장풍하혈(腸風下血), 토혈 등의 치료에 효과적이다. 칡 추출물은 암의 예방 및 치료와 여성 폐경기 질환의 예방 및 치료, 골다공증의 예방 및 치료에 사용할 수 있다.

약용법 뿌리 1일량 20~30g에 물 900mL를 붓고 반량으로 달여서 매 식후에 복용하거나 짓찧어 즙을 내어 마셔도 된다. 외용할 때는 짓찧어 환부에 붙인다. 꽃 1일량 20~30g에 물 900mL를 붓고 반량으로 달여서 매 식후에 복용한다.

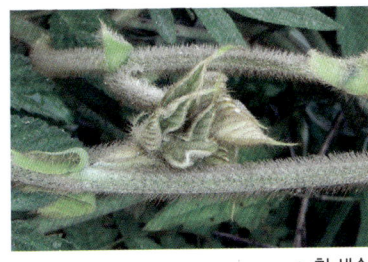
▲ 칡 새순

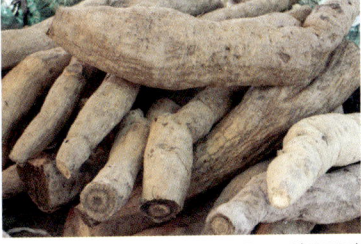
▲ 칡 뿌리(채취품)

칡의 기능성 및 효능에 관한 특허 자료

▶ **갈근 추출물을 함유하는 암 치료 및 예방을 위한 약학조성물**

본 발명은 갈근(칡 뿌리) 추출물을 함유하는 암 치료 및 예방을 위한 약학조성물에 관한 것으로, 보다 구체적으로 본 발명의 추출물은 CT-26 세포와 같은 결장암에서 강력한 항암 활성을 나타낼 뿐만 아니라, 암 조직 성장 억제 및 면역 조절물질들의 생성을 증가시킴을 확인하여 암 질환의 예방, 억제 및 치료에 우수한 항암제 또는 항암 보조제 효능을 갖는 의약품 및 건강기능식품으로서 유용하다.

- 공개번호 : 10-2014-0049218, 출원인 : 원광대학교 산학협력단

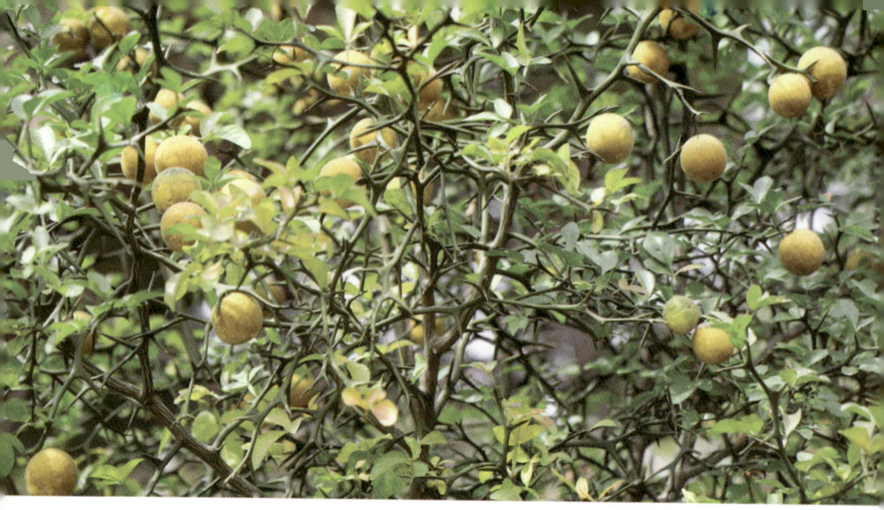

간염, 치통, 치질을 치료하는 탱자나무

- **학명** | *Poncirus trifoliata* (L.) Raf.
- **과명** | 운향과(Rutaceae)
- **생약명** | 구귤(枸橘), 지각(枳殼), 지근피(枳根皮), 구귤엽(枸橘葉), 지실(枳實)
- **이명** | 야등자(野橙子), 취길자(臭桔子), 취극자(臭棘子), 지수(枳樹), 동사자(銅楂子)
- **사용부위** | 열매, 뿌리, 뿌리껍질, 잎
- **채취 시기** | 열매 – 8~9월(열매가 익기 전), 뿌리·뿌리껍질 – 연중 수시, 잎 – 봄·여름
- **맛과 약성** | 열매 – 맛이 맵고 쓰며 약성은 따뜻하다. 뿌리·잎 – 맛이 맵고 약성은 따뜻하다.
- **적용병증** | 건위, 진통, 위통, 타박상, 주독, 해독, 치통, 치질, 거풍, 간염, 살충, 항염, 항알레르기
- **용법** | 내복, 외용

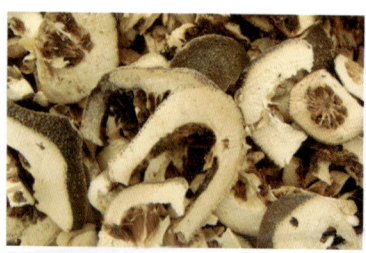

▲ 탱자나무 열매(지각, 약재)

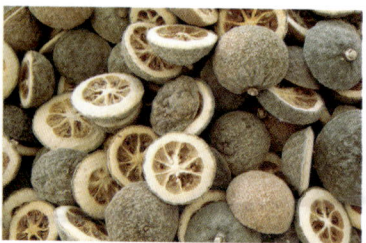

▲ 탱자나무 열매(지실, 약재)

각 부위별 생김새

생태적 특성 중·남부 지방의 마을 근처, 과수원, 울타리 등에 재배하는 낙엽활엽관목으로 높이는 3m 전후로 자란다. 줄기와 가지가 많이 갈라지고 약간 평평하며 3~5cm 정도의 가시가 어긋나 있다. 잎은 3출 겹잎에 어긋나고 잔잎은 타원형 혹은 난형이며 혁질에 가장자리에는 톱니가 있고 잎자루에는 좁은 날개가 붙어 있다. 꽃은 백색으로 5~6월에 먼저 피고 열매는 둥글며 9~10월에 황색으로 익는다.

약초 성분 열매에는 폰시린(poncirin), 헤스페리딘(hesperidin), 로포린(rhofolin), 나린긴(nalingin), 네오헤스피리딘(neohespiridin) 등의 플라보노이드(flavonoid)가 함유되어 있으며 알칼로이드(alkaloid)의 스키미아닌(skimmianine)도 함유되어 있다. 열매껍질에 함유되어 있는 정유의 성분은 알파-피넨(α-pinene), 베타-피넨(β-pinene), 미르센(myrcene), 리모넨(limonene), 캄펜(kaempfen), 감마-테르피넨(γ-terpinene), 파라-시멘(ρ-cymen), 카리오필렌(caryophyllene) 등이 함유되어 있다. 뿌리 및 뿌리껍질에는 리모닌(limonin), 말메신(marmesin), 세세린(seselin), 베타-시토스테롤(β-sitosterol), 폰시

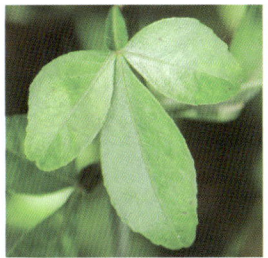
▲ 탱자나무 잎

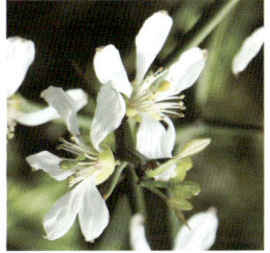
▲ 탱자나무 꽃

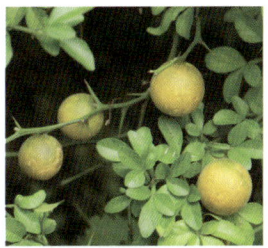
▲ 탱자나무 익은 열매

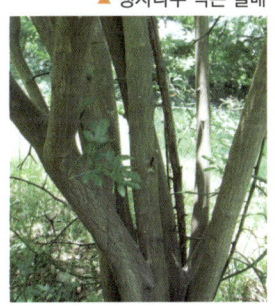
▲ 탱자나무 나무껍질

트린(poncitrin)이 함유되어 있다. 잎에는 폰시린(poncirin), 네오폰시린(neoponcirin), 나린진(naringin), 적은 양의 로이포린(rhoifolin)이 함유되어 있고 꽃에는 폰시티린(poncitirin)이 함유되어 있다.

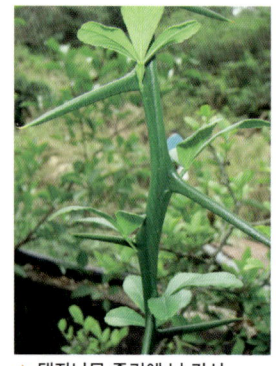
▲ 탱자나무 줄기에 난 가시

탱자나무 약효 덜 익은 열매를 약용하는데 생약명은 구귤(枸橘) 또는 지각(枳殼), 지실(枳實)이라고 하며 맛은 맵고 쓰며 약성이 따뜻하고 건위작용을 하며 소화 불량, 식욕 부진, 변비, 식적(食積), 위통, 위하수, 자궁하수, 치질, 진통, 타박상, 주독 등을 치료한다. 뿌리 및 뿌리껍질의 생약명은 지근피(枳根皮)라고 하여 치통, 치질을 치료한다. 잎의 생약명은 구귤엽(枸橘葉)이라고 하여 거풍(祛風), 제독(除毒)의 치료에 도움을 준다. 탱자나무의 추출물은 B·C형 간염과 항염, 항알레르기, 살충 등의 효능이 있다.

약용법 덜 익은 열매 1일량 20~30g에 물 900mL를 붓고 반량으로 달여서 매 식후에 복용한다. 외용할 때는 환부를 달인 액으로 씻거나 농축액을 바른다. 뿌리 및 뿌리껍질 1일량 20~30g에 물 900mL를 붓고 반량으로 달여서 매 식후에 복용한다. 외용할 때는 달인 액을 입에 머금었다가 뱉어 내고, 달인 액으로 항문을 자주 씻는다. 잎 1일량 30~50g에 물 900mL를 붓고 반량으로 달여서 매 식후에 복용한다.

탱자나무의 기능성 및 효능에 관한 특허 자료

▶ 탱자나무 추출물을 함유하는 B형 간염 치료제

본 발명은 간염 바이러스의 증식을 특이적으로 저해하며 간세포에 대한 독성이 적은 탱자나무의 추출물을 함유하는 B형 간염 치료제에 관한 것이다. 본 발명의 탱자나무 추출물을 유효성분으로 함유하는 B형 간염 치료제는 HBV-P에 대한 선택적이고 강한 저해작용이 있으며 HBV의 증식을 억제할 뿐만 아니라 인체에는 독성이 매우 적기 때문에 간염 치료제로서 매우 유용하다.

― 공개번호 : 특2002-0033942, 특허권자 : (주)내비켐

▶ 탱자나무 추출물을 함유하는 C형 간염 치료제

본 발명은 간염 바이러스의 증식을 특이적으로 저해하며 간세포에 대한 독성이 적은 탱자나무의 추출물을 함유하는 C형 간염 치료제에 관한 것이다. 본 발명의 탱자나무 추출물을 유효성분으로 함유하는 C형 간염 치료제는 HCV-P에 대한 선택적이며 강한 저해작용이 있으며 HCV의 증식을 억제할 뿐만 아니라 인체에는 독성이 매우 적기 때문에 간염 치료제로서 매우 유용하다.

― 공개번호 : 2002-0084312, 출원인 : (주)내비켐

▶ 탱자나무 추출물 또는 이로부터 분리된 화합물을 유효성분으로 함유하는 항염증 및 항알레르기용 조성물

본 발명은 탱자나무 추출물 또는 이로부터 분리된 화합물을 유효성분으로 함유하는 염증 질환 및 알레르기 질환의 예방 및 치료용 조성물에 관한 것으로, 상세하게는 본 발명의 탱자나무 추출물 또는 이로부터 분리된 21α-메틸멜리아노디올(21α-methylmelianodiol) 또는 21β-메틸멜리아노디올(21β-methylmelianodiol)은 인터루킨-5 의존적 Y16 세포의 증식 억제, 세포 주기 변화 및 세포 사멸효과를 나타내므로 염증 질환 및 알레르기 질환의 예방 치료용 약학조성물 및 건강기능식품에 유용하게 사용될 수 있다.

― 공개번호 : 10-2009-0051874, 출원인 : 영남대학교 산학협력단

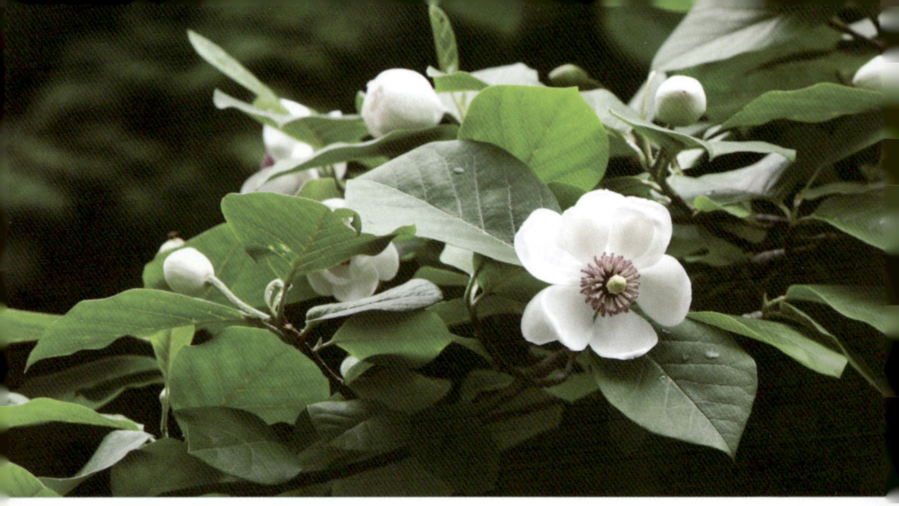

종기, 세균, 기침을 치료하는
함박꽃나무

- **학명** | *Magnolia sieboldii* K.Koch
- **과명** | 목련과(Magnoliaceae)
- **생약명** | 천녀화(天女花), 천녀목란(天女木蘭)
- **이명** | 함백이꽃, 흰뛰함박꽃, 얼룩함박꽃나무
- **사용부위** | 꽃봉오리

- **채취 시기** | 5~6월
- **맛과 약성** | 맛이 쓰고 약성은 차다.
- **적용병증** | 윤폐(潤肺), 진해(鎭咳), 거담(祛痰), 소종(消腫), 해독, 항균
- **용법** | 내복

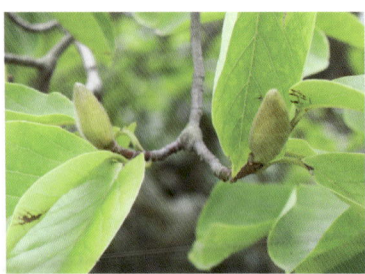
▲ 함박꽃나무 꽃봉오리

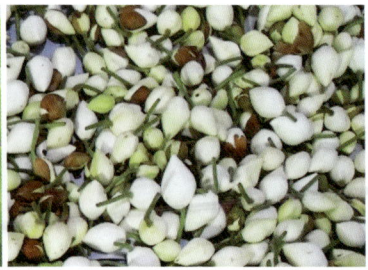
▲ 함박꽃나무 꽃봉오리(채취품)

각 부위별 생김새

생태적 특성 일본, 중국 동북부에 분포하고 우리나라에서는 함경북도를 제외한 전국의 산기슭이나 골짜기에 드물게 자생하는 낙엽활엽소교목으로 높이는 8m 정도이다. 원줄기와 함께 옆에서 많은 줄기가 올라와 수형을 이루고 자라며 어린 가지는 가늘고 담갈색으로 털이 나 있다. 잎은 도란형 및 도란상의 넓은 타원형으로 잎의 뒷면은 담회색의 짧은 털이 있다. 꽃잎은 도란형으로 백색이며 꽃은 어린 가지 끝에 밑으로 늘어지며 5~6월에 피는데 향기가 있다. 열매는 골돌과로 난상의 타원형이고, 8~9월에 붉은색으로 익는다. 씨는 타원형의 붉은빛으로, 이 씨가 익으면 터지면서 실 같은 하얀 줄에 매달린다.

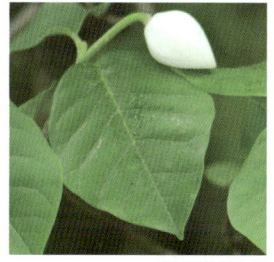
▲ 함박꽃나무 잎

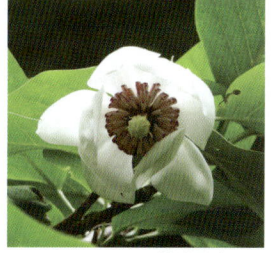
▲ 함박꽃나무 꽃

약초 성분 꽃과 잎에 정유(essential oil)와 에테레알 오일(ethereal oil)이 함유되어 있다.

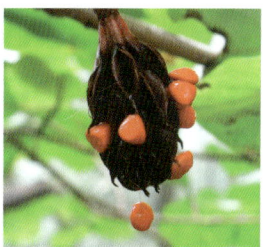
▲ 함박꽃나무 익은 열매

함박꽃나무 약효 꽃봉오리를 약용하는데 생약명은 천녀화(天女花)라고 하며 맛이 쓰고 약성은 찬 성질로 폐를 맑고 깨끗하게 하고 담(痰)을 삭이며 종기의 부기와 독을 해독시킨다. 또한 진정, 안정작용과 소염작용, 각종 세균에 대한 항균효과도 가

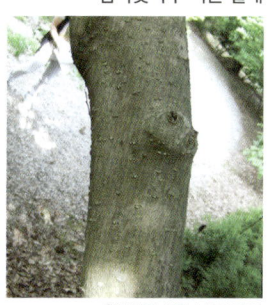
▲ 함박꽃나무 나무껍질

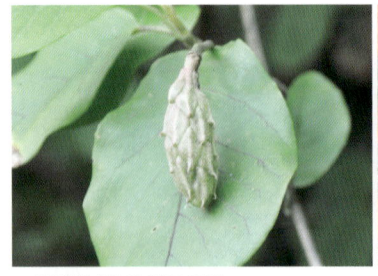
▲ 함박꽃나무 덜 익은 열매

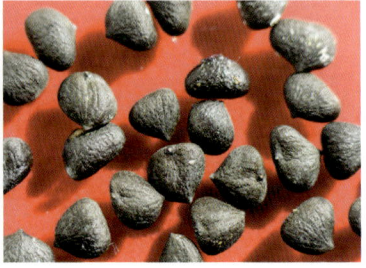
▲ 함박꽃나무 씨

지고 있다. 꽃봉오리의 추출물은 다양한 세균에 탁월한 효과를 나타내는 항생 물질로 사용할 수 있다.

약용법
꽃봉오리 1일량 15~30g에 물 900mL를 붓고 반량으로 달여서 매 식후에 복용한다.

함박꽃나무의 기능성 및 효능에 관한 특허 자료

▶ **함박꽃나무에서 분리한 항생물질**

본 발명은 천연 향료의 원료인 정유(essential oil)로 사용되는 함박꽃나무 꽃 추출물 및 그의 제조 방법에 관한 것으로, 본 발명의 함박꽃나무 꽃 추출물은 다양한 세균에 탁월한 효과를 나타내는 항생물질로 사용될 수 있다.

- 등록번호 : 10-0214802, 출원인 : 신국현

▶ **함박꽃나무 꽃 등의 추출물을 함유하는 보습 및 진정 화장용 조성물**

본 발명은 함박꽃나무 꽃 추출물, 진달래 꽃 추출물, 사과 꽃 추출물을 유효성분으로 함유하는 피부보습용 또는 자극 완화 화장용 조성물에 관한 것으로, 본 발명에 따른 보습용, 화장용 조성물은 각 성분을 단독으로 사용한 경우에 비해 보습력 및 자극 완화효과가 탁월하므로 피부보습용 및 자극 완화 화장용 조성물로 유용하게 이용될 수 있다.

- 등록번호 : 10-1317430, 출원인 : 이상목

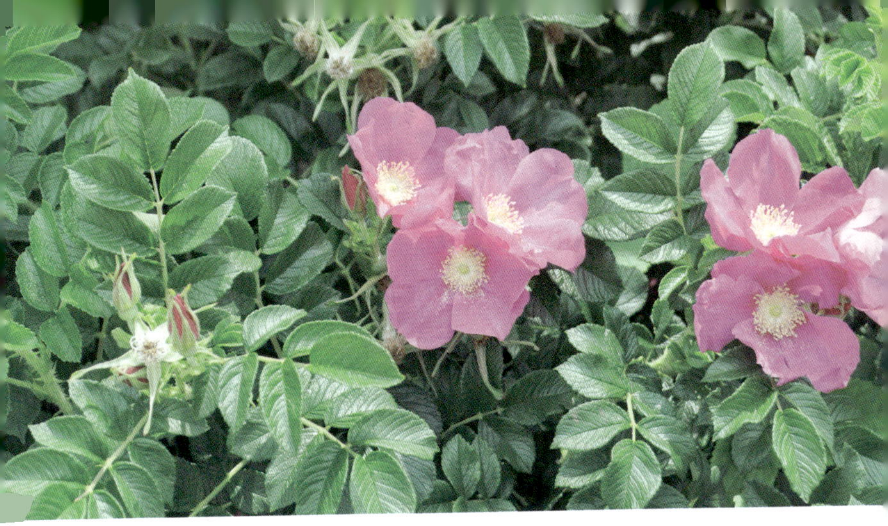

당뇨병, 암, 월경 불순, 치통을 치료하는
해당화

- **학명** | *Rosa rugosa* Thunb.
  = [*Magnolia sieboldii* K. Koch]
- **과명** | 장미과(Rosaceae)
- **생약명** | 매괴화(玫瑰花)
- **이명** | 해당나무, 해당과(海棠果)
- **사용부위** | 꽃

- **채취 시기** | 5~6월(막 피어난 꽃)
- **맛과 약성** | 맛이 달고 약간 쓰며 약성은 따뜻하고 무독하다.
- **적용병증** | 치통, 관절염, 토혈, 객혈, 월경 불순, 적·백대하, 이질, 종독, 당뇨병, 항산화, 항암
- **용법** | 내복

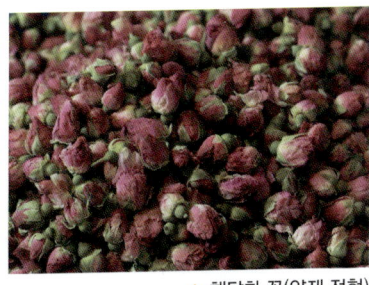
▲ 해당화 꽃(약재 전형)

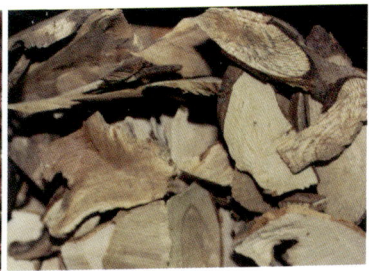
▲ 해당화 뿌리(약재)

각 부위별 생김새

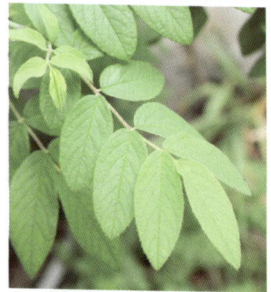
▲ 해당화 잎

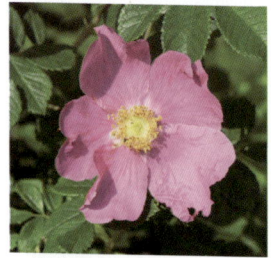
▲ 해당화 꽃

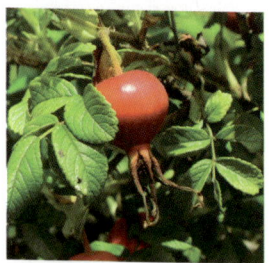
▲ 해당화 열매

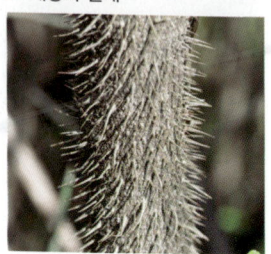
▲ 해당화 나무껍질

생태적 특성 전국의 바닷가 및 산기슭에 자생하는 낙엽활엽관목으로 높이가 1.5m 전후로 자란다. 줄기는 굵고 튼튼하며 가시가 나 있고 또 자모(刺毛)와 융모(絨毛)가 있으며 가시에도 융모가 있다. 잎은 5~9개의 잔잎이 날개깃 모양의 겹잎으로 타원형 또는 타원상 도란형에 어긋나고 끝이 뾰족하거나 둔하며 끝부분은 원형 또는 쐐기형에 가장자리에는 가는 톱니가 나 있다. 꽃은 햇가지 끝에 원뿔꽃차례를 이루며 5~6월에 백색 또는 홍색으로 피고 열매는 평평한 구형에 등홍색 또는 암적색으로 8~9월에 익는다.

약초 성분 신선한 꽃에는 정유가 함유되어 있고 그 주요 성분은 시트로넬롤(citronellol), 게라니올(geraniol), 네롤(nerol), 오이게놀(eugenol), 페닐에칠 알코올(phenylethyl alcohol) 등이며 그 외 퀘르세틴(quercetin), 타닌(tannin), 시아닌(cyanin) 고미질, 황색소, 유기산, 지방유, 베타-카로틴(β-carotene)이 함유되어 있다.

해당화 약효 꽃을 관상용, 공업용, 밀원용으로 기르거나 약용하는데 생약명은 매괴화(玫瑰花)라고 하며 맛이 달고 약간 쓰며 약성은 따뜻하고 독성은 없으며 기를 다스려 우울한 정신을 맑게 하고 어혈을 풀며 혈액 순환을 원활히 하는 효능이 있다. 그리고 치통, 진통, 관절염, 토혈, 객혈, 월경 불순, 적대하, 백대하, 이질, 종독 등을 치료한다. 잎차는 당뇨병의 예방 및 치료, 항산화 효과가 있고, 줄기 추출물은 항암 효과 특히 호르몬 수용체 매개암인 전립선 암의 예방과 개선 또는 치료에 뛰어난 효과가 있다는 연구 결과도 나왔다.

약용법 꽃 1일량 20~30g에 물 900mL를 붓고 반량으로 달여서 매 식후에 복용한다.

해당화의 기능성 및 효능에 관한 특허 자료

▶ 해당화 줄기 추출물을 포함하는 암 예방 또는 치료용 조성물
본 발명에 따른 해당화 줄기 추출물은 히스톤 아세틸 전이효소의 활성을 억제하는 효과가 우수하여 암, 특히 호르몬 수용체 매개 암, 예를 들어 전립선암의 예방, 개선 또는 치료에 뛰어난 효과가 있다.
― 등록번호 : 10-0927431, 출원인 : 연세대학교 산학협력단

▶ 항당뇨와 항산화 효능이 있는 해당화 잎차 제조 방법
해당화의 독성을 현저히 감소시키고 항당뇨병, 항산화 및 항지질 효과를 지닌 기능성 성분이 증가되며 해당화 특유의 향과 맛이 어우러진 새로운 형태의 해당화 옥록차를 제공하는 것에 관한 것이다.
― 등록번호 : 10-1006375, 출원인 : 전라남도

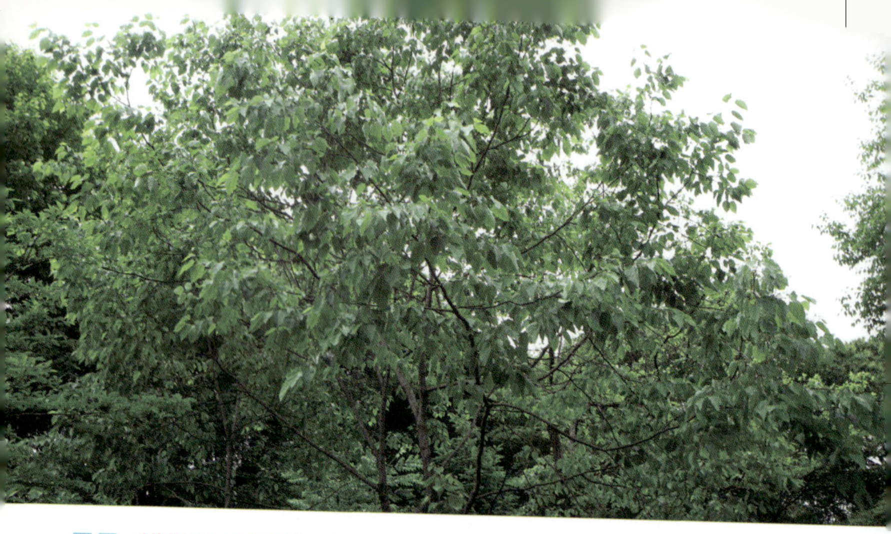

주독, 액취증, 비만을 치료하는

헛개나무

- **학명** | *Hovenia dulcis* Thunb.
- **과명** | 갈매나뭇과(Rhamnaceae)
- **생약명** | 지구자(枳椇子), 지구근(枳椇根), 지구목피(枳椇木皮), 지구목즙(枳椇木汁)
- **이명** | 홋개나무, 호리깨나무, 볼게나무, 고려호리깨나무, 민헛개나무, 지구, 범호리깨나무, 호리깨나무, 이조수, 금조이
- **사용부위** | 열매, 뿌리, 나무껍질, 줄기 목즙
- **채취 시기** | 열매-10~11월, 뿌리-9~10월, 나무껍질·줄기 목즙-연중 수시
- **맛과 약성** | 열매-맛이 달고 시며 약성은 평범하고 무독하다. 뿌리-맛이 떫고 약성은 따뜻하다. 나무껍질-맛이 달고 약성은 따뜻하며 무독하다. 줄기 목즙-맛이 달고 약성은 평범하며 무독하다.
- **적용병증** | 주독(酒毒), 번열(煩熱), 구갈(口渴), 구토, 대소변 불리, 근골통, 오장(五臟)과 오치(五痔), 활혈(活血), 소화 불량, 액취(腋臭), 간기능 개선, 항염, 비만
- **용법** | 내복, 외용

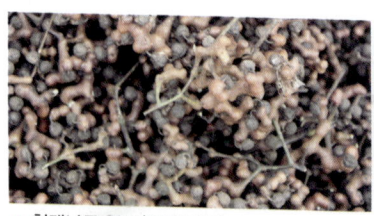

▲ 헛개나무 열매(약재 전형)

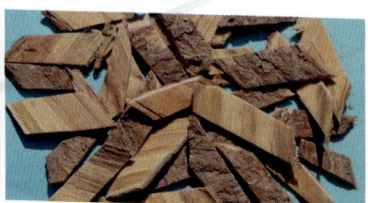

▲ 헛개나무 뿌리껍질(약재)

생태적 특성 전국 산 중턱 숲속에 분포하는 낙엽활엽교목으로 높이는 10m 전후로 자라며 어린 가지는 흑갈색에 잎은 어긋나고 광난형 또는 타원형이다. 잎의 밑부분은 원형 또는 심장형으로 가장자리에는 둔한 톱니가 있고 윗면은 털이 없으며 뒷면은 털이 있거나 없는 것도 있다. 꽃은 취산꽃차례로 잎겨드랑이 또는 가지 끝부분에 달려 5~6월에 황록색으로 피고 열매는 원형 혹은 타원형에 9~10월에 홍갈색으로 익는다.

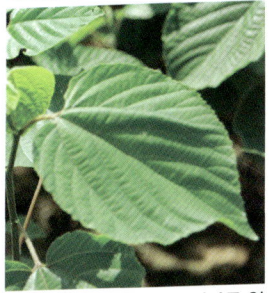
▲ 헛개나무 잎

약초 성분 열매에 다량의 포도당, 사과산, 칼슘이 함유되어 있다. 뿌리 및 나무껍질에는 펩타이드알칼로이드(peptidealkaloid)인 프랑구라닌(frangulanine), 호베닌(hovenine)을 함유하고 또 호베노사이드(hovenoside)도 함유되어 있다. 목즙(木汁)에는 트리테르페노이드(triterpenoid)의 호벤(hoven)산을 함유한다.

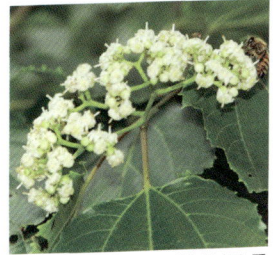
▲ 헛개나무 꽃

헛개나무 약효 열매의 생약명은 지구자(枳椇子)라고 하며 맛은 달고 시며 약성은 평범하고 독성이 없다. 주독을 풀고 대변과 소변을 잘 나오게 하며 번열, 구갈, 구토, 사지마비 등을 치료한다. 헛개나무의

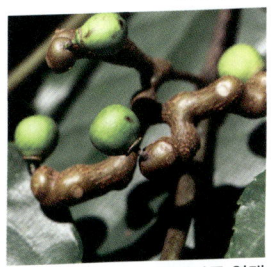
▲ 헛개나무 열매

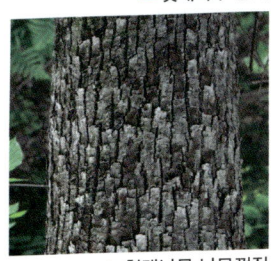
▲ 헛개나무 나무껍질

열매 추출물은 항염, 간기능 개선과 같은 효능이 있고, 헛개나무의 추출물은 비만의 예방 및 치료에 효과가 있다. 뿌리의 생약명은 지구근(枳椇根)이라고 하여 관절통, 근골통, 타박상을 치료한다. 나무껍질의 생약명은 지구목피(枳椇木皮)라고 하여 오치를 다스리고 오장을 조화시킨다. 목즙(木汁)의 생약명은 지구목즙(枳椇木汁)이라고 하며 겨드랑이에서 나는 액취증을 치료한다.

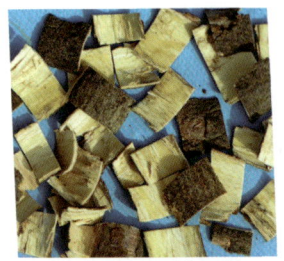
▲ 헛개나무 나무껍질(약재)

약용법

열매 1일량 30~50g에 물 900mL를 붓고 반량으로 달여서 매 식후에 복용한다. **뿌리** 1일량 100~200g에 물 900mL를 붓고 반량으로 달여서 매 식후에 복용한다. 외용할 때는 짓찧어서 환부에 도포한다. **나무껍질** 1일량 30~50g에 물 900mL를 붓고 반량으로 달여서 매 식후에 복용한다. 외용할 때는 열탕에 달인 액으로 환부를 씻는다. **목즙**은 헛개나무에 구멍을 뚫고 흘러나오는 액즙을 환부에 그대로 바르거나 액즙을 끓여 뜨거울 때 바르기도 한다.

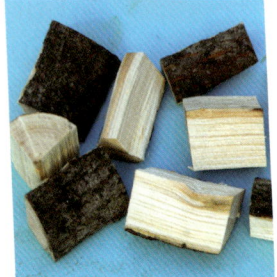
▲ 헛개나무 목질부(약재 전형)

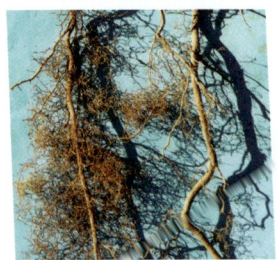
▲ 헛개나무 뿌리(채취품)

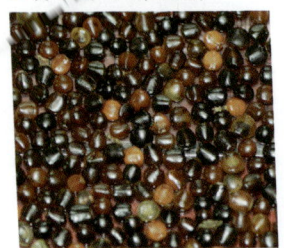
▲ 헛개나무 씨

헛개나무의 기능성 및 효능에 관한 특허 자료

▶ **헛개나무 열매 추출물을 함유하는 간 기능 개선용 조성물의 제조 방법**

본 발명은 헛개나무 열매에서 씨를 제거하여 얻은 과육을 세절하여 과육의 중량 대비 1~10배의 물을 사입하여 1~2기압, 80~120℃로 1~12시간 동안 열수 추출하고, 상기 열수 추출액을 여과하여 얻은 추출물을 65~75Brix(브릭스)로 농축하고, 상기 농축물을 건조하고 분말화한 고체 분산체를 유효성분으로 함유하는 간 기능 개선용 조성물을 포함한다.

- 공개번호 : 10-2004-0052123, 출원인 : (주)광개토바이오텍

▶ **헛개나무 열매 추출물을 함유하는 항염증제 및 이의 용도**

본 발명은 헛개나무 열매 추출물을 유효성분으로 함유하는 항염증제 및 이의 용도에 관한 것이다. 특히 본 발명은 알레르기를 유발하지 않고 세포 독성이 없어 피부에 안전하며, 프로스타글란딘의 생성을 억제하는 우수한 항염증효과를 갖는 헛개나무 열매 추출물을 제공한다.

- 공개번호 : 10-2006-0099225, 출원인 : (주)엘지생활건강

▶ **헛개나무 추출물을 포함하는 비만 예방 및 치료를 위한 조성물**

본 발명은 헛개나무 추출물을 유효성분으로 포함하는 비만 예방 및 치료용 조성물에 관한 것이다. 헛개나무 줄기 추출물은 체내의 전체적인 에너지 대사 효율에 영향을 미침으로써 동일한 양을 섭취하더라도 체내에 흡수되는 에너지의 양을 효과적으로 낮추어주어 비만의 예방 및 치료용 조성물로 이용될 수 있다.

- 공개번호 : 10-2005-0079913, 출원인 : (주)엠디케스팅

【혼동하기 쉬운 나무 비교】

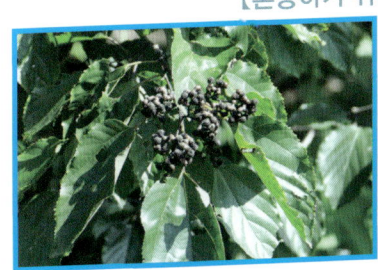

헛개나무

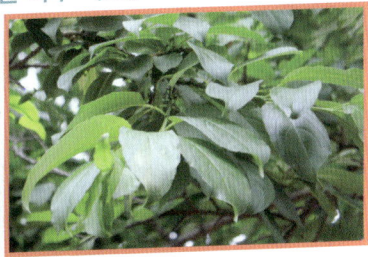

갈매나무

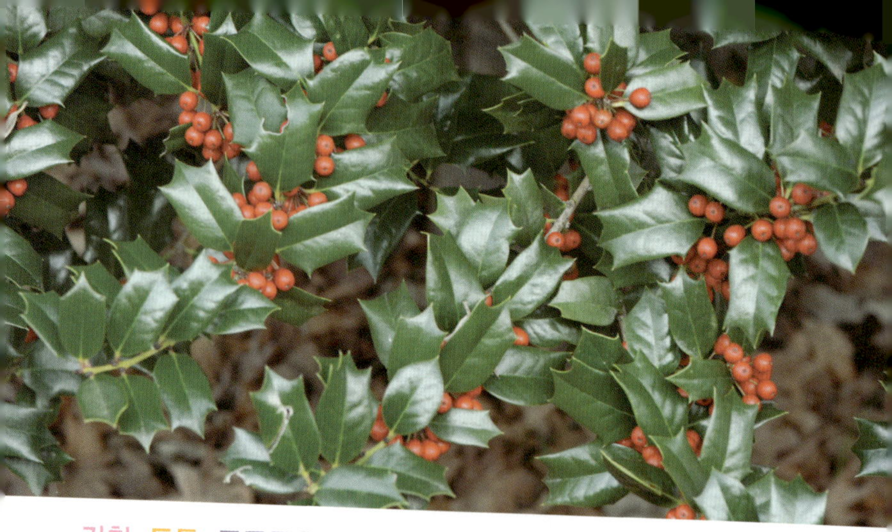

기침, 두통, 근골통을 치료하는 호랑가시나무

- **학명** | *Ilex cornuta* Lindl. ex Paxton
- **과명** | 감탕나뭇과(Aquifoliaceae)
- **생약명** | 묘아자(猫兒子), 구골엽(枸骨葉), 구골근(枸骨根), 구골수피(枸骨樹皮)
- **이명** | 묘아자나무, 묘아자, 둥근잎호랑가시, 호랑이가시나무, 범의발나무, 공로자(功勞子), 노호자(老虎刺)
- **사용부위** | 열매, 잎, 뿌리, 나무껍질
- **채취 시기** | 열매-9~10월, 잎-8~10월, 뿌리-연중 수시, 나무껍질-봄·여름
- **맛과 약성** | 열매-맛이 달고 약성은 따뜻하다. 잎-맛이 쓰고 약성은 시원하며 무독하다. 뿌리-맛이 쓰고 약성은 약간 차며 무독하다. 나무껍질-맛이 약간 쓰고 약성은 시원하며 무독하다.
- **적용병증** | 강장, 강정, 신체 허약, 양기 부족, 유정, 근골통, 거풍, 기침, 수렴, 두통
- **용법** | 내복, 외용

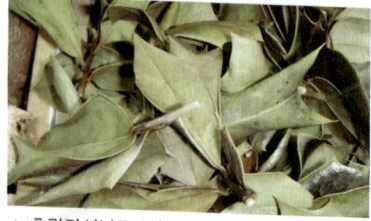
▲ 호랑가시나무 잎(약재 전형)

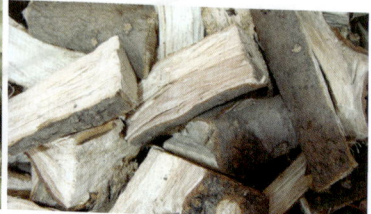
▲ 호랑가시나무 나무껍질(약재 전형)

각 부위별 생김새

생태적 특성 남부 지방에 분포하는 상록활엽 관목으로 높이는 2~3m 정도이며 가지는 많이 갈라지고 잎과 가지에 털이 없다. 잎은 혁질에 타원상 육각형으로 각점(角點)이 가시로 되어 있고 짙은 녹색을 띠며 윤채가 난다. 꽃은 산형꽃차례로 5~6개씩 달려 4~5월에 백색으로 피고 향기가 있다. 열매는 핵과로 둥글고 10~12월에 적색으로 익으며 씨는 4개씩 들어 있다.

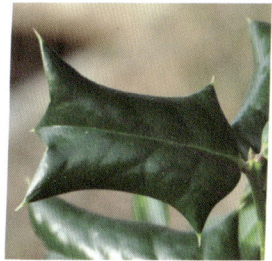
▲ 호랑가시나무 잎

약초 성분 열매에는 알칼로이드(alkaloid), 사포닌(saponin), 타닌(tannin), 고미질 등이 함유되어 있고, 잎에는 카페인(caffeine), 사포닌(saponin), 타닌(tannin), 고미질 등이 함유되어 있으며, 뿌리에는 사포닌(saponin), 타닌(tannin) 등이 함유되어 있다. 나무껍질에는 카페인(caffeine), 사포닌(saponin), 타닌(tannin), 고미질, 전분 등이 함유되어 있다.

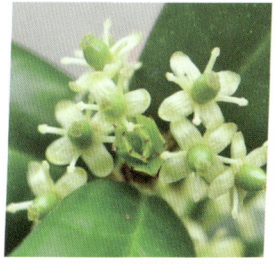
▲ 호랑가시나무 암꽃

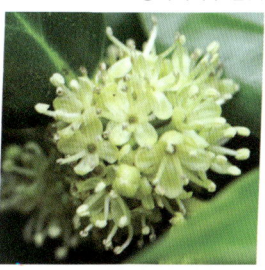
▲ 호랑가시나무 수꽃

호랑가시나무 약효 열매를 약용하는데 생약명은 묘아자(猫兒子)라고 하며 맛은 달고 약성은 따뜻하며 자양강장작용을 하고 혈액 순환을 돕고 양기 부족이나 신체 허약증을 개선시키며 유정(遺精), 수렴, 두통, 근골통(筋骨痛), 타박상, 어혈(瘀血) 등을

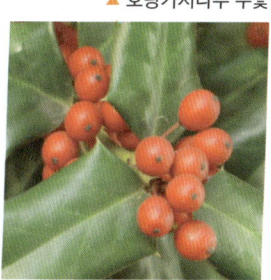
▲ 호랑가시나무 열매

치료한다. 잎의 생약명은 구골엽(枸骨葉)이라고 하여 거풍(祛風), 강장(强壯) 등의 효능을 가지고 요통, 신경통, 중풍으로 인한 저림과 통증, 결핵성 기침, 가래 등을 치료한다. 뿌리의 생약명은 구골근(枸骨根)이라 하여 보간(補肝), 보신(補腎), 청열, 요슬통(腰膝痛), 수렴(收斂), 관절통, 두풍(頭風), 안적(眼赤), 치통 등을 치료한다. 나무껍질의 생약명은 구골수피(枸骨樹皮)라고 하며 보간, 보신과 신체 허약을 돕는다.

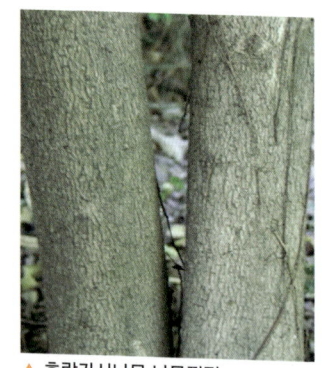
▲ 호랑가시나무 나무껍질

약용법

열매 1일량 30~50g에 물 900mL를 붓고 반량으로 달여서 매 식후에 복용한다. 외용할 때는 짓찧어서 환부에 도포한다. 잎 1일량 20~30g에 물 900mL를 붓고 반량으로 달여서 매 식후에 복용한다. 뿌리 1일량 30~50g에 물 900mL를 붓고 반량으로 달여서 매 식후에 복용한다. 나무껍질 1일량 40~80g에 물 900mL를 붓고 반량으로 달여서 매 식후에 복용한다.

【혼동하기 쉬운 나무 비교】

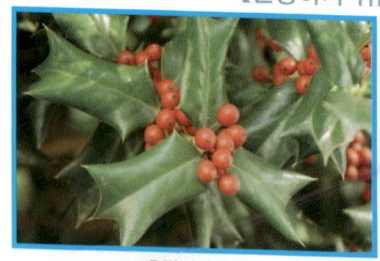
호랑가시나무

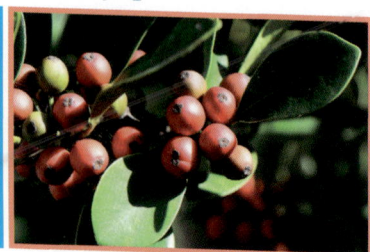
감탕나무

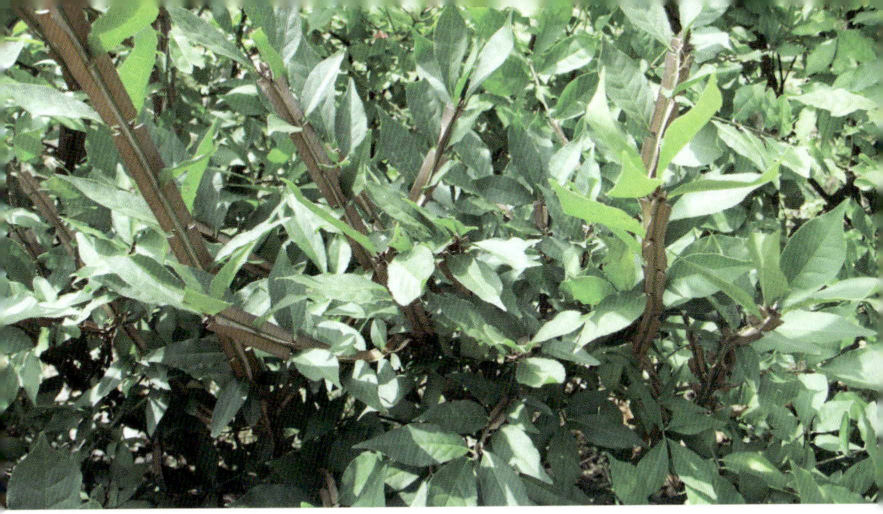

대하증, 당뇨병, 피부병을 치료하는
화살나무

- **학명** | *Euonymus alatus* (Thunb.) Siebold
- **과명** | 노박덩굴과(Celastraceae)
- **생약명** | 귀전우(鬼箭羽)
- **이명** | 흔립나무, 훗잎나무, 참빗나무, 참빗살나무, 챔빗나무, 위모(衛矛), 귀전(鬼箭), 사능수(四綾樹), 파능압자(巴綾鴨子)
- **사용부위** | 가지의 날개(코르크질=귀전우)

- **채취 시기** | 연중 수시
- **맛과 약성** | 맛이 쓰고 약성은 차다.
- **적용병증** | 항암, 혈당 강하, 통경(通經), 산후어혈, 충적 복통, 자궁 출혈, 피부병, 대하증, 심통, 당뇨병
- **용법** | 내복, 외용

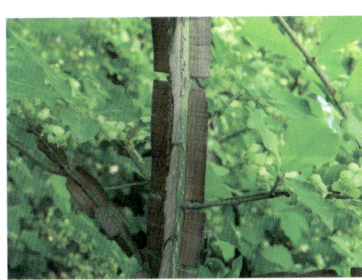
▲ 화살나무 가지의 날개

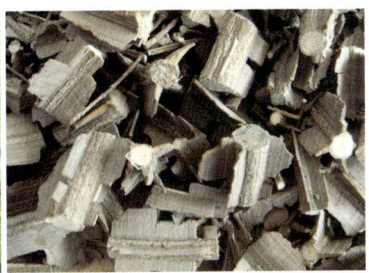
▲ 화살나무 가지의 날개(약재)

각 부위별 생김새

생태적 특성

전국 산야에 분포하는 낙엽활엽관목으로 높이가 3m 전후로 자란다. 가지는 많이 갈라지고 어린 가지는 보통 네모각에 녹색을 띠고 있다. 굵은 가지는 납작하고 가느다란 코르크질의 날개가 붙어 있으며 넓이가 대개 1cm 정도에 다갈색이다. 잎은 홑잎이 비스듬히 나는데 도란형 혹은 타원형으로 양끝이 뾰족하고 밑부분에 작은 톱니가 있으며 윗면은 윤채가 있는 녹색이고 뒷면은 담녹색에 잎자루가 2mm 정도이다. 꽃은 양성화로서 취산꽃차례를 이루며 5~6월에 담황록색으로 꽃이 핀다. 열매는 삭과로 타원형이고, 9~10월에 익으면 담갈색의 열매껍질이 벌어지고 그 속에서 빨간 씨가 나온다.

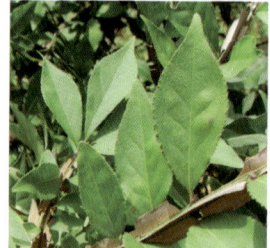
▲ 화살나무 잎

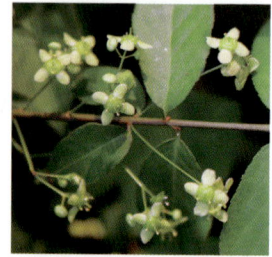
▲ 화살나무 꽃

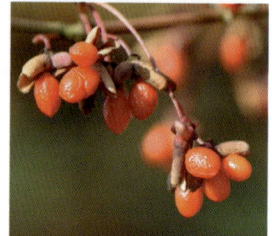
▲ 화살나무 열매

약초 성분

잎에는 플라보노이드(flavonoid)로 로이코시야니딘(leucocyanidin), 로이코델피니딘(leucodelphinidin), 퀘르세틴(quercetin), 캠페롤(kaempferol), 에피후리에데라놀(epifriedelanol), 프리에데린(friedelin), 둘시톨(dulcitol) 등이 함유되어 있다. 열매에는 알칼로이드로 에보닌(evonine), 네오에보닌(neoevonin), 아라타민(alatamine), 윌호르딘(wilfordine), 아라투시닌(alatusinin), 네오아라타민(neoalatamine) 등이

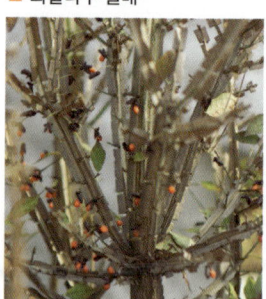
▲ 화살나무 가지

함유되어 있다. 그 외 칼데노라이드(cardenolide)로서 아코베노시게닌 (acovenosigenin) A, 에우오니모시드(euonymoside) A, 에우오니무소시드 (euonymusoside) A 등이 함유되어 있다. 가지의 날개는 칼데노라이드 (cardenolide)계 성분인 아코베노시게닌 A(acovenosigenin A 3-O-α-L-rhamnopyranoside)와 에우오니모시드(euonymoside) A, 에우오니무소시드 (euonymusoside) A는 몇 종류의 암세포주에 대해서 세포 독성을 나타낸다.

화살나무 약효

가지에 날개 모양으로 달린 익상물(翼狀物)을 약용하는데 생약명은 귀전우(鬼箭羽)라고 하며 맛이 쓰고 약성은 차며 산후 어혈, 충적 복통, 피부병, 대하증, 항암, 심통, 당뇨병, 통경, 자궁 출혈 등을 치료한다. 화살나무의 추출물은 항암 활성 및 항암제 보조용으로 사용한다.

약용법

가지의 날개 1일량 20~30g에 물 900mL를 붓고 반량으로 달여서 매 식후에 복용한다. 외용할 때는 가지의 날개(귀전우)를 짓찧어 참기름과 혼합하여 환부에 도포한다.

주의: 임산부는 복용을 금지한다.

화살나무의 기능성 및 효능에 관한 특허 자료

▶ 항암 활성 및 항암제의 보조제 역할을 하는 화살나무 수용성 추출물

본 발명은 화살나무 수용성 추출물 및 이의 용도에 관한 것으로서 더욱 상세하게는 화살나무를 유기용매로 처리하여 유기용매 용해성 분획을 제거한 후 남은 잔사를 물로 추출하여 기존의 화살나무 수추출물과는 다른 새로운 수용성 추출물을 얻고, 이 수용성 추출물이 항암 활성을 가지고, 또한 항암제의 보조제 역할로 항암제의 독성 완화 및 활성을 증강시키는 등의 효능이 강하고 독특한 생리활성을 밝힘으로써 이를 이용한 항암 및 항암제 보조용의 기능성 건강식품의 제조에 관한 것이다.

- 공개번호 : 10-2004-0097446, 출원인 : 동성제약(주) · 이정호

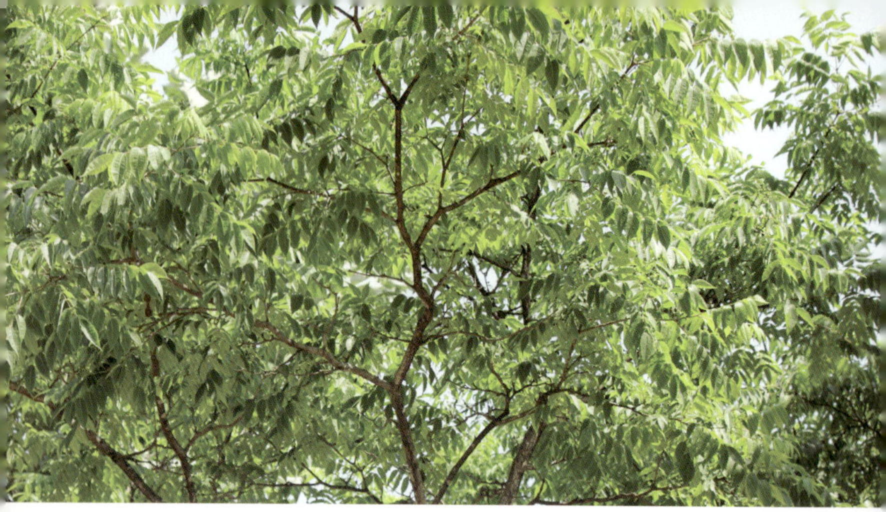

신경통, 위·장염, 타박상을 치료하는
황벽나무

- **학명** | *Phellodendron amurense* Rupr.
- **과명** | 운향과(Rutaceae)
- **생약명** | 황백(黃柏), 황벽(黃蘗), 황벽피(黃蘗皮)
- **이명** | 황경피나무, 황병나무, 황병피나무
- **사용부위** | 나무껍질

- **채취 시기** | 3~6월(10년 이상 된 나무)
- **맛과 약성** | 맛이 쓰고 약성은 차다.
- **적용병증** | 고미건위, 지사, 정장, 수렴, 위장염, 복통, 황달, 신경통, 타박상, 항균, 항진균, 항염, 진통
- **용법** | 내복, 외용

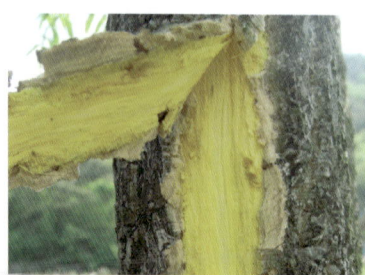
▲ 황벽나무 나무껍질 속

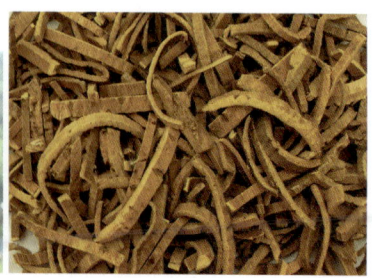
▲ 황벽나무 나무껍질(약재)

각 부위별 생김새

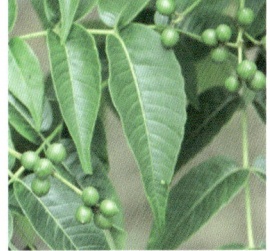
▲ 황벽나무 잎

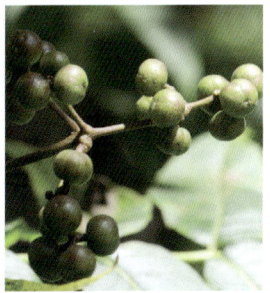
▲ 황벽나무 덜 익은 열매

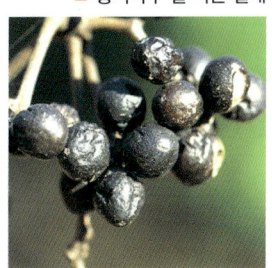
▲ 황벽나무 익은 열매

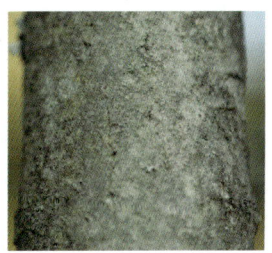
▲ 황벽나무 나무껍질

생태적 특성 전국에 분포하는 낙엽활엽교목으로 높이는 10m 전후로 자라고 나무껍질은 회색이며 두꺼운 코르크층이 발달하여 깊이 갈라지고 속껍질은 황색이다. 잎은 홀수깃꼴겹잎으로 마주나고 잔잎은 5~13개에 난형 또는 피침상 난형이고 끝은 뾰족하며 밑부분은 좌우가 같지 않고 가장자리는 가늘고 둥근 톱니가 있거나 밋밋하다. 꽃은 암수딴그루로 원뿔꽃차례를 이루며 6월에 황색 또는 황록색으로 피고 열매는 핵과로 둥글고 9~10월에 흑색이나 자흑색으로 익는다.

약초 성분 나무껍질에 알칼로이드(alkaloid)가 함유되었으며 주성분이 베르베린(berberine)과 팔미틴(palmitin), 자테올리진(jateorrhizine), 펠로덴드린(phellodendrine), 칸디신(candicine), 메니스펠민(menispermine), 마그노호로린(magnoflorine) 등이다. 후로퀴노린 타입 알칼로이드(furoquinoline-type alkaloid)는 딕타민(dictamine), 감마-화가린(γ-fagarine), 스키미아닌(skimmianine=β-fagarine)이고 리모노이드(limonoid) 고미질로서 오바쿠논(obacunone), 리모닌(limonin) 등이고 피토스테롤(phytosterol)으로서 캄페스테롤(campesterol), 베타-시토스테

롤(β-sitosterol), 플라보노이드(flavonoid)로서 펠로덴신 A~C(phellodensin A~C), 아무렌신(amurensin), 퀘르세틴(quercetin), 캠페롤(kaempferol), 펠라무레틴(phellamuretin), 펠라무린(phellamurin) 등이며 쿠마린(coumarin)으로서는 펠로데놀 A~C(phellodenol A~C) 등이 함유되어 있다.

황벽나무 약효

나무껍질에서 외피의 코르크질을 제거하고 속껍질을 약용하는데 생약명은 황백(黃柏) 또는 황백피(黃柏皮)라고 하며 맛이 쓰고 약성은 차며 고미 건위제로 건위, 지사, 정장작용이 뛰어나고 또 소염성 수렴제로 위장염, 복통, 황달 등의 치료에 쓴다. 또한 신경통이나 타박상에 외용으로 쓰기도 한다. 한편 약리 실험에서는 항균, 항진균, 항염작용 등이 밝혀지기도 했다. 그 외 약리 효과는 미약하지만 고혈압, 근수축력 증강작용, 해열, 콜레스테롤 저하작용을 한다. 나무껍질과 지모(知母)를 혼합하여 물로 추출한 추출물은 소염, 진통 효과가 있고, 나무껍질에서 추출한 추출물은 약물 중독의 예방 및 치료에 효과가 있다.

약용법

나무껍질 1일량 20~30g에 물 900mL를 붓고 반량으로 달여서 매 식후에 복용한다. 외용할 때는 짓찧어서 환부에 도포한다.

주의 : 비장이 허하여 설사를 하는 사람이나 위가 약하고 식욕이 부진한 사람은 황백을 금지하는 것이 좋다.

황벽나무의 기능성 및 효능에 관한 특허 자료

▶ 황백을 이용한 약물 중독 예방 및 치료를 위한 약제학적 조성물

본 발명은 황백(黃柏, 황벽나무 껍질)에서 추출한 물질로서, 중독성 약물의 반복 투여에 따라 증가되는 도파민의 작용을 억제시키는 물질을 유효 성분으로 포함하는 황백을 이용한 약물 중독 예방 및 치료를 위한 약제학적 조성물을 제공한다.

- 공개번호 : 10-2004-0097425, 출원인 : 심인섭

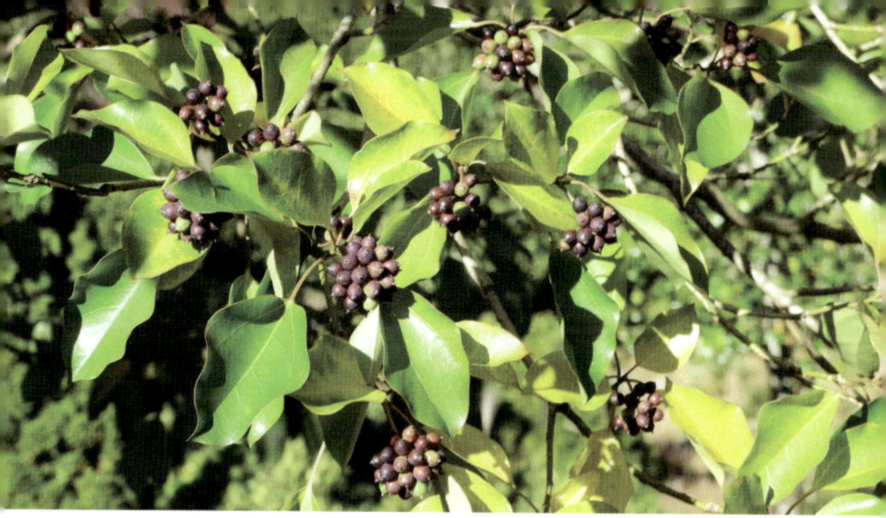

편두통, 신경통, 당뇨병을 치료하는
황칠나무

- **학명** | *Dendropanax trifidus* (Thunb.) Makino ex Hara = [*Dendropanax morbifera* H. Lèv]
- **과명** | 두릅나뭇과(Araliaceae)
- **생약명** | 풍하이(楓荷梨), 황칠(黃漆)
- **이명** | 황제목(黃帝木), 수삼(樹參), 압각목(鴨脚木), 압장시(鴨掌柴), 노란옻나무, 황칠목(黃漆木), 금계지(金鷄趾)

- **사용부위** | 뿌리줄기, 잎, 수지(樹脂)
- **채취 시기** | 가을, 겨울
- **맛과 약성** | 맛이 달고 약성은 따뜻하다.
- **적용병증** | 자양강장, 강정, 면역 증강, 항산화, 항암, 간보호, 당뇨병, 고혈압, 진정, 신경통, 진통, 건위, 소염, 해독, 월경 불순, 편두통, 지혈
- **용법** | 내복

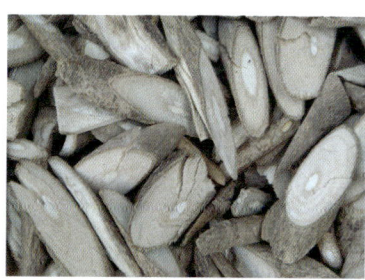
▲ 황칠나무 뿌리줄기(약재)

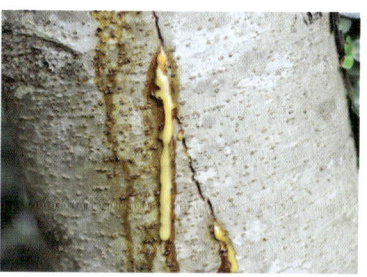
▲ 황칠나무 수액

생태적 특성 상록활엽교목으로 높이는 15m 전후로 자란다. 우리나라의 특산 식물이며 제주도를 비롯해 남부 지방 등지의 해변과 섬지방의 산기슭이나 수림 속에서 자생하거나 재배하는 방향성 식물이다. 어린 가지는 녹색이며 털이 없고 윤채가 난다. 잎은 난형 또는 타원형에 어긋나고 가장자리에는 톱니가 없거나 3~5개로 갈라진다. 꽃은 양성화에 산형꽃차례로 가지 끝에 1개씩 달리고 6월에 백색으로 핀다. 열매는 핵과로 타원형이고 10월에 흑색으로 익는다.

약초 성분 뿌리줄기, 잎, 수지 등에는 정유가 함유되어 있고 정유중에는 베타-엘레멘(β-elemene), 베타-셀리넨(β-selinene), 게르마크렌 D(germacrene D), 카디넨(cadinene), 베타-쿠베벤(β-cubebene)이 함유되어 있다. 트리테르페노이드(triterpenoid)의 알파-아미린(α-amyrin), 베타-아미린(β-amyrin), 오레이포리오시드(oleifolioside) A·B가 함유되고 포리아세티렌(polyacetylenee)과 스테로이드(steroid) 중에는 베타-시토스테롤(β-sitosterol)이 함유되고 카로테노이드(carotenoid), 리그난(lignan),

각 부위별 생김새

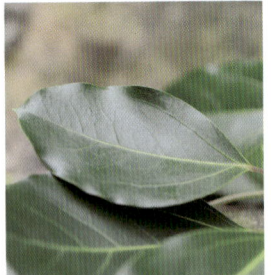
▲ 황칠나무 잎

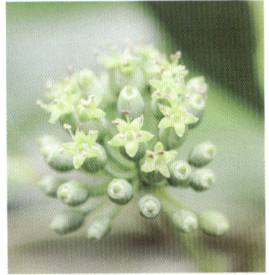
▲ 황칠나무 꽃

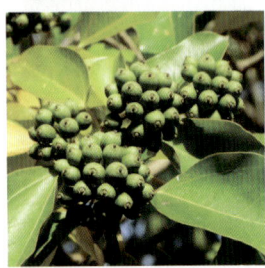
▲ 황칠나무 덜 익은 열매

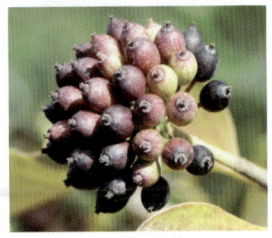
▲ 황칠나무 익은 열매

지방산 그리고 글루코오스(glucose), 프룩토오스(fructose), 자일로스(xylose), 아미노산에는 아르기닌, 글루탐산 등 그외 단백질, 비타민 C, 타닌(tannin), Ca, K 등 다양한 성분이 함유되어 있다.

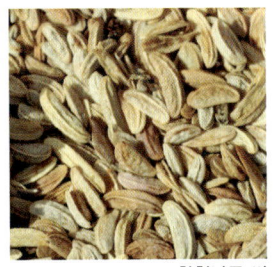

▲ 황칠나무 씨

황칠나무 약효 뿌리줄기는 항산화작용을 하여 성인병의 예방 및 치료에 특별한 효과를 가지고 있다. 자양강장, 피로 회복, 간기능 개선, 지방간, 해독, 콜레스테롤 수치 저하, 혈액 순환, 당뇨병, 고혈압, 강정, 진정, 우울증, 건위, 위장 질환, 청열, 지혈, 구토, 설사, 월경 불순, 면역 증강, 신경통, 관절염, 진통, 말라리아, 항염, 항균, 항암 등의 치료 효과가 있다. 황칠나무의 추출물은 간염, 간경화, 황달, 지방간 등과 같은 간질환을 예방하거나 치료한다. 황칠나무의 잎 추출물은 장운동을 촉진하며 변비를 치료한다.

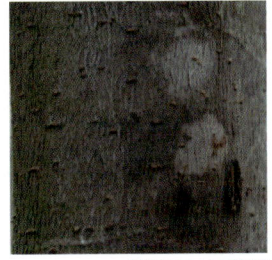

▲ 황칠나무 나무껍질

약용법 뿌리줄기 1일량 30~60g에 물 900mL를 붓고 반량으로 달여서 매 식후에 복용한다.

주의 : 임산부의 복용은 금기이다.

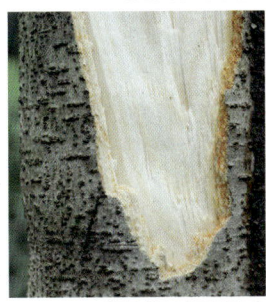

▲ 황칠나무 나무껍질 속

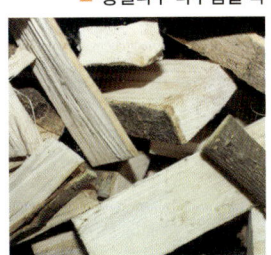

▲ 황칠나무 목질부(약재 전형)

황칠나무의 기능성 및 효능에 관한 특허 자료

▶ 황칠나무 추출물을 포함하는 간 질환 치료용 약학조성물

본 발명은 황칠 추출물을 포함하는 간 질환 치료용 또는 예방용 약학조성물에 관한 것으로서, 보다 구체적으로는 지방간, 간염, 간경화 등과 같은 간 질환을 예방 및 치료할 수 있는 약학조성물에 관한 것이다. 본 발명의 황칠나무의 가지 및 잎의 유기 용매 추출물을 포함하는 조성물은 천연물에서 유래한 것으로 부작용이 없으며 간암 세포를 현저하게 억제하므로 간암 치료제 및 관련 질환의 치료용 약학조성물의 성분으로 이용할 수 있다.

– 출원번호 : 10-2012-0012172, 특허권자 : 박소현

▶ 황칠나무 추출물을 포함하는 남성 성기능 개선용 조성물

본 발명은 황칠나무 추출물을 유효성분으로 포함하는 남성 성기능 개선용 조성물에 관한 것이다. 상기 황칠나무 추출물에 대해 토끼 음경해면체를 이용한 실험을 통하여 확인한 결과, 상기 황칠나무 잎의 물 추출물, 에탄올 추출물 및 에탄올 수용액 추출물과 상기 황칠나무 열수 추출물의 부탄올, 헥산, 에틸아세테이트 및 클로로포름으로 이루어진 군으로부터 선택된 어느 하나를 분획용매로 이용하여 분획한 분획물이 음경 해면체 평활근을 이완시켜 음경의 발기 증진, 구체적으로 토끼 음경해면체에 대한 우수한 이완효과를 통해 남성 성 기능을 개선할 수 있으므로 상기 황칠나무 추출물 또는 황칠나무 분획물을 유효성분으로 포함하는 남성 성기능 개선용 조성물은 발기부전 개선 또는 예방 등을 위한 남성 성 기능 개선용 기능성 식품 조성물과 발기부전, 조루, 지루 또는 음위증과 같은 남성 성 질환의 치료 또는 예방을 위한 의약 조성물로 이용될 수 있다.

– 출원번호 : 10-2011-0146389, 특허권자 : 재단법인 전라남도생물산업진흥재단

【혼동하기 쉬운 나무 비교】

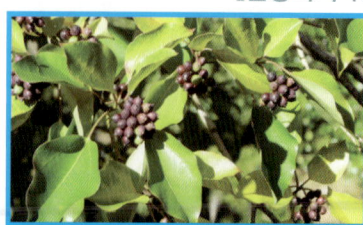

황칠나무

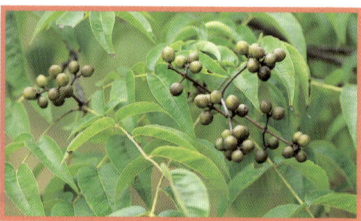

황벽나무

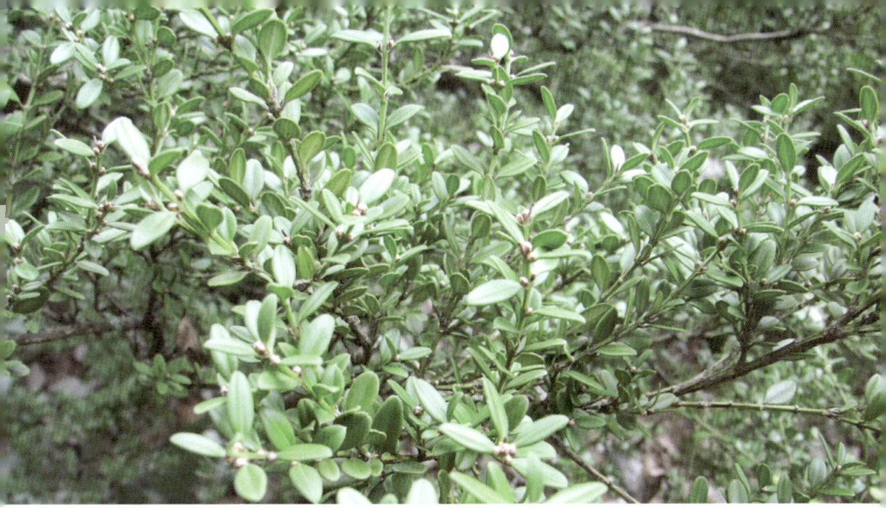

심근경색, 통증, 류머티즘을 치료하는
회양목

- **학명** | *Buxus koreana* Nakai ex Chung & al.
- **과명** | 회양목과(Buxaceae)
- **생약명** | 황양목(黃楊木)
- **이명** | 회양나무, 도장나무, 고양나무, 천년왜(千年矮), 과자황양(瓜子黃楊), 조선황양(朝鮮黃楊)
- **사용부위** | 줄기와 가지

- **채취 시기** | 연중 수시
- **맛과 약성** | 맛이 쓰고 약성은 평범하며 독성이 없다.
- **적용병증** | 강심, 항부정맥, 거풍습, 진통, 류머티즘 동통, 두통, 치통, 산통, 타박상
- **용법** | 내복, 외용

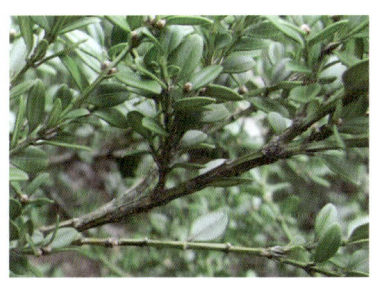
▲ 회양목 잎줄기

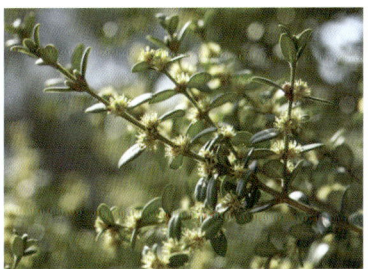
▲ 회양목 꽃줄기

각 부위별 생김새

생태적 특성 전국의 산기슭 또는 석회암 지대에 야생하거나 정원수 또는 공원 등에 심어 가꾸는 상록활엽관목으로 높이는 7m 전후로 자란다. 작은 가지는 황색으로 네모지고 털이 나 있다. 잎은 마주나고 혁질의 타원형이며, 잎끝이 뭉툭하면서 약간 오목하다. 잎 앞면은 녹색이고 뒷면은 황록색이다. 잎 가장자리는 뒤로 젖혀지고 잎자루에는 털이 나 있다. 꽃은 가지 끝이나 잎겨드랑이에 암꽃이 수꽃에 둘러싸인 채 모여 달리며, 4~5월에 황색으로 핀다. 열매는 난형이고 7~8월에 갈색으로 익는다.

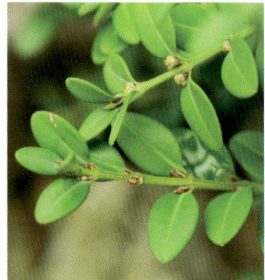
▲ 회양목 잎

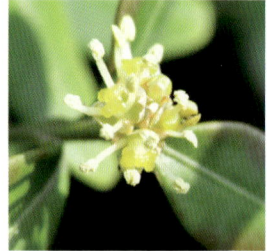
▲ 회양목 꽃

약초 성분 줄기와 가지에 알칼로이드가 함유되어 있고, 심장병 치료의 유효 성분으로 사이클로비로북신(cyclovirobuxine) D·C, 사이클로프로토북신(cycloprotobuxine) A·C 및 사이클로코레아닌(cyclokoreanine) B의 5종이 함유되어 있다.

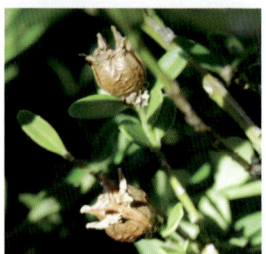
▲ 회양목 익은 열매

회양목 약효 줄기와 가지를 약용하는데, 생약명은 황양목(黃楊木)이라고 한다. 맛이 쓰고 약성은 평범하며 독성이 없다. 강심작용을 비롯해 항부정맥, 거풍습, 이기(理氣), 진통, 심근경색 치료 등의 효능

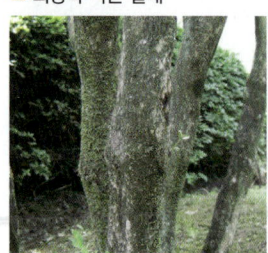
▲ 회양목 나무껍질

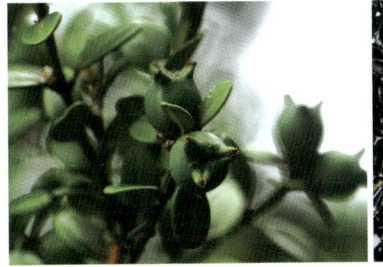
▲ 회양목 덜 익은 열매

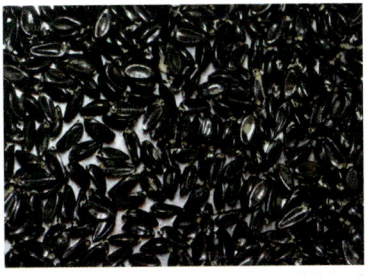
▲ 회양목 씨

이 있으며, 류머티즘에 의한 동통, 흉복기창(胸腹氣脹), 치통, 산통, 타박상, 풍습(風濕), 두통 등을 치료한다.

약용법 **줄기**와 **가지** 1일량 50~100g에 물 900mL를 붓고 반량으로 달여서 2~3회 복용한다. 외용할 때는 짓찧어서 환부에 도포한다.

회양목의 기능성 및 효능에 관한 특허 자료

▶ **회양목 추출물을 포함하는 탈모방지 또는 발모촉진용 조성물**

본 발명은 회양목 추출물을 유효성분으로 포함하는, 탈모방지 또는 발모촉진용 조성물을 제공한다. 상기 회양목 추출물은 사람의 모유두 세포(Dermal papilla cell)와 사람의 각질형성 세포(Human keratinocyte)의 성장을 촉진하는 활성을 가짐으로써 모발의 생장 및 건강한 두피 생육을 촉진할 수 있다. 따라서, 상기 회양목 추출물은 탈모의 진행을 완화시키고 모발의 양모·육모, 성장을 촉진하는 조성물, 즉 탈모방지 또는 발모촉진용 약학 조성물 혹은 기능성 화장료 조성물에 유용하게 사용될 수 있다.

- 공개번호 : 10-2014-0092086, 출원인 : 이태후생명과학(주)

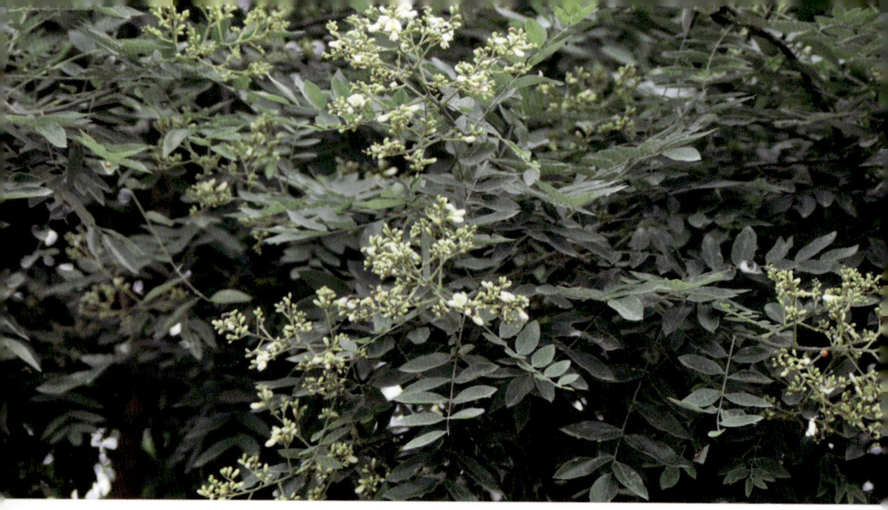

탈모, 구내염, 여드름을 치료하는 회화나무

- **학명** | *Sophora japonica* L. = [*Stypholobium japonicum* (L.) Schott.]
- **과명** | 콩과(Leguminosae)
- **생약명** | 괴화(槐花), 괴미(槐米), 괴실(槐實), 괴백피(槐白皮), 괴각(槐角)
- **이명** | 괴나무, 회나무, 괴수(槐樹), 괴화수
- **사용부위** | 꽃 또는 꽃봉오리, 나무껍질, 뿌리껍질, 열매
- **채취 시기** | 꽃·꽃봉오리-7~8월(꽃이 피기 전과 꽃이 핀 직후), 나무껍질-봄·여름, 뿌리껍질-연중 수시, 열매-10월
- **맛과 약성** | 꽃·꽃봉오리-맛이 쓰고 약성은 시원하다. 나무껍질·뿌리껍질-맛이 쓰고 약성은 평범하며 무독하다. 열매-맛이 쓰고 약성은 차다.
- **적용병증** | 지혈, 청열, 양혈, 중풍, 진경, 항궤양, 거풍, 소종, 진통, 화상, 구내염, 항균, 치질, 이질, 여드름, 탈모, 폐경기, 피부 주름
- **용법** | 내복, 외용

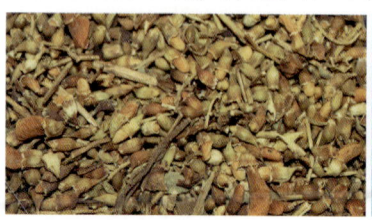

▲ 회화나무 꽃봉오리(약재 전형)

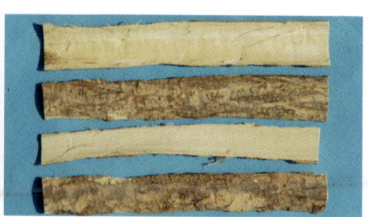

▲ 회화나무 나무껍질(약재 전형)

각 부위별 생김새

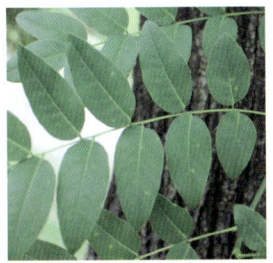
▲ 회화나무 잎

생태적 특성 주로 산자락이나 마을 부근 또는 도로변에 가로수로 심어 가꾸는 낙엽활엽교목이며 높이는 25m 전후로 자라고 나무껍질은 회갈색에 어린 가지는 녹색으로 자르면 냄새가 난다. 잎은 어긋나고 홀수깃꼴겹잎이며 잔잎은 7~15개이고 난상 장타원형 혹은 난상 피침형이다. 끝은 뾰족하고 밑부분은 뭉툭하거나 둥글고 가장자리에 톱니가 없으며 뒷면에는 잔털이 있고 작은 탁엽이 있다. 꽃은 원뿔꽃차례로 줄기 끝에 달려 8월에 황백색으로 열매는 꼬투리 모양에 마디가 있으며 구슬을 꿰어 놓은 것 같은 염주형으로 10월에 익어 벌어진다.

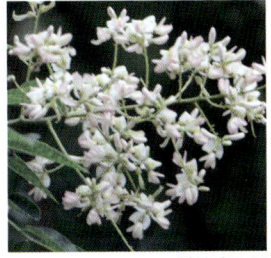
▲ 회화나무 꽃

약초 성분 꽃 또는 꽃봉오리에는 트리테르펜(triterpene)계의 사포닌(saponin)과 베툴린(betulinic), 소포라디올(sophoradiol), 포도당, 글루크론산(glucuronic acid), 솔포린(sorphorin) A·B·C, 타닌(tannin) 등이 함유되어 있다. 나무껍질 및 뿌리껍질에는 디-마악키아닌-모노-베타-디-글루코사이드(d-maackianin-mono-β-d-glucoside), dl-마악키아인(dl-maackiain)이 함유되어 있다. 열매에는 9종의 플라보노이

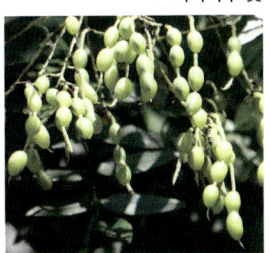
▲ 회화나무 열매

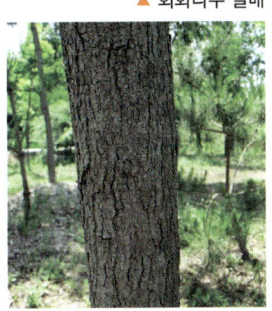
▲ 회화나무 나무껍질

드(flavonoid)와 이소플라보노이드(isoflavonoid)가 함유되어 있고 그중에는 게니스테인(genistein), 소포리코시드(sophoricoside), 소포라비오시드(sophorabioside), 캠페롤(kaempherol), 글루코사이드(glucoside) C, 소포라플라보노로시드(sophoraflavonoloside), 루틴(rutin) 등이 함유되어 있다.

회화나무 약효 꽃과 꽃봉오리를 약용하는데 꽃의 생약명은 괴화(槐花), 꽃봉오리의 생약명은 괴미(槐米)라고 한다. 맛이 쓰고 약성이 차며 지혈작용을 하고 진경(鎭痙) 및 항궤양작용, 혈압강하작용을 하며 청열, 양혈(凉血), 지혈의 효능이 있고 장풍(腸風)에 따른 혈변, 치질, 혈뇨, 대하증, 눈의 충혈, 창독, 중풍 등을 치료한다. 나무껍질 및 뿌리껍질의 생약명은 괴백피(槐白皮)라고 하며 진통, 소종(消腫), 거풍(祛風), 제습(除濕)의 효능이 있고 신체강경(身體强硬, 몸이 굳어짐), 근육 마비, 열병구창(熱病口瘡), 장풍하혈(腸風下血), 종기, 치질, 음부 가려움증, 화상 등을 치료한다. 열매의 생약명은 괴각(槐角)이라고 하여 항균작용을 하고 청열, 윤간(潤肝), 양혈(凉血), 지혈의 효능이 있고 장풍출혈(腸風出血), 치질 출혈, 출혈성 하리, 심흉번민(心胸煩悶), 풍현(風眩) 등을 치료한다. 꽃 추출물은 여드름의 예방과 치료, 폐경기 질환 및 피부 노화 등의 예방과 치료, 피부 주름을 개선하는 효과가 있다. 그리고 탈모의 예방 및 개선 효과도 있다.

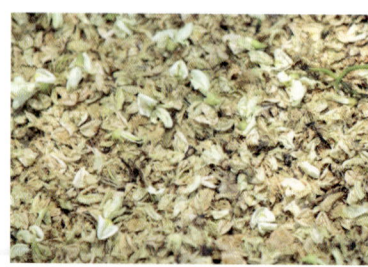

▲ 회화나무 꽃(채취품)

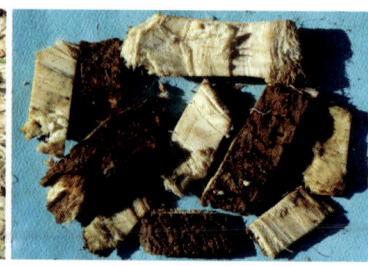

▲ 회화나무 뿌리껍질(약재)

약용법 꽃 또는 꽃봉오리 1일량 30~40g에 물 900mL를 붓고 반량으로 달여서 매 식후에 복용한다. 외용할 때는 달인 액으로 환부를 씻는다. 나무껍질 및 뿌리껍질 1일량 30~50g에 물 900mL를 붓고 반량으로 달여서 매 식후에 복용한다. 외용할 때는 달인 액으로 양치질한다. 열매 1일량 20~30g에 물 900mL를 붓고 반량으로 달여서 매 식후에 복용한다. 외용할 때는 볶아서 분말로 만들어 참기름에 개어서 도포한다.

주의 : 비위가 허약한 사람은 사용에 주의한다.

회화나무의 기능성 및 효능에 관한 특허 자료

▶ **회화나무 꽃 추출물의 누룩 발효물을 함유하는 여드름 개선용 조성물**
본 발명은 여드름 피부용 화장료 조성물에 관한 것으로, 보다 상세하게는 회화나무 꽃 추출물을 누룩 발효시켜 제조한 발효물을 함유하여 여드름 증상을 악화시키는 주 원인균인 프로피오니박테리움아크네스(Propionibacteriumacnes)의 생육을 억제하는 우수한 여드름 치료 및 예방효과를 갖는 여드름 피부용 화장료 조성물에 관한 것이다.
- 공개번호 : 10-2011-0105581, 출원인 : (주)콧데

▶ **회화나무 유래 줄기세포를 포함하는 탈모 예방 또는 개선용 화장료 조성물**
본 발명은 회화나무 유래 줄기세포를 포함하는 발모 촉진 조성물에 관한 것이다. 보다 구체적으로 본 발명은 회화나무 유래 줄기세포가 탈모 유발 호르몬인 디하이드로테스토스테론의 생성을 촉진하는 5-알파 리덕타아제(5-alpha-reductase)를 저해하는 효과가 있어 탈모의 예방 및 개선용 화장료 조성물로 사용될 수 있음에 관한 것이다.
- 등록번호 : 10-1080297, 출원인 : (주)에스테르

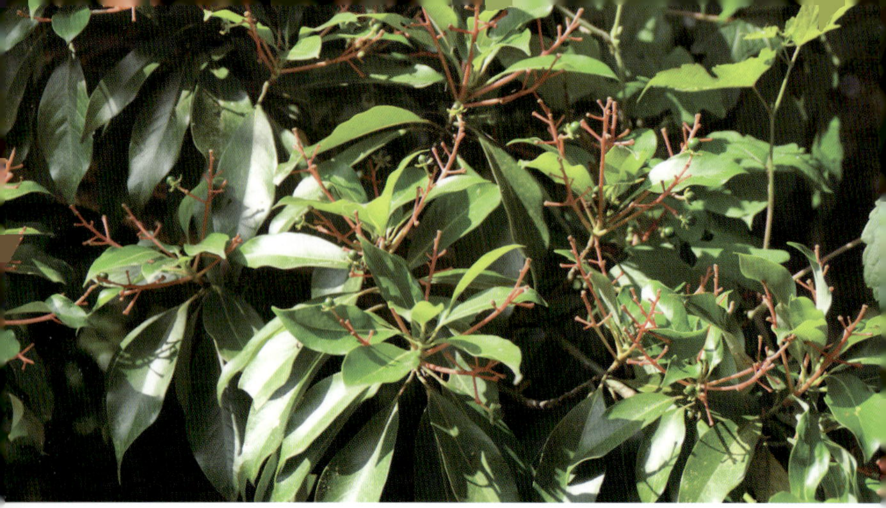

간염, 위장병, 천식을 치료하는

후박나무

- **학명** | *Machilus thunbergii* Siebold & Zucc.
- **과명** | 녹나뭇과(Lauraceae)
- **생약명** | 한후박(韓厚朴), 홍남피(紅楠皮)
- **이명** | 왕후박나무, 홍남(紅楠), 저각남(猪脚楠), 상피수(橡皮樹), 홍윤남(紅潤楠)
- **사용부위** | 뿌리껍질 및 나무껍질

- **채취 시기** | 여름
- **맛과 약성** | 맛이 맵고 쓰며 약성은 따뜻하다.
- **적용병증** | 간세포 보호, 소화 불량, 간염, 변비, 천식, 정장, 지사, 수렴, 항궤양, 습진, 항암
- **용법** | 내복, 외용

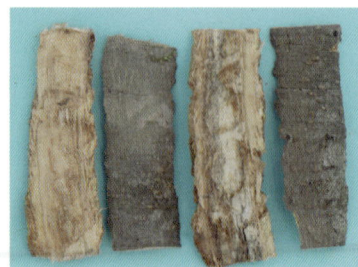
▲ 후박나무 뿌리껍질(약재 전형)

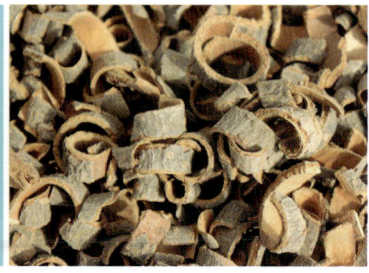
▲ 후박나무 나무껍질(약재)

각 부위별 생김새

생태적 특성 상록활엽교목으로 높이가 20m 전후로 자라며, 잎은 어긋나고 도란상 타원형 또는 도란상 긴 타원형에 길이는 7~15cm이고 끝은 뾰족하며 가장자리는 밋밋하다. 꽃은 양성화에 원뿔꽃차례로 잎겨드랑이에서 나고 5~6월에 황록색으로 핀다. 열매는 장과로 이듬해 7~8월에 흑자색으로 익는다.

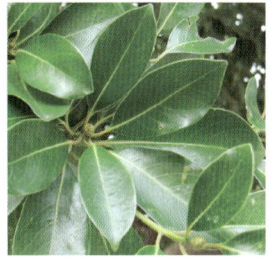
▲ 후박나무 잎

약초 성분 나무껍질과 뿌리껍질에는 타닌(tannin)과 수지, 다량의 점액질이 함유되어 있으며 리그난(lignan)의 아쿠미나틴(acuminatin), 세사민(sesamin), 가르벨긴(galbelgin), 마키린(machilin) A~I, 리카린(licarin) A·B, 부타노리드(butanolide)에는 리트세노리드(litsenolide) $A_2·B_1·B_2$, 플라보노이드(flavonoid)에는 나린게닌(naringenin), 퀘르세틴(quercetin), 캠페롤(kaempferol), 알칼로이드(alkaloid) 등이 함유되어 있다.

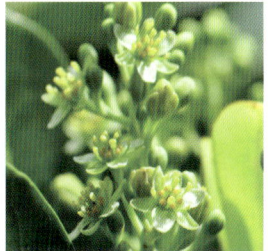
▲ 후박나무 꽃

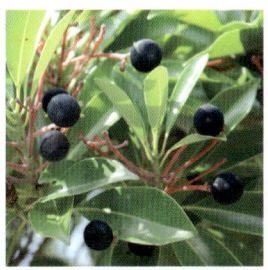
▲ 후박나무 익은 열매

후박나무 약효 뿌리껍질 및 나무껍질의 생약명은 한후박(韓厚朴) 또는 홍남피(紅楠皮)라고 하며 맛은 맵고 쓰며 약성은 따뜻하고 간세포 보호작용과 해독작용으로 간염의 치료에 도움을 주며 위장병의 복

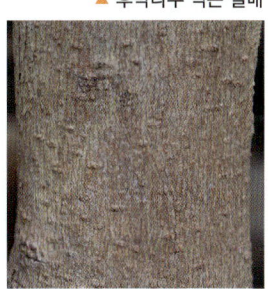
▲ 후박나무 나무껍질

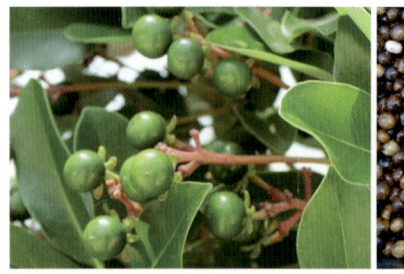
▲ 후박나무 덜 익은 열매

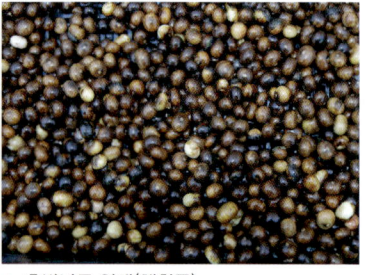
▲ 후박나무 열매(채취품)

부팽만감, 소화 불량, 변비, 정장, 지사, 변비, 수렴, 습진, 항궤양, 타박상 등을 치료한다.

약용법 뿌리껍질 및 나무껍질 1일량 20~30g에 물 900mL를 붓고 반량으로 달여서 매 식후에 복용한다. 외용할 때는 생것을 짓찧어 환부에 도포한다.

【혼동하기 쉬운 나무 비교】

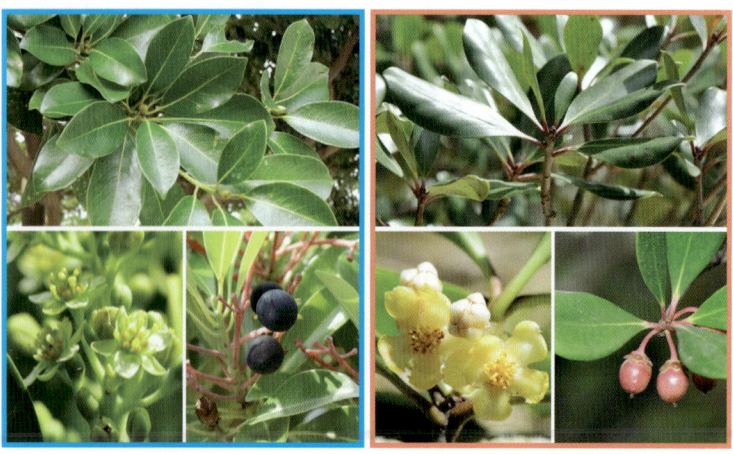

후박나무 　　　　　　　　　후피향나무

한방·생약 용어 해설

각기(脚氣) : 비타민 B_1이 부족하여 일어나는 영양실조 증상

각막 백반(角膜白斑) : 각막염이나 각막 궤양 따위를 앓은 뒤에 생기는 흰 얼룩점

간허(肝虛) : 간의 기혈이 부족하여 머리가 어지럽고 아프며 시력 장애나 청력 장애가 오는 병

강기(降氣) : 위로 치밀어 오르는 기운을 가라앉힘 = 하기(下氣)

강화(降火) : 몸속에 있는 화기(火氣)를 약을 써서 풀어 내림

개위(開胃) : 약을 써서 위의 활동을 도와 식욕을 돋게 함

개창(疥瘡) : 옴진드기가 기생하여 피부가 짓무르고 허는 병

객혈(喀血, 咯血) : 혈액이나 혈액이 섞인 가래를 토하는 증상

건비(健脾) : 약해진 비(脾)의 기능을 강하게 함

건위(健胃) : 위(胃)를 튼튼하게 함

경간(驚癎) : 놀랐을 때 발작 증세가 나타나는 간질

경계(驚悸) : 잘 놀라거나 놀란 것처럼 가슴이 두근거리는 증상

곽란(霍亂, 癨亂) : 음식에 체하여 토하고 설사하는 급성 위장병

교상(咬傷) : 짐승이나 벌레 따위에 물린 상처

구갈(嘔渴) : 토할 듯 메스껍고 목이 마른 느낌

구안와사(口眼喎斜) : 입과 눈이 한쪽으로 틀어지는 얼굴 신경 마비 증상 = 구안괘사(口眼喎斜)

구창(口瘡) : 입안에 나는 부스럼

기통(氣痛) : 체내 기 흐름이 순조롭지 못하여 어느 한곳에 정체되고 막혀 배가 더부룩하거나 통증이 있는 증상 = 기체(氣滯)

농포창(膿疱瘡) : 피부에 작은 물집이 생긴 후 속에 고름이 차는 병

단독(丹毒) : 피부의 헌데나 다친 곳으로 세균이 들어가서 열이 높아 얼굴이 붉어지고 부어 부기(浮氣), 동통을 일으키는 전염병

대하(帶下) : 여성의 질에서 나오는 흰색이나 누런색 또는 붉은색의 점액성 물질

도상(刀傷) : 칼에 맞거나 찔려서 난 상처

도한(盜汗) : 심신이 쇠약하여 잠자는 사이에 저절로 나는 식은땀

동계(動悸) : 심장의 박동이 빠르고 세짐

동통(疼痛) : 몸이 쑤시고 아픔

두현(頭眩) : 정신이 아찔아찔하여 어지러운 증상 = 현훈(眩暈)

목통(目痛) : 눈이 아픈 증상

백대하(白帶下) : 자궁이나 질 벽의 점막에 염증이나 울혈이 생겨서 백혈구가 많이 섞인 흰색의 대하가 질에서 나오는 병 또는 그 분비물

백탁(白濁) : 소변이 뿌옇고 걸쭉함

번갈(煩渴) : 가슴이 답답하고 열이 나며 목이 마른 증상

번열(煩熱) : 몸에 열이 몹시 나고 가슴 속이 답답하여 괴로운 증상

번조(煩燥) : 몸과 마음이 답답하고 열이 나서 손발을 가만히 두지 못함

보기(補氣) : 약을 먹어서 허약한 원기를 도움 = 익기(益氣)

보중(保重) : 몸을 잘 관리하여 건강하게 유지함

설리(泄利) : 대소변을 참지 못하고 지림

소갈(消渴) : 물을 많이 마시고 음식을 많이 먹으나 몸은 여위고 오줌의 양이 많아지는 병

소담(消痰) : 가래를 제거함

소종(消腫) : 부은 종기나 상처를 치료함

수렴(收斂) : 피부 또는 점막 표면에 작용하여 국소의 출혈, 분비물 제거, 조직을 건조 빈축시키는 작용

수종(水腫) : 신체의 조직 사이에 림프액 등이 많이 괴어 몸이 붓는 병

습열(濕熱) : 습(濕)과 열(熱)이 결합된 나쁜 기운 또는 그 기운으로 생기는 병

신허(腎虛) : 하초(下焦)가 허약한 병으로, 과로나 만성병으로 인하여 식은땀이 나거나 허리가 시큰거리고 유정(遺精), 발기 불능의 증상이 있음

심열(心熱) : 울화 때문에 생기는 열

악창(惡瘡) : 고치기 힘든 부스럼

안신(安神) : 치료를 위하여 정신을 안정시킴

안태(安胎) : 태아가 움직여서 임신부의 배와 허리가 아프고 낙태의 염려가 있는 것을 다스려 편안하게 함

양혈(養血) : 약을 써서 피를 맑게 함

열갈(熱喝) : 더위를 먹어서 정신을 잃고 넘어지는 병증

열독(熱毒) : 더위 때문에 생기는 발진

열통(熱痛) : 열이 나면서 아픔

오심(惡心) : 위가 허하거나 위에 한, 습, 열, 담, 식체 따위가 있어서 가슴 속이 불쾌하고 울렁거리며 구역질이 나도 토하지 못하고 신물만 올라오는 증상

온병(溫病) : 기후가 고르지 않아 생기는 감기 따위의 급성 열병을 통틀어 이르는 말이나 예전에 봄에 생기던 열병을 이르던 말

온중(溫中) : 한증(寒症)을 없애기 위하여 속을 덥게 함

옹저(癰疽) : 큰 종기

옹종(擁腫) : 작은 종기

완선(頑癬) : 성기 주위에 곰팡이가 기생하여 생기는 피부병 = 살백선증(-白癬症)

완하(緩下) : 장을 윤활하게 하는 약을 써서 쉽게 배변을 도움 = 윤하(潤下)

요독증(尿毒症) : 콩팥의 기능 장애로 몸 안의 노폐물이 오줌으로 빠져나오지 못하고 핏속에 들어가 구토, 현기, 전신 경련 따위의 증상을 일으키는 병증

유정(遺精) : 무의식 중에 정액이 몸 밖으로 나옴

유즙(乳汁) : 분만 후에 포유류의 유방에서 분비하는 유백색의 불투명한 액체 = 젖

음위(陰) : 음경의 발기가 어려운 병증 = 발기 불능

응혈(凝血) : 몸 밖으로 나온 피가 공기와 접촉하여 엉기어 뭉치거나 그렇게 뭉친 피

이수(裏水) : 온몸과 얼굴, 눈이 모두 붓고 오줌을 잘 누지 못하는 부종

자궁하수(子宮下垂) : 자궁이 정상 위치보다 아래로 처진 상태

자신(滋腎) : 남성의 정력인 신수(腎水)를 보함

자한(自汗) : 깨어 있는 상태에서 저절로 땀이 많이 흐름

장풍(腸風) : 대변을 볼 때 대변보다 먼저 맑고 새빨간 피가 나오는 증상으로, 풍습(風濕)의 사기(邪氣)가 장위(腸胃)를 침범하여 생기는 치질

전간(癲癎) : 경련을 일으키고 의식 장애를 일으키는 발작 증상이 되풀이되는 병 = 뇌전증

절상(折傷) : **뼈가 부러지거나 뼈마디가 어긋나 다침**

정창(疔瘡) : 열독이 쌓여 생기는 형태가 못과 같은 부스럼 또는 비교적 중세가 위중한 여러 부스럼
제풍(臍風) : 탯줄을 자를 때 사기(邪氣)가 침입하여 갓난아기에게 생기는 파상풍
조습(燥濕) : 바싹 마르고 축축이 젖음
주독(酒毒) : 술 중독으로 얼굴에 나타나는 붉은 점이나 붉은빛
지갈(止渴) : 목마름을 그치게 함
진경(鎭痙) : 경련을 가라앉힘
진정(鎭靜) : 격앙된 감정이나 아픔 따위를 가라앉힘
창독(瘡毒) : 부스럼의 독기
창양(瘡瘍) : 몸 겉에 생기는 여러 가지 외과적 질병과 피부병
창종(瘡腫) : 헌데나 부스럼 또는 헌데가 생겨서 부음
청맹(靑盲) : 겉으로 보기에는 눈이 멀쩡하나 앞을 보지 못함
청열(淸熱) : 차고 서늘한 성질의 약을 써서 열증(熱症)을 제거함
청혈(淸血) : 맑고 깨끗한 피 또는 피를 맑고 깨끗하게 함
최유(催乳) : 젖이 나게 함
충적(蟲積) : 기생충 때문에 얼굴이 누렇고 몸이 여위며, 때로 쓴 물을 게우고 배가 더부룩한 병
충혈(充血) : 몸의 일정한 부분에 동맥피가 비정상적으로 많이 모이는 증상
치창(痔瘡) : 항문 안팎에 생기는 외과적 질병 = 치질
탈항(脫肛) : 곧창자 점막 또는 곧창자 벽이 항문으로 빠지는 증상 = 직장 탈출증
탕상(湯傷) : 끓는 물에 덴 상처
태독(胎毒) : 젖먹이의 몸이나 얼굴에 진물이 흐르며 허는 증상
토혈(吐血) : 위나 식도 따위의 질환으로 피를 토함
통경(痛經) : 여성의 월경 기간 전후에 하복부와 허리에 생기는 통증
파혈(破血) : 몸 안에 뭉쳐 있는 나쁜 피를 약이나 침(鍼)을 써서 풀어줌
풍열(風熱) : 풍사(風邪)에 열이 섞인 증상으로 발열과 오한이 나타남
풍한(風寒) : 보통 코가 막히고 열이 나는 호흡 계통의 병 = 감기
풍현(風眩) : 목덜미가 뻣뻣해지고 구역질을 하는 등 풍사(風邪)로 인하여 생기는 현기증
하리(下痢) : 곱이 섞인 변을 자주 보는 전염병 = 이질(痢疾)

한열(寒熱) : 병을 앓을 때, 한기와 열이 번갈아 일어나는 증상 = 한열왕래(寒熱往來)
해수(咳嗽) : 기도의 점막이 자극을 받아 갑자기 숨소리를 터뜨려 냄 = 기침
행기(行氣) : 기운을 차려 몸을 움직임
혁질(革質) : 식물의 표피에 나타나는 가죽과 같이 단단하고 질긴 성질
혈림(血淋) : 소변에 피가 섞여 나오는 증상
혈붕(血崩) : 월경 기간이 아닌데도 대량의 출혈이 있는 증상
혈치(血痔) : 피가 나오는 치질 = 우치(疣痔)
화담(化痰) : 담(痰)을 삭임
화담(火痰) : 체내 수액이 잘 돌지 못해 몸에 열이 심하고 가슴이 두근거리며 입이 마르고 목이 잠기는 증상이 나타나는 병 = 열담(熱痰)
화위(和胃) : 원기(元氣)가 조화롭지 못한 것을 치료하는 방법
화혈(和血) : 병으로 피의 양이 줄거나 피가 한곳에 몰린 것을 고르게 함
활혈(活血) : 혈액 순환을 원활하게 함
허로(虛勞) : 몸이 점점 수척해지고 쇠약해짐 = 노점(癆漸)

참고문헌

- 도해 향약(생약)대사전 식물편, 정보섭, 신민교(1990년, 영림사)
- 완역 중약대사전, 김창민 외(1998년, 정담)
- 원색 대한식물도감, 이창복(2014년, 향문사)
- 한국의 약용식물, 배기환(2000년, 교학사)
- 원색 한국약용식물도감, 육창수(1997년, 아카데미서적)
- 건강생약, 성환길(1988년, 한국메디칼인덱스사)
- 지리산의 약용식물, 성환길(2003년, 신진사진인쇄공사)
- 우리 산야에 자생하는 약용식물 상·하, 성환길(2008년, 푸른행복)
- 약초 민간요법, 성환길(2009년, 푸른행복)
- 약용식물 및 생약도감, 성환길(2010년, 푸른행복)
- 약용식물 재배학, 성환길(2011년, 푸른행복)
- 한국동식물도감 식물편, 이영노(1976년, 문교부)
- 원색 천연약물대사전 상·하, 김재길(1997년, 남산당)
- 한국의 자원식물 1~5권, 김태정(1997년, 서울대학교 출판부)
- 사계절의 향기 머금은 꽃·약차, 김영아(2008년, 푸른행복)
- 조선식물향명집, 정태현(1937년, 조선식물연구회)
- 약용식물도감, 이창복(1974년, 농촌진흥청)
- 생약약초 재배학, 성환길(2014년, 푸른행복)
- 사계절 산약초, 장광진, 성환길, 곽준수(2012년, 푸른행복)
- 생약학, 생약학교재 편찬위원회(2014년, 동명사)
- 종합 약용식물학, 한국약용식물학 연구회(2005년, 학창사)
- 약품자원식물학, 김일혁, 류경수, 김영재(1965년, 집현사)